中国健康教育中心组织编写
健康教育专业人员培训教材

慢性病健康教育与健康促进

编委会主任　李长宁

编委会副主任　胡洪波　吴　敬

编委会委员（以姓氏笔画为序）

卢　永　田本淳　田向阳　吕书红　任学锋　刘　敏
杜维婧　李小宁　李长宁　李方波　李雨波　杨　柳
肖　砾　吴　昆　吴　敬　吴英锋　庞　宇　胡洪波
侯晓辉　程玉兰　解瑞谦

主　　　编　杜维婧　田向阳
副主编　庞　宇　刘　敏　吴　昆
编　　　者（以姓氏笔画为序）

丁立祥　王　秦　王亚平　王晓平　邓明群　玉　洁
田向阳　印　钰　吉　昂　朱娅丽　刘　敏　刘语方
孙永安　严　冬　杜维桓　杜维婧　吴　昆　张　依
陈思蔚　陈淑蓉　尚文俊　金海强　庞　宇　郝述霞
侯　宇　原芳芳　徐菲亚　黄　凯　梅　宇　韩　阅
韩晓宇　潘　琦

人民卫生出版社
·北京·

图书在版编目(CIP)数据

慢性病健康教育与健康促进 / 杜维婧，田向阳主编
. — 北京：人民卫生出版社，2023.1
健康教育专业人员培训教材
ISBN 978-7-117-34369-5

Ⅰ. ①慢…　Ⅱ. ①杜… ②田…　Ⅲ. ①慢性病-健康
教育-岗位培训-教材　Ⅳ. ①R4

中国版本图书馆 CIP 数据核字(2022)第 258109 号

人卫智网	www.ipmph.com	医学教育、学术、考试、健康，购书智慧智能综合服务平台
人卫官网	www.pmph.com	人卫官方资讯发布平台

慢性病健康教育与健康促进

Manxingbing Jiankang Jiaoyu yu Jiankang Cujin

主　　编：杜维婧　田向阳
出版发行：人民卫生出版社（中继线 010-59780011）
地　　址：北京市朝阳区潘家园南里 19 号
邮　　编：100021
E - mail：pmph @ pmph.com
购书热线：010-59787592　010-59787584　010-65264830
印　　刷：北京新华印刷有限公司
经　　销：新华书店
开　　本：787×1092　1/16　　印张：16
字　　数：399 千字
版　　次：2023 年 1 月第 1 版
印　　次：2023 年 2 月第 1 次印刷
标准书号：ISBN 978-7-117-34369-5
定　　价：49.00 元

打击盗版举报电话：**010-59787491**　E-mail：**WQ @ pmph.com**
质量问题联系电话：**010-59787234**　E-mail：**zhiliang @ pmph.com**
数字融合服务电话：**4001118166**　E-mail：**zengzhi @ pmph. com**

前　言

　　随着工业化、城镇化、人口老龄化发展及生态环境、行为与生活方式的变化，心脑血管疾病、癌症、慢性呼吸系统疾病、糖尿病等慢性非传染性疾病（以下简称"慢性病"）已成为我国居民的主要死亡原因和疾病负担，成为影响居民健康、制约健康预期寿命提高的重要因素。

　　我国政府高度重视慢性病防控工作，将实施慢性病综合防控战略纳入《"健康中国2030"规划纲要》，并提出到2030年要实现全人群、全生命周期的慢性病健康管理。2017年，国务院办公厅印发《中国防治慢性病中长期规划（2017—2025年）》，部署做好慢性病防治工作，并提出以控制慢性病危险因素、建设健康支持性环境为重点，以健康促进和健康管理为手段，提升全民健康素质，降低高危人群发病风险，减少可预防的慢性病发病、死亡和残疾。2019年，国务院印发《国务院关于实施健康中国行动的意见》，成立健康中国行动推进委员会，印发《健康中国行动（2019—2030年）》，推出心脑血管疾病、癌症、慢性呼吸系统疾病和糖尿病防治4项重大行动。

　　健康教育与健康促进是慢性病防控的重要措施，紧密融合在慢性病的预防、治疗和康复各环节。广泛深入开展健康教育与健康促进，实施赋权、倡导和协调策略，改善健康支持性政策与环境，动员人人采取健康行动，帮助人们掌握慢性病防治知识和技能，提升健康素养，可从根本上防控慢性病的发生、发展和流行，减少慢性病危害。为了加强慢性病防控，科学开展慢性病的健康教育与健康促进工作，中国健康教育中心组织健康教育与健康促进和慢性病防治领域的专家，编写了《健康教育专业人员培训教材——慢性病健康教育与健康促进》。

　　本教材共二十二章，系统介绍了慢性病的流行病学、慢性病健康教育的策略与方法、慢性病防控的健康促进，以及高血压、糖尿病等十余种重点慢性病健康教育与健康促进的具体内容与方法。本教材力求融基本理论与实用方法为一体，突出系统性、权威性、指导性、实用性和可操作性，希望为各级健康教育专业人员、慢性病防控工作人员，以及社区、医院、企事业单位、学校的健康教育专兼职人员提供借鉴和指导。不足之处，敬请批评指正。

编　者

2022年4月

目　录

第一章

概 述

随着工业化、城镇化、人口老龄化进程的发展,居民生产生活方式、生态环境和疾病谱不断发生变化,心脑血管疾病、恶性肿瘤、慢性呼吸系统疾病、糖尿病等慢性非传染性疾病(noncommunicable chronic diseases,NCDs)已成为我国居民的主要死亡原因,成为居民生命与健康的最大威胁,成为影响国家经济社会发展的重大公共卫生问题。全球每年因慢性病导致的死亡人数约 4 100 万人,占全球死亡总数的 71%。我国居民因慢性病导致的死亡人数占总死亡人数的 88.5%,其中因心脑血管疾病、癌症、慢性呼吸系统疾病导致的死亡比例为 80.7%,导致的疾病负担占疾病总负担的 70%以上,并且呈现年轻化趋势。

我国将慢性病管理纳入国家基本公共卫生服务项目,深入推进全民健康生活方式行动、健康素养促进行动等重大项目。《"健康中国 2030"规划纲要》《健康中国行动(2019—2030年)》把慢性病防控作为重要内容,明确要求开展合理膳食行动、全民健身行动、控烟行动和心理健康促进行动等生活方式行动,开展心脑血管疾病防治行动、慢性呼吸系统疾病防治行动和糖尿病防治行动等重大慢性病防治行动以及健康环境促进行动。

健康教育与健康促进通过倡导、赋权、协调、教育和行为干预,制定和实施有益于慢性病防治和全民健康的政策,营造有益于健康的环境,提高人们的健康意识和自我保健能力,改变不健康的行为和生活方式,提供覆盖全生命周期的、以预防为导向的整体健康服务,是预防慢性病最基本的策略。

第一节 慢性病流行病学

一、概念与分类

1. **慢性病的定义** 慢性病是起病隐匿、病程长、病因复杂且病情迁延不愈的一类疾病,是相对于传染性疾病和急性疾病而提出的一组疾病的总称。慢性病一旦发病往往已经发生器官不可逆性的损害,不能自愈,也很难治愈。慢性病主要包括心脑血管疾病、癌症、慢性呼吸系统疾病、糖尿病、口腔疾病,以及内分泌、肾脏、骨骼、神经系统疾病等。其中,对全球居民健康有重大影响的慢性病为心脑血管疾病(如心脏病及脑卒中)、癌症、慢性呼吸系统疾病(如慢性阻塞性肺疾病和哮喘)以及糖尿病。

2. **慢性病的特点**

(1)发病隐匿,潜伏期长:慢性病进展缓慢,不能自愈,也很难通过治疗而痊愈。慢性病是致病因子长期作用,器官损伤逐步积累而成的。如 2 型糖尿病,病情被发现时,病程往往都已 5～10 年;临床上出现心绞痛或心电图显示心肌缺血的改变,表明管腔狭窄 51%～76%以上,这些变化需要 10～20 年之久。慢性病起始症状往往比较轻微,容易被忽视,大部分患者在急性发作期或者症状较为严重时才被确诊。

(2)常见、多发:近几十年来,慢性病在全世界广泛流行,患病人数一般随年龄增长而增多,增长速度逐渐加快,已成为成年人,特别是中老年人主要的常见病和多发病,且发病呈现年轻化趋势。

(3)病因复杂,多因素致病,一果多因:慢性病的发生与人类生物学因素、环境因素、心理、行为与生活方式因素和卫生服务因素等密切相关。如膳食不平衡、身体活动不足、吸烟、过量饮酒、熬夜等行为危险因素,以及由此导致的肥胖、血压升高、高血糖和血脂异常等,都是冠心病、脑卒中等心脑血管疾病、糖尿病、某些癌症等慢性病的共同危险因素。其中,心理、行为与生活方式是最重要的可改变因素。当前,吸烟、饮酒、不合理膳食、身体活动不足等不健康生活方式在我国居民中普遍存在。

(4)一因多果,相互关联:一种致病因素可以与多种慢性病相关,一种慢性病也会造成另一种慢性病的发生。如吸烟可同时引起心血管疾病、癌症和慢性呼吸系统疾病;高血压同时是冠心病、脑卒中的致病因素。一种慢性病得不到有效控制,往往会发展出多种慢性病,如糖尿病得不到控制,一定时间后会出现心脑血管疾病等多种并发症。

3. 慢性病的分类　根据《国际疾病系统分类》(ICD-10)标准分类,常见的慢性病可归纳为以下几种。

(1)精神和行为障碍:包括老年性痴呆、精神分裂症、神经衰弱、神经症(焦虑症、强迫症、抑郁症)等。

(2)呼吸系统疾病:包括慢性支气管炎、肺气肿、慢性阻塞性肺疾病。

(3)循环系统疾病:包括高血压、动脉粥样硬化、冠心病、心肌梗死、心律失常、肺心病、脑血管病等。

(4)消化系统疾病:包括慢性胃炎、出血性胃炎、消化性溃疡、胰腺炎、胆石症、胆囊炎、酒精性肝硬化、脂肪肝等。

(5)内分泌、营养代谢疾病:血脂异常、糖尿病、痛风、肥胖、营养缺乏、维生素缺乏等。

(6)肌肉骨骼系统和结缔组织疾病:包括骨关节病、骨质疏松症等。

(7)恶性肿瘤:包括肺癌、肝癌、胃癌、食管癌、结肠癌、乳腺癌、胰腺癌、子宫癌、前列腺癌、舌癌、白血病等。

二、慢性病流行状况和特征

慢性病已成为全球各国面临的一个主要公共卫生问题。2018 年世界卫生组织(World Health Organization,WHO)公布的数据显示,慢性病每年导致全球 4 100 万人死亡,相当于全球总死亡人数的 71.0%,每两秒钟就有 1 名 30～70 岁的人因慢性病而"过早"死亡。这些"过早"死亡案例,有 85% 发生在低收入和中等收入国家。其中,以心脑血管疾病引起的慢性病死亡人数最多,每年造成 1 790 万人死亡;其次是癌症(900 万人)、呼吸系统疾病(390 万人)以及糖尿病(160 万人),这 4 类疾病占所有慢性病死亡人数的 80.0%。慢性病已经成为21 世纪人类健康和社会经济发展最主要的挑战之一,在中低收入国家尤为严重。

改革开放以来,我国居民人均预期寿命不断延长,人口老龄化、城镇化、工业化进程加快,行为危险因素普遍流行,慢性病"发展迅速、形势严峻",已成为居民的主要死亡原因和疾病负担。慢性病病因复杂、病程长,常需长期甚至终身治疗,对人群健康影响显著,社会负担增加明显,给经济社会的发展带来严重影响。

《中国居民营养与慢性病状况报告(2020年)》显示,2019年,我国18岁以上居民的高血压患病率为27.5%,糖尿病患病率为11.9%,高胆固醇血症患病率为8.2%;40岁以上居民慢性阻塞性肺疾病患病率为13.6%,均高于2015年;癌症的发病率为293.9万人,也呈上升趋势。我国居民因心脑血管疾病、癌症、慢性呼吸系统疾病和糖尿病等四类重大慢性病导致的过早死亡率为16.5%。

我国居民不健康生活方式仍然普遍存在,膳食脂肪供能比持续上升,2019年农村首次突破30%推荐上限。家庭人均每日烹调用盐和用油量仍远高于推荐值,同时,居民在外就餐比例不断上升,食堂、餐馆及加工食品中的油、盐含量引起大众关注。儿童青少年经常饮用含糖饮料问题凸显,15岁以上人群吸烟率、成年人30天内饮酒率超过25%,身体活动不足问题普遍存在。

第二节　慢性病的危险因素

慢性病种类多,致病因素复杂,多个危险因素并存,总体上可把慢性病的危险因素分为可改变危险因素和不可改变危险因素。

一、可改变危险因素

可改变危险因素是指可以通过干预改变的危险因素,通常包括行为与生活方式因素、社会决定因素和中间危险因素。

(一) 行为与生活方式因素

行为与生活方式是指个体在一定环境条件下形成的生活意识和行为习惯的总和,如吸烟、身体活动不足、不健康饮食以及饮酒等。

1. 吸烟　烟草烟雾中约有7 000多种化学物质,其中至少250种化学物质已知有害,至少69种化学物质已知可致癌。吸烟是肺癌的首要危险因素,全球2/3以上肺癌死亡由吸烟所致。吸烟者罹患肺癌的风险比非吸烟者高18倍,90%的男性肺癌死亡和80%的女性肺癌死亡与吸烟有关。除肺癌以外,吸烟还可导致口腔癌、喉癌、食管癌、胃癌、肝癌、胰腺癌、肾癌、膀胱癌以及宫颈癌。吸烟是慢阻肺和支气管哮喘的主要危险因素,特别是女性发生慢阻肺的首要危险因素,90%的女性慢阻肺患者死亡可以归因于吸烟。吸烟还可导致青少年发生哮喘或哮喘样症状,增加其发生呼吸系统感染和肺结核的风险。吸烟也是心脑血管疾病的独立危险因素,在导致冠心病的9个独立危险因素中,吸烟仅次于高胆固醇,排名第2位。每日吸烟超过20支者罹患冠心病或发生心血管事件的风险比不吸烟者高2～6倍,且发病风险随吸烟量的增加而上升。吸烟也是脑卒中和外周血管疾病等多种疾病发生和死亡的重要危险因素。

据统计数据显示,吸烟每年可致800多万人失去生命,占所有死亡人数的10%,其中700多万人直接源于吸烟,大约120万人属于接触二手烟雾的非吸烟者。因二手烟中含有大量有害物质与致癌物,不吸烟者暴露于二手烟,可导致肺癌、心脑血管病等严重疾病。二手烟暴露尤其危害孕妇、婴儿和儿童的健康,使新生儿猝死综合征、儿童中耳炎和低出生体重等情况或疾病的发生风险上升。2021 年国家卫生健康委发布《中国吸烟危害健康报告2020》显示，我国吸烟人数已超过 3 亿人，2018 年 15 岁及以上人群吸烟率为 26.6%，其中男性吸烟率高达 50.5%，我国每年有 100 多万人因吸烟失去生命，预计到 2030 年将增至每年200 万人，到 2050 年增至每年 300 万人。我国每年二手烟暴露致死超 10 万人。

电子烟对健康有相同危害，会增加罹患心脏病和慢阻肺的风险，电子烟中的尼古丁作为一种高度成瘾性物质，会损害正在发育中的儿童大脑，且使用电子烟的儿童和青少年在长大后，吸烟的概率至少增长一倍。烟草中的尼古丁具有高度成瘾性，80% 青少年吸烟者成年后难戒断。我国青少年吸烟率为 6.9%，尝试吸烟率为 19.9%。

戒烟可降低肺癌等多种慢性病发病风险，戒烟 10 年后，肺癌风险可降至吸烟者的一半左右。戒烟越早越好，任何时候戒烟都不晚。

2. 身体活动不足　WHO 将身体活动定义为骨骼肌收缩和舒张产生的任何需要能量消耗的身体运动，包括步行、慢跑、游泳、骑车、健身操、休闲娱乐活动、上下班或工作中的活动、家务劳动等。

身体活动的总体健康益处包括：①改善肌肉和心肺功能；②改善骨骼和功能性健康；③降低高血压、冠心病、脑卒中、糖尿病、包括乳腺癌和结肠癌在内的多种癌症以及抑郁症的风险；④降低跌倒以及髋部或脊椎骨折的风险；⑤有助于保持标准体重。

在儿童和青少年中，身体活动可以改善：①体能（心肺和肌肉健康）；心脏代谢健康（血压、血脂异常、葡萄糖和胰岛素抵抗）；②骨骼健康；③心理健康（减少抑郁症状）；④认知结果（学习成绩、执行功能）；⑤肥胖症发生。

在成年人和老年人中，规律的身体活动可以改善：①全因死亡风险；②降低心血管疾病、2 型糖尿病、部分癌症、骨质疏松症、阿尔茨海默病等慢性病发生的风险；③防止跌倒；④心理健康（减少焦虑和抑郁症状）；⑤认知健康，睡眠；⑥还可改善肥胖症程度。

对于孕妇和产后妇女，身体活动可降低以下风险：①先兆子痫、妊娠高血压、妊娠糖尿病；②妊娠期体重增加过多；③分娩并发症；④产后抑郁症；⑤新生儿并发症。

WHO 指出，与身体活动充分者相比，身体活动不足者的死亡风险会增加 20%～30%。如果全球人口积极参加身体活动，每年可避免多达 500 万人死亡。

WHO 建议所有成人每周至少进行 150～300 分钟的中等强度有氧活动或至少 75～150分钟的高强度有氧身体活动，或中等强度和高强度活动综合起来达到等量的身体活动。儿童和青少年每天平均进行 60 分钟的中等强度有氧活动。老年人应该增加平衡和协调性的身体活动，以及肌肉强化练习，以帮助防止跌倒和改善健康。

全球数据显示 27.5% 的成年人和 81% 的青少年没有达到 2010 年 WHO 建议的身体活动水平，过去十年中几乎没有任何改善。全球范围内因身体活动不足每年造成 540 亿美元的直接卫生保健费用和 140 亿美元的生产力损失。每年有 160 万例死亡可归因于缺乏身体活动。近 20 年来，随着经济的快速发展及城市化进程的推进，我国居民生活方式发生较大变化，总体身体活动量逐年下降，成年居民的职业性、家务性、交通性和休闲性身体活动总量逐年减少。

3. 不合理膳食　合理膳食是指一日三餐所提供的营养必须满足人体的生长、发育和各种生理、体力活动的需要。在整个生命周期中，膳食是人体生长发育和健康最直接和至关重要的因素。长期规律的合理膳食，膳食中充足的营养素能维护和促进人体健康，提高机体免疫能力，抵御各种疾病。遵循平衡膳食原则，即维持以植物性食物为主，多吃蔬菜、水果、水产品和奶类,适量的肉禽蛋类,清淡少油少盐膳食模式,可以降低糖尿病、代谢综合征、乳腺癌、冠心病、脑卒中和非酒精性脂肪肝的发病风险。

不合理的膳食习惯与多种慢性病的发生有关。如长期脂肪摄入过多,尤其是饱和脂肪酸和反式脂肪酸摄入过多与心血管疾病和多种恶性肿瘤密切相关;部分维生素摄入不足与某些恶性肿瘤的发病有关;膳食纤维摄入不足可致结肠癌和直肠癌发病率增高;膳食总热量摄入过多导致超重或肥胖,而后者又是多种慢性病发病的重要因素;食盐摄入过多与消化道疾病和心血管疾病发病有关,每年有 410 万例死亡可归因于钠盐的过量摄入。

全球疾病负担研究显示,不合理膳食是我国居民疾病发生和死亡的最主要因素。2017年我国居民 310 万人的死亡可归因于膳食不合理。2012 年,我国成人所有膳食因素与估计的心血管代谢性死亡数量有关的归因中,比例最高的是高钠摄入,占 17.3%,水果摄入不足占 11.5%,水产类 Ω-3 脂肪酸摄入不足占 9.7%。《中国居民营养与慢性病状况报告(2020年)》显示,我国居民膳食结构不合理的问题突出,膳食脂肪供能比持续增加,高油高糖等能量密度高、营养素密度低的食物摄入较多,含糖饮料消费逐年上升,全谷物、深色蔬菜、水果、奶类、鱼虾类和大豆类摄入不足。在外就餐已成为普遍饮食行为,对于长期以外卖餐食和在外就餐为主的人群,存在油、盐过度摄入,膳食不合理的问题。儿童、青少年经常饮用含糖饮料问题突出。部分重点人群,如婴幼儿、育龄妇女和高龄老年人面临的重要微量营养素缺乏等问题仍需要引起关注。

4. 饮酒　酒精是长期以来在多种文化中得到广泛使用的具有成瘾性的精神活性物质。我国酒文化历史久远。在日常生活中,逢年过节、亲友相聚、"无酒不成宴",酒已渗透至社会生活的方方面面,成为重要的社交载体。然而,饮酒可造成多种慢性病,如酒精性脑病和心肌病、肝硬化、癌症、痴呆和心血管疾病等,饮酒量越大,对机体的危害越严重。即便少量饮酒或饮用含酒精饮料,也会增加患癌风险。对特殊人群来说,酒精的危害更大,孕期饮酒可能会给胎儿发育带来不良后果,酗酒更会导致胎儿畸形,哺乳期饮酒会通过乳汁影响孩子的认知功能,导致儿童注意力不集中等。儿童青少年处于生长发育阶段,脏器功能还不完善,即使少量饮酒,学习能力也会有所下降,反应速度变得迟缓。

据 2018 年 WHO 发布的《酒精与健康全球状况报告》显示,全世界每年有害使用酒精导致 300 万例死亡,占所有死亡数的 5.3%。有害使用酒精是导致 200 多种疾病和伤害的危险因素之一。每年可归因于有害饮酒的 330 万例死亡中,超过半数死于慢性病,包括癌症。我国居民饮酒者的数量超过 5 亿,男、女成年人中饮酒者的比例分别高达 84.1% 和 29.3%,饮酒人群中超过 40% 的饮酒者每天饮酒超过 1 次,65% 的饮酒者存在过量饮酒行为。2012 年全国 18 岁及以上成人的人均年酒精摄入量为 3 升。

《中国居民膳食指南(2022)》建议,儿童、青少年、孕妇、哺乳期女性以及慢性病患者不应饮酒。饮酒对健康无益处,任何形式的酒精对人体都无益处,成年人如饮酒,一天饮用酒精量不超过 15g。《柳叶刀》杂志刊登的一项涉及全球 2 800 万人的研究指出,饮酒没有安全值,只要喝了就会对健康产生不良影响。

（二）社会决定因素

WHO 将健康的社会决定因素定义为:除了那些直接导致疾病的因素之外,由人们的社会地位和所拥有资源所决定的生活和工作环境及其他对健康产生影响的因素,包括个体从出生、成长、生活、工作到衰老的全部社会环境特征,例如收入、教育、饮水和卫生设施、居住条件、社区隔绝等,它也反映了人们在社会结构中的阶层、权力和财富的不同地位,是导致疾病的"原因的原因"。

1. 日常生活环境　人们日常生活所处的社区、家庭等环境,如因父母的社会经济状况不同,儿童的早期发展的影响因素不同。人际环境有可能会对个人造成精神心理压力。不同的职业环境存在不同的健康危害因素。个人的社会支持网络会对疾病的发生、发展和转归产生显著影响。其他还包括居住、交通、食品、饮水、自然生态等物质环境,也包括社会心理环境、健康促进、疾病预防和治疗等卫生服务状况等。

2. 社会结构性因素　社会结构是指社会成员组成方式及其关系的格局,包括人口、家庭、社会组织机构等。社会结构性因素是指政治制度、政策法规、组织机构、文化教育、社会规范、卫生服务等。这些结构性因素决定着人们获取社会资源的机会,患病情况和健康状况也会受到显著影响。如物质条件不同的群体健康水平不同,获得和利用卫生保健服务的机会和保障水平也不同。

卫生服务是卫生医疗机构和专业人员为了达到防治疾病、促进健康的目的,运用卫生资源和医疗保健手段向个人、群体和社会提供必要服务的过程。卫生服务因素对人类健康的影响体现在提供和利用两个方面:一方面卫生服务的范围、内容与质量直接关系到人的生、老、病、死及由此产生的一系列健康问题,也是反映社会公平性的一个十分重要的标志;另一方面,能否为公众科学、合理、充分地利用是卫生服务发挥保护和促进健康作用的保障。

(三)中间危险因素

中间危险因素是指慢性病发生的直接危险因素,如肥胖、血脂异常、高血压、高血糖等。

《中国居民营养与慢性病状况报告(2020 年)》结果显示,我国居民超重或肥胖的流行形势严峻,城乡各年龄段居民超重/肥胖率持续上升。2019 年,我国 18 岁以上成年居民超重和肥胖率分别为 34.3% 和 16.4%,6～17 岁儿童青少年超重和肥胖率分别为 11.1% 和 7.9%,6 岁以下儿童超重和肥胖率分别为 6.8% 和 3.6%。高血压、高胆固醇血症发病率与 2015 年相比有所上升。

二、不可改变危险因素

与行为和生活方式等可改变危险因素相比,年龄、性别、遗传和种族等因素通常被认为是不可改变的危险因素。

大多数慢性病的发病率和/或患病率均随年龄增长而上升。2013 年我国慢性病及其危险因素监测报告显示,45～59 岁年龄组高血压和糖尿病患病率分别为 18～44 岁年龄组的 2.6 倍和 2.3 倍,≥60 岁年龄组的高血压和糖尿病患病率分别为 18～44 岁年龄组的 4.0 倍和 3.2 倍。这可能是由于随着年龄的增长有害环境暴露物累积以及机体功能逐渐下降等造成的。同时,近年来也发现慢性病的发病有逐步年轻化的趋势。

除了某些女性特有肿瘤和甲状腺癌等肿瘤外,多数恶性肿瘤在男性中的发病率和死亡率均高于女性。某些慢性病的患病率、性别差异,因年龄的不同而不同。

遗传因素与部分慢性病的发生存在密切关联。某些慢性病发病具有明显的家族聚集性,遗传因素在慢性病发生、发展过程中可能起到一定作用。

第三节　慢性病的防治与管理

慢性病的防治与管理需要以控制慢性病危险因素、建设健康支持性环境为重点，以健康教育、健康促进和健康管理为手段，提升全民健康素养，降低高危人群发病风险，提高患者生存质量，减少并发症、死亡和残疾，实现以治病为中心向以健康为中心转变，促进全生命周期健康，提高居民健康期望寿命。

一、慢性病的预防

慢性病重在预防。一旦出现慢性病症状，就说明人体器官已经发生了不可逆性损害，需进行终身治疗和管理，时间长、成本高，会给患者自身、家庭和社会带来沉重的负担。

1. 健康教育　健康教育是慢性病预防的基础和核心策略。健康教育主要通过讲授、指导、示范、训练等方法，帮助个体学习慢性病防治知识和技能，减少或消除慢性病危险因素，养成健康的生活方式，如合理膳食、规律身体活动、戒除烟酒嗜好等。开展健康教育要遵循一定的原则：①区分不同人群，如对于一般人群，应以普及健康生活方式知识和技能为主，而对于已经存在不健康生活方式的高危人群，重点是行为干预、行为指导和行为矫正；②区分不同的危险因素，就不同的危险因素采取针对性的干预措施，对于已经存在中间危险因素者，应重点开展自我监测、合理用药、生活方式干预等；③运用理论，应在行为改变理论和循证依据的指导下，改善健康教育的效果；④加强评价，评价贯穿于健康教育的各环节，包括需求评估、行为问题分析、过程评价和效果评价。

2. 健康促进　健康促进采用倡导、赋权和协调策略，促使社区、组织机构改革有益于健康的政策，创建健康支持性环境，传播健康知识和技能，建立以预防为导向的健康服务，动员全社会参与健康行动。在慢性病预防领域，主要有以下策略。

(1)多部门行动策略：慢性病的危险因素复杂，涉及领域广泛，远远超越卫生部门的职责范围。有效的预防需要强有力的领导、所有利益相关者的共同参与及政府和社会各界的多部门联合行动，包括卫生、农业、通讯、教育、就业、能源、环境、金融、食品、外交、住房、司法、安全、立法、社会福利、社会及经济发展、体育、税务、工商、运输、城市规划及青年事务，以及相关民间团体和私营部门，实施"将健康融入所有政策"和"大卫生"策略，并有效处理部门间的利益冲突。

(2)生命全周期策略：预防和控制慢性病需要在生命的每个阶段采取措施，生命早期干预是最好的一级预防，从孕产妇健康开始，包括孕前、产前和产后护理、产妇营养、减少环境风险因素暴露，促进母乳喂养，开展儿童、青少年健康促进，开展职业健康教育、健康老龄化和对慢性病患者的晚年护理。

(3)为个人和社区赋权：采取倡导、政策、计划、立法、服务提供、教育和培训的方法为社区和个人赋权，使他们获得参与慢性病防控的能力。

(4)循证策略：慢性病的所有防控行动都需以科学证据或最佳实践经验为基础，符合成本效益和可负担原则，符合公共卫生原理，并全面考虑文化因素的影响。

(5)全覆盖策略：所有人都应享有平等获取慢性病预防、治疗、康复和基本健康服务，必须确保低收入或脆弱人群不发生因病返贫。

二、慢性病的治疗

早发现、早治疗、综合治疗和强调自我管理,对于预防并发症的发生和发展十分重要,是慢性病治疗的关键。

1. 早治疗　慢性病治疗开始得越早,治疗的效果越好。对于高危人群应加强筛查,及早发现,及早治疗。

2. 综合治疗　要综合施治,除了实行药物和手术治疗,还要坚持生活方式治疗和心理治疗。如2型糖尿病,要坚持健康教育、药物治疗、营养治疗、运动治疗和自我监测并重。综合施治也包括对症治疗和基础治疗相结合,如2型糖尿病的治疗不仅是要控制血糖,还要治疗患者的肥胖。

3. 终身治疗　慢性病一旦确诊就需进行终身治疗,不能间断。

4. 自我管理　慢性病重在患者的自我管理,仅靠医生是不够的。医护人员需要通过患者教育,帮助患者学习和掌握与自己所患疾病相关的知识和技能,并把这些知识融入日常生活之中。

5. 循证治疗　不同的慢性病有着不同的治疗原则和治疗方案,医护人员应严格遵照循证依据和防治指南开展治疗,如《中国高血压防治指南(2018年修订版)》《中国2型糖尿病防治指南(2020年版)》等。

三、慢性病的康复

做好慢性病康复能够延缓器官损害进程,改善患者健康状况和生命质量,减少再住院率、残疾率和死亡率,降低医疗费用。慢性病康复的重点是促使慢性病患者建立积极的认知模式,提高自我管理能力,在康复过程中长期维持健康行为,发挥康复主导作用。综合康复已被广泛应用于糖尿病、冠心病、慢性阻塞性肺疾病、维持性血液透析以及脑卒中偏瘫等慢性病患者中,并取得良好效果。

1. 提高患者的自我效能感　慢性病是一组病程漫长、迁延不愈、持续终身、需长期服药的疾病,患者容易产生悲观、消极情绪,如果得不到家庭、社区的良好社会支持,还会加重其负性情绪,影响康复效果。自我效能理论指出,通过言语劝说,对患者进行鼓励和支持,激发患者积极情绪,提高个体的自我效能感,有助于其采取积极行动和应对措施,有利于患者建立良好的心态,促进身体恢复。研究表明,采用鼓励措施,可有效激发2型糖尿病和颅脑损伤患者自我管理能力,减少并发症发生,改善身心健康状况。

2. 开展持续系统的健康教育　掌握慢性病的康复知识和技能,是患者采取康复措施的基础。格林模式指出,知识、意识、态度是影响个体行为的倾向因素,而增加个体的技能是康复行为的促成因素。通过对患者进行有计划、有目标的系统的健康教育,对患者进行集体讲授、个别指导、同伴教育,可有效增强患者的疾病自我管理能力,提高康复达标率。

3. 积极开展运动康复　适量身体活动可增强体能,提高身体抵抗力,改善预后,促进康复,提高患者生活质量和满意度。运动治疗与药物治疗一样已成为治疗手段。指导患者进行运动康复,首先需进行详细的身体状况评估,并全面征求患者的同意,在此基础上,制定与其体能水平和疾病状况相适应的运动处方,包括运动强度、频率、时间、种类、方式及运动量,并告知运动过程中如何确保安全。另外,应动员患者的支持性资源,如家人的督促、病友的指导等。医护人员应做好随访,随时进行评估,必要时修改运动方案,或停止。

4.帮助患者回归社会　慢性病患者往往承受着较大的经济、心理压力,应指导患者积极进行自我管理和身体功能恢复锻炼等,并在慢性病得到较好控制的情况下,适时鼓励、引导其参加社会活动,找回生活动力和人生价值,回归工作岗位和正常生活。对于已退休患者,应鼓励其参加家务劳动(如洗衣、买菜、做饭)或参加其他有益的社交活动。

5.加强患者监测　在患者康复过程中,应有计划、有目的、系统地收集患者资料,对患者的健康状况进行不间断的评估,应为患者建立健康档案,实时掌握患者健康信息及病情变化,制定并适时调整康复方案,给予及时、有针对性的指导。

四、健康教育与健康促进在慢性病防治中的作用

健康教育与健康促进是慢性病防治的重要组成部分,贯穿于慢性病预防、治疗和康复的全程。通过开展健康教育和健康促进,提高慢性病预防意识,有利于人们养成科学、健康的生活方式,防患于未然。对于高危人群,开展健康教育可帮助他们积极参加体检和筛查,做到早发现、早治疗。在慢性病患者住院治疗期间,开展系统的健康教育,可以加深患者对所患疾病相关知识的了解,树立战胜疾病的信心,更好地配合医护人员采取的治疗措施。在慢性病患者出院后,开展慢性病自我管理指导,可有效改善慢性病康复效果,帮助患者及早回归社会。

（杜维婧　田向阳　中国健康教育中心）

参 考 文 献

[1] 王临虹.慢性非传染性疾病预防与控制[M].北京:人民卫生出版社,2018:1-43.
[2] 田向阳,程玉兰.健康教育与健康促进基本理论与实践[M].北京:人民卫生出版社,2016:1-16.
[3] 中国居民营养与慢性病状况报告(2020年)[J].营养学报, 2020,42(6):521.
[4] 中国营养学会.中国居民膳食指南(2022)[M].北京:人民卫生出版社,2022:100.
[5] 中共中央,国务院."健康中国2030"规划纲要[EB/OL].(2022-07-14). http://www.nhc.gov.cn/guihua-xxs/s3586s/201610/21d120c917284007ad9c7aa8e9634bb4.shtml.
[6] 健康中国行动推进委员会.健康中国行动(2019—2030年):总体要求、重大行动及主要指标[J].中国循环杂志,2019,34(9):846-858.
[7] 郭岩,汤淑女.健康的社会决定因素与慢性病防治[J].中国预防医学杂志,2010,11(11):1167-1169.
[8] 《中国人群身体活动指南》编写委员会.中国人群身体活动指南(2021)[J].中华流行病学杂志,2022,43(1):5-6.

第二章

慢性病健康教育

第一节 健康教育的基本概念

健康教育是医学的重要组成部分,是医疗卫生工作的基础和先导。健康教育以采纳健康行为消除或减少不健康行为来达到预防疾病、促进健康的目的。

一、健康教育的概念

健康教育是在科学理论指导下,通过开展与健康有关的教育活动,帮助人们提高健康意识,树立健康观念,掌握健康技能,自愿改变健康相关行为,保护和促进健康的一门科学,是医学科学的重要组成部分。健康教育的主要方法和技术包括讲授、培训、咨询、指导、演练等,主要工作领域包括健康知识传播、健康技能普及、健康相关行为干预等。行为是健康的主要且最可改变的决定因素之一,健康教育是一门通过改变行为来促进健康的科学。

二、健康教育的特点

1. 健康教育是就有关健康的议题对人们进行教育的过程 健康教育既是公众教育和职业教育的重要内容,也是基础教育的一部分,大多数发达国家都把健康教育作为必修课列入中小学教学大纲。有关教育学的理论和方法同样适用于健康教育。

2. 健康教育以教育对象为中心 健康教育要想取得好的效果,需让教育对象自己认识到健康的重要性,把学习健康知识和技能、树立健康观念、坚持健康行为作为自觉自愿的行动。健康教育不能强加给教育对象,需要调动教育对象自身的主动性、自觉性和积极性,所以,教育干预计划的制订、实施和评价的全过程都需要教育对象的全面参与。健康教育活动的目标是否清晰、策略是否合理、信息是否适宜、措施是否可行,教育对象最有发言权。因此,健康教育干预活动必须具有良好的文化适应性,理解和尊重教育对象的文化背景、信仰、观念。

3. 健康教育以行为改变为主要工作目标 行为与生活方式是健康的重要决定因素之一。健康教育通过帮助目标人群减少或祛除危害健康行为,养成促进健康行为,从而保护和促进健康。一切健康教育活动,最终都要落实到目标人群的行为改善上。但目标人群的行为改变应以知情、自愿为原则,健康教育工作者只是帮助者,实施行为干预应遵循伦理学准则。

4. 健康教育具有方法学与应用学科的双重性　作为方法学,健康教育与流行病学、卫生统计学等方法学科一样,是所有医疗卫生人员都应掌握的,任何医疗卫生工作都离不开健康教育。而作为应用学科,健康教育可通过改变教育对象的行为与生活方式,达到防治疾病、保护和促进健康的目的。

5. 健康教育具有多学科性　健康教育在充分吸收和运用医学、传播学、教育学、心理学、行为科学等多学科理论的基础上,形成自身独特的理论体系,具有交叉学科的特点。需要注意的是,尽管行为医学也研究如何通过干预或矫正行为从而达到防治疾病和改善健康的目的,但行为医学主要强调行为科学理论技术在医学中的应用,而健康教育则强调教育学的理论技术在医学中的应用,行为医学是健康教育的基础理论学科之一。

6. 健康教育的效果具有延迟性　除了突发公共卫生事件发生过程中所采取的应急健康教育措施,或针对某种疾病的临床患者健康教育,能够产生即时和可测量的效果外,健康教育是一个长期的、持续的过程,其健康结局往往要等到几年、十年,甚至数十年后才能显现,具有延迟性。同时,即使出现了健康结局,因为健康的影响因素十分复杂,在健康教育效果的归因方面也会存在一定难度。

三、健康教育的目标和任务

1. 健康教育的目标　健康教育的总体目标是通过开展教育活动,帮助人们养成有益于健康的行为和生活方式,维持、促进和改善个人和社区的健康,具体目标包括:①培育或激发个人和社区对预防疾病和维持理想的健康状态所应具有的责任感;②帮助个人和社区作出有益于健康的理性的决定和明智的选择;③激发社区对健康议题的重视,鼓励广泛参与、实行环境保护和疾病预防措施。

2. 健康教育的任务　健康教育的主要任务可归纳为以下几个方面:①提高人们保护和促进健康的自我效能感;②改善人们的行为,包括激发人们的健康意识、态度和动机;③开展健康传播,提高健康素养;④实施行为干预,消除行为危险因素;⑤组织指导和适宜技术推广;⑥开展健康相关行为的科学研究。

需要指出的是,健康教育的核心任务是提高人们的健康决策能力和实施有益于健康行为的能力,尽管知识、态度、知觉和动机都是行为发生、维持和改变的必要条件,但并非充分条件。所以,健康教育的核心任务是帮助人们改变行为,而并非传播知识。

四、健康教育的基本理论

健康教育是通过教育活动改变个体和群体的健康相关行为,从而保护和促进健康的过程。为了更有效地帮助人们改变行为,通过多年的实践和研究,国际上发展出了多个行为改变理论。这些理论揭示了行为的影响因素和行为改变的规律,可有效用于健康教育。

1.“知信行理论”　“知信行理论”(knowledge,attitude,practice,KAP)将人们行为的改变分为获取知识、产生信念及形成行为 3 个连续的过程。该理论认为,当人们了解了有关的健康知识,建立起积极、正确的信念与态度,就可能主动地采纳促进健康行为,减少或停止危害健康行为。知信行理论的不足之处是,从具备知识到行为形成或转变的过程会受到多种因素的影响,知识、信念和行为之间并不存在简单的线性逻辑关系。日常生活中常出现“知而不行”的情况,仅进行简单的知识或信息传播,很难改变人们的行为。另外,很多行为是受到家庭环境、文化习俗、政策法规的影响而形成的,并非一定在具有知识后才产生。因此,该理论目前实践中较少单独使用,往往被嵌入其他理论模型,综合运用。

2. 健康信念模式 健康信念模式(health belief model,HBM)是心理动力学理论在健康相关行为干预和改变中的应用。健康信念模式认为,个体要按医生和健康教育人员的建议而采取促进健康行为或放弃某种危害健康行为,需做到以下几点:①知觉到某种疾病或危险因素的易感性威胁,并进一步认识到问题的严重性;②产生对行为后果的预期,包括对某种行为的益处的认识和对实施或放弃该行为可能会遇到的障碍的认识;③树立对成功实践行为的自信心(自我效能);④提供提示性信息,如为个人提供教育,帮助其认识到出现在自己身上的症状,通过大众媒体提供信息。HBM 也存在一些缺点,主要包括:即使人们认识到威胁、严重性和易感性等,也未必一定会改变行为;作为一个心理学的行为改变模型,未考虑到其他因素对人们行为的影响,比如环境、经济因素等;未考虑社会规范、同伴压力对人们行为的影响。

3. 行为分阶段改变理论 行为分阶段改变理论是将人们的行为变化解释为一个连续的、动态的、分步骤逐步推进的过程,处于每个行为改变阶段的人都有不同的需要和动机,针对处于不同行为阶段的人提供不同的干预措施,才可针对性促进人们采纳有益于健康的行为。行为分阶段改变理论认为,人的行为变化通常需要经过以下 5 个阶段。

(1)无改变打算阶段:在未来 6 个月中没有改变自己行为的考虑,或有意坚持不改。要使一个处在这个阶段者产生行为改变的想法(意识),需开展 3 项工作,即传播教育、亲身体验和环境再评估。传播教育是通过传播知识和信息提高行为改变的认知水平;亲身体验是让干预对象真实感受到不采取行动给自己带来的困难、不便或不适;环境再评估是指让干预对象意识到来自周围的压力。

(2)打算改变阶段:在未来 6 个月内打算采取行动,改变危险行为。在此阶段,最重要的是要帮助个体产生改变行为的动机,如描绘美好前景、制定明确的目标、建立社会支持团队、订制提示性信息服务等,都有利于个体产生行为改变的动机。

(3)改变准备阶段:将于未来 1 个月内改变行为。在此阶段,人们已经承诺要改变行为,相信自己有能力改变当前的行为,并为改变行为作准备。在此阶段,重点要进一步强化个体的行为改变动机,协助提供改变行为的环境与资源,帮助减少或克服影响行为改变的障碍等。

(4)行动阶段:在过去的 6 个月中目标行为已经有所改变,但改变后的行为还没有持续超过 6 个月。在此阶段,要采取以下措施巩固其行为改变:强化管理,如对行为改变的行动给予物质或精神的奖励或表彰;帮助提供支持性环境,如帮助建立家庭成员、互助小组、朋友、同事、社区的支持等;控制环境刺激物,如家庭成员不再购买油炸食品和含糖食品,减少接触到多油多糖食物等。

(5)行动维持阶段:新行为已经维持 6 个月以上,已达到预期目标。此阶段重要的是不断增强干预对象的信心。

行为分阶段改变理论也有其局限性,主要包括:对环境的影响作用考虑较少;对行为变化只是描述性解释,缺乏原因性解释;各阶段间的划分和相互关系不易明确。

4. 理性行为理论与计划行为理论 该理论是理性行为理论(theory of reasoned action,TRA)和计划行为理论(theory of planned behavior,TPB)的整合。理性行为理论有两项基本假设:①人们大部分的行为表现都是在自己的主观意志控制下进行的,而且是合乎逻辑的;②人们的行为意向是行为是否发生或转变的直接决定因素。而个体是否产生行为意向取决于其对此行为的"态度"和"主观行为规范"。其中态度由个人对预期行为结果的相信程度和对这个结果的价值判断来决定；主观行为规范由个人的信念决定。理性行动理论建立了动机、态度、信念、主观行为规范、行为意向等各种因素和行为之间的逻辑关系。

计划行为理论是在理性行为理论的基础上，加上一个"自觉行为控制"因素。自觉行为控制是指个人对于完成某行为的困难或容易程度的信念，包括对洞察力和控制力的信念。该信念来自过去的经验和预期的障碍。当一个人认为他拥有的资源与机会越多，所预期的障碍越小，自觉行为控制因素就越强。

由此可见，理性与计划行为理论由"对行为的态度""主观行为规范"和"自觉行为控制"3部分组成。这三者又决定了"行为的意向"和随后的行为改变，人们的一切行为都是人们在综合了自身价值判断、估计了别人可能会产生的看法和综合考虑了社会规范后，经过理性思考最终做出的决定。

理性与计划行为理论的主要构成要素包括：①行为；②行为意向，即采取某行为的意愿和指向；③对行为的态度，即采取某行为积极或消极的感觉；④行为信念，即对某行为后果的信念和主观估计；⑤规范，即社会对某行为的评价；⑥规范性信念，即个人权衡自己的观念模式与社会的评价之后，所持有的信念模式。

理性与计划行为理论的主要局限性为：没有充分考虑环境因素对人们行为的影响；有时候可能先是有了某种行为，然后才改变了态度和观念。

第二节　慢性病防控的一般健康教育

一、公众健康教育

1. 公众健康教育的目的和意义　公众健康教育是普及慢性病防治知识，提高公众防病意识，传授健康行为与生活方式技能，提升公众健康素养的重要策略和方法。国务院办公厅印发的《中国防治慢性病中长期规划（2017—2025年）》中明确要求，要倡导"每个人是自己健康第一责任人"的理念，促进群众形成健康的行为和生活方式。构建自我为主、人际互助、社会支持、政府指导的健康管理模式，将健康教育与健康促进贯穿于全生命周期，推动人人参与、人人尽力、人人享有。把"加强健康教育，提升全民健康素质"作为首要策略与措施，提出开展慢性病防治全民教育。各国实践证明，通过开展全民健康教育，有利于调动全社会慢性病防控的主动性和积极性，可从根本上减少慢性病的发病率和死亡率。

2. 公众健康教育的内容　针对慢性病的公众健康教育应以提升公众慢性病防治意识、倡导健康生活方式、营造全民健康文化为主要内容。具体包括：①慢性病的危害、严重性方面的信息；②慢性病病因与危险因素防治知识及技能，如戒除烟酒的技能等；③养成健康生活方式的知识和技能，如合理膳食、均衡营养、规律进行身体活动、心理健康等。

3. 公众健康教育的渠道和方法　公众健康教育主要渠道和方法包括：①通过大众媒体广泛普及慢性病相关知识和信息，增加议程设置和新闻报道，唤起全社会对慢性病问题的关注，增强大众慢性病防控意识；②通过大众传媒传播政府领导、名人、影视明星、医学专家或意见领袖实践健康生活方式的新闻报道或音视频信息，加强健康理念和生活方式倡导；③与电视台、广播电台、影视制作机构制作播出慢性病防控相关节目，或把健康理念融入影视作品之中；④利用主题卫生日开展群众性健康活动；⑤推动全民健身、健身操、绿色出行等群众性健康活动；⑥制作发放慢性病相关平面或音视频材料传播知识和技能；⑦创编、推广以慢性病防控为主题的民俗、地方戏、歌曲、舞蹈等;⑧在公共场所张贴、播出健康生活方式的招贴画、标语或电子信息;⑨城市、社区开辟健步走、广场舞场所,并明确标示;⑩医疗卫生机构提供免费测血压、测血糖、体重管理咨询、戒烟咨询等慢性病防控相关服务。

二、人生不同阶段健康教育

1. "生命早期 1 000 天"教育 "生命早期 1 000 天"是指从女性怀孕开始至孩子满 2 岁所经历的天数,大约为 1 000 天。这段时间涵盖了孕期、围产期、婴儿期和幼儿期,被 WHO 定义为个人生长发育的"机遇窗口期",是决定一个人终生健康的关键时期。怀孕妇女的膳食营养是胚胎发育、婴幼儿体格生长和脑发育的基础,如孕妇的合理营养可降低婴幼儿成年后患肥胖、高血压、冠心病和糖尿病等慢性疾病的风险。孕妇对环境污染物的过度暴露,特别是塑化产品暴露,对发育中的胎儿也会有不良影响。孕产妇健康教育的目标是提升孕产妇的孕期、产褥期、产后的自我保健能力,提高其保护胎儿和婴幼儿健康的技能,养成有益于自身、胎儿和婴幼儿健康的行为,促进母婴健康。此阶段健康教育的重点内容包括:①婚检、孕检、产检、新生儿筛查的益处;②合理营养、服用叶酸;③预防孕期感染和有害因素暴露;④母乳喂养和辅食添加、免疫接种、预防幼儿意外伤害。孕产妇健康教育的方式主要为面对面教育,如咨询、指导、示教、回授(teach-back)等,也可辅助采用社交媒体开展。教育形式可灵活多样,如门诊咨询、孕妇学校、同伴教育、住院教育、产后访视指导等。

2. 中小学校健康教育 中小学校健康教育是教育部对学校教育的基本要求。《中华人民共和国基本医疗卫生与健康促进法》明确要求,把健康教育纳入国民教育体系,普及健康知识、科学健身知识,提高学生主动防病意识,培养学生良好的卫生习惯和健康的行为习惯,改善学生近视、肥胖等不健康状况。学校健康教育的优势主要包括:①儿童少年时期是学习健康知识、养成良好健康行为习惯和生活方式的最佳时期,可为终身健康奠定坚实基础;②中小学学生集中学习和生活,开展健康教育效率高;③学校健康教育便于按照学制进行系统、连续性的教育;④便于对健康教育效果进行考核评估。学校健康教育的重点包括生活技能(life skill)教育,营养、运动、心理健康教育,不良生活方式危害教育,青春期教育,公共卫生安全教育,常见病防控教育,避免尝试有害行为教育等。学校健康教育可采用健康教育课程、参与式健康活动、同伴教育、健康讲座、主题班会等方式,也可把健康知识有机融入其他课程教育中。

3. 职业人群健康教育 职业人群健康教育提高职业人群的安全、健康意识,科学防控职业危害因素,帮助其养成科学、健康的工作习惯和生活方式,预防职业病和慢性病,促进和保护健康。职业健康教育的重点包括:①职业卫生法制教育;②营养与合理膳食教育;③改变不良作业方式,预防职业性疾病;④职业心理卫生教育,减轻或消除精神紧张。职业健康教育的优势包括:①一般由工作人员所在机构组织开展,员工参与性强,遵从性高;②可结合重点或突出职业危害因素开展教育,针对性强;③便于开展集中教育,效率高;④健康教育集中开展,便于形成团队压力,可起到互相督促的作用。

4. 女性更年期健康教育 女性更年期也被称为围绝经期,是妇女从生育功能旺盛走向衰退的过渡时期,一般是指 40 岁左右开始出现的内分泌、生物学变化及临床表现至绝经期,再到老年期。3/4 以上的女性会出现不同程度的围绝经期综合征,如潮热、烦躁、心悸、身心及躯体疲劳、适应力下降、失眠、记忆力减退、焦虑和抑郁、骨质疏松,同时伴有明显心理障碍,严重影响女性生活质量,甚至为慢性病埋下隐患。女性更年期健康教育的目标是帮助其科学、正确认知更年期生理心理变化规律,学会自我心理调适技能,减轻有关症状的影响,坚持健康的生活方式。健康教育的重点内容包括:①心理健康知识和心理调适技能;②用药知识教育,如雌激素补充或激素替代疗法;③自我监测方法和技能,如月经监测、体重、腰围测量等;④身体活动技能。

5. 老年期健康教育 随着我国经济社会的不断发展、居民生活水平的大幅提高和医疗技术的持续进步,我国居民平均预期寿命不断延长,到 2021 年,已达 78.2 岁。我国是世界上老年人口规模最大的国家,也是世界上老龄化速度最快的国家之一。"十四五"时期,我国老龄化程度将进一步加深,60 岁及以上老年人口占总人口比例将超过 20%,进入中度老龄化社会。老年健康是经济发展、社会和谐、家庭幸福的基石,是实现"老有所为""老有所乐"的前提,是老龄事业的重要组成部分,是"着力发挥老年人积极作用"的根本保障。2019 年国务院发布《健康中国行动(2019—2030 年)》,把实施老年健康促进行动作为重要行动之一,强调要保护老年人健康,提高老年人生活质量,推进健康老龄化。老年人健康状况不容乐观,增龄伴随的认知、运动、感官功能下降以及营养、心理等健康问题日益突出,78% 以上的老年人患有一种以上慢性病,失能老年人数量将持续增加。老年健康教育的重点包括:①慢性病康复和自我管理;②合理用药;③心理健康;④跌倒预防;⑤合理营养;⑥身体活动。老年健康教育的常用方式包括:①个体化咨询和行为指导;②发放健康知识学习材料;③同伴教育。

第三节 慢性病高危人群健康教育

高危人群是指受吸烟、饮酒、肥胖、缺乏身体活动等高危行为影响,易发生慢性病的人群。对高危人群的健康教育,重点是减少或消除高危行为。

一、吸烟者的健康教育

对于吸烟者来说,单纯进行吸烟危害知识的教育往往无效或效果不明显。吸烟的健康教育最好在一个人尝试吸烟阶段就开始实施,使其认识到吸烟的严重危害,从而放弃继续尝试。一旦尝试吸烟变成习惯性吸烟,干预难度将会大大增加。习惯性吸烟往往已造成烟草依赖,国际疾病分类将烟草依赖单独列为一种疾病(疾病代码 ICD-10,F17.2),主要表现为强迫性、连续地使用烟草制品,以获得放松感、欣快感和愉悦感,本质是药物(尼古丁)依赖。所以吸烟既是一种慢性病的高危行为,也是一种慢性病。

1. 尝试吸烟者的健康教育 对于刚开始尝试吸烟者,健康教育重点包括:①使其认识到吸烟的危害,树立起不吸烟的信念;②学会拒绝不良行为诱导(如暗示、劝说等)、信息提示(如烟草广告、明星吸烟)或应对同伴压力的技能;③改变或远离吸烟环境。在开展健康教育过程中,可应用健康信念模式、社会认知理论等。

2. 习惯性吸烟者的健康教育 常用的健康教育方法包括 ABC、5A 干预和 5R 干预等。

(1)ABC:指询问(ask)、简短建议(brief advice)、戒烟服务(cessation)。即在通过询问确定吸烟的情况下,用清晰的、强烈的、个性化的方式对吸烟者进行劝说,并为有意戒烟者提供戒烟帮助及转诊服务,包括制定戒烟计划、设定戒烟目标、给予心理支持、提供有针对性的干预措施,并适时随访,必要时给予辅助性药物治疗。

(2)5A 干预:指询问(ask)、建议(advise)、评估(assess)、协助(assist)和安排(arrange),

即在确定对象吸烟后,强化吸烟者的戒烟意识,鼓励戒烟意愿,向愿意戒烟者提供专业或药物咨询,以协助戒烟,并在吸烟者开始戒烟后,安排定期随访至少 6 个月。

（3）5R 干预:主要用于没有戒烟意愿的吸烟者,主要在以下几个方面开展工作。包括:①相关(relevance),帮助吸烟者认识到戒烟是自己当前很重要的事项;②风险(risks),帮助吸烟者认识到吸烟可能造成的短期和长期的健康危害、对工作、经济、家庭和孩子带来负面影响;③益处(rewards),帮助吸烟者认识到戒烟的益处,如降低患癌风险、促进健康、增加食欲;改善体味从而改善社交形象;节约金钱;良好的自我感觉;家里、汽车内和衣服的气味更清新;呼吸也感到更清新等;④障碍(roadblocks),帮助吸烟者认识到在戒烟过程中可能遇到的障碍及挫折,并和他们一起找到解决这些问题的方法,增强自我效能感;⑤重复(repetition),对上述步骤进行重复,以强化戒烟的效果。

行为的阶段改变理论可较好地用于吸烟行为干预,即在实施戒烟干预前,首先要对吸烟者吸烟行为所处的阶段进行评估,如无打算戒烟者,重点是改变其认知;对于刚产生戒烟的想法者,重点是强化其戒烟的愿望;对于打算在近期开始戒烟者,重点是提供技能;对于戒烟不足 6 个月者,重点是通过改变环境提示性因素避免其出现反复。

二、酗酒者的健康教育

1. 对于偶尔饮酒或非酒精依赖者　健康教育的重点是:①提高其饮酒危害的认知,如强调过量饮酒可导致攻击性及激惹行为、争吵、暴力等行为问题,引起抑郁、神经质、酒精依赖、记忆减退或丧失等心理认知问题,引起咽喉癌、口腔癌、乳腺癌、心力衰竭、贫血、凝血功能障碍、肝损害、溃疡、重度胃炎、胰腺炎等严重疾病,引起手抖、手指刺痛、麻木,下肢感觉受损、摔倒,脚趾麻木或刺痛、神经痛等神经损害症状,还有可能引起早衰、酒渣鼻、频繁感冒、肌无力、出血、性生理功能损害(男性)等,孕妇饮酒有可能导致胎儿发生畸形、精神发育迟滞、低体重的风险增加;②学会拒绝饮酒的社会心理学技能,如在聚会场合中如何合情合理地做到以饮料代替饮酒,如何巧妙化解被劝酒的压力等。

2. 对于酒精依赖者　仅通过提高认知已无法改变其饮酒行为。判断个体是否酒精依赖者,主要靠筛查。如可使用 WHO 编写的《酒精使用障碍筛查量表(alcohol use disorders identification test,AUDIT)》。也可通过以下方法进行评估,即在过去 1 年中某段时间内存在下列至少 3 项就可诊断为酒精依赖:①对饮酒的强烈渴望或冲动感;②对饮酒的开始、结束及饮酒量难以控制;③当停止饮酒或减少饮酒量时出现生理戒断状态;④存在酒精耐受现象,必须饮用较高量的酒精才能获得过去较低量的效应;⑤因饮酒而逐渐失去其他快乐或兴趣,在酒精获取、饮用或饮酒恢复方面花费的时间逐渐增加;⑥强制性饮酒而不顾明显的危害性后果,如饮酒导致的肝损害、抑郁心境或相关认知功能损害。

行为的阶段改变理论同样适用于饮酒行为的干预。对于无停止饮酒想法者,重点应提供饮酒危害的信息和知识;对于产生不饮酒的想法而又不愿意尽快采取行动者,重点是强调不饮酒的好处以及饮酒的危害,并帮助其确定戒酒的目标;对于准备于近期就开始停止饮酒者,重点是确定行为目标,提出改变行为的具体方案,提供技能培训并给予鼓励;对于已经不再饮酒但尚未保持 6 个月以上者,应强调不饮酒带来的好处,远离饮酒环境或人,帮助其建立社支持,解决因不饮酒造成的精神空虚问题,给出替代性行为(如饮茶)的建议,并给予鼓励;对于不饮酒已持续半年以上者,重点是强调不饮酒带来的好处,防止行为出现反复。对于严重的酒精依赖者,应建议其前往专门治疗机构寻求治疗。

三、肥胖者的健康教育

1. 肥胖的定义　肥胖指体内脂肪、甘油三酯积聚过多所致的脂肪层过厚的状态，是体内脂肪积蓄过剩，而不是单纯体重增加。WHO 建议主要以体质指数（BMI）为肥胖与否的主要判定标准。我国成人正常 BMI 范围为 $18.5 \sim 23.9 \mathrm{kg/m^2}$，$\geqslant 24 \mathrm{kg/m^2}$ 为超重，$\geqslant 28 \mathrm{kg/m^2}$ 为肥胖。但 BMI 未充分考虑人体脂肪比例，不适用于孕妇、哺乳妇女、老年人或运动员；在实际判断中，不仅需要考虑体重，还需要充分考虑腰围、臀围、脂肪率等情况。

成人肥胖多分为原发性肥胖（也称单纯性肥胖）及继发性肥胖。

（1）原发性肥胖：常见于 30 岁以上中年人群，对患者健康无明显实质性损害。原发性肥胖又可分为：①体质性肥胖：多与 25 岁以前脂肪细胞过多或体积过大有关，多存在家族遗传史。②营养性肥胖：又称获得性肥胖，多与 25 岁之后热量摄入过量，消耗不足有关。

（2）继发性肥胖：多为其他疾病引起的症状性肥胖，约占肥胖者的 5%。可引起继发性肥胖的疾病包括甲状腺功能减退、肾上腺皮质腺肿瘤、2 型糖尿病早期。肥胖可增加人体心脑血管疾病、糖尿病、癌症、胆石症、骨质疏松等发病风险，青少年肥胖还会影响正常生长发育和社会适应能力。

2. 肥胖防控的健康教育　继发性肥胖重点是治疗基础性疾病，原发性肥胖重点是行为干预，主要方法和步骤包括：①目标制定：在充分评估和需求调查的基础上，按照参与式和知情同意原则，根据目标设定理论，与肥胖者商定每日或每周减重目标，制定每日营养、热量限制和运动计划，开具营养和运动处方；②帮助肥胖者掌握平衡膳食和科学运动的技能，如食物热量计算、转移食欲的技能，并帮助其建立信心；③合理改变患者生活环境，尽可能降低可激发食欲因素，如不参加聚餐、尽量减少快餐食品和甜点等；④帮助肥胖者获得社会支持，如同伴、家庭成员等的支持，非常重要。健康信念模式、社会认知理论、目标设定理论和行为的阶段改变理论等均可有效用于肥胖干预。肥胖是一个非常复杂的健康问题，传播肥胖危害的知识，可能只会对提高肥胖的认知有效，要真正改变肥胖者的行为，还需要从社会、心理角度进行干预。

第四节　慢性病患者健康教育

一、慢性病患者的特点

初诊慢性病患者或控制不好的慢性病患者常常会出现一系列心理问题，如感到可疑、震惊、难以接受等，在认知上会表现出对某些方面的信息特别敏感，记忆和思维能力也可能受到影响，在情绪上会表现为易激惹、悲伤、焦躁或冷漠，在人格上可能表现出脆弱、依赖、敏感、多疑、以自我为中心等。继而，患者会对有关慢性病的病因、治疗等方面的信息产生强烈需求。

二、慢性病患者健康教育的任务

对于初诊患者的健康教育，主要是改善其认知，主要包括：①了解所患疾病的病因、危险因素、症状、治疗、转归及预后情况；②帮助其找出疾病危险因素，掌握积极治疗、合理用药、自我监测、自我管理、去除危险因素、养成健康生活方式的技能，并付诸实践；③帮助其树立战胜疾病的信心,提高自我效能;④帮助其建立社会支持,如家人、朋友、同事的支持和帮助等。

复诊患者往往已对所患疾病的知识有一些了解,也积累了一些疾病管理的经验。健康教育的重点是帮助患者分析、克服在慢性病管理、康复中所遇到的具体困难和问题。

三、患者教育理论

患者教育理论是对患者教育规律和经验的总结,对于指导患者教育具有重要意义。常用的患者教育理论包括控制点理论、认知失调理论等。

1. 控制点理论 控制点理论(locus of control theory)假设,对自身健康越有掌控感,越容易按照健康信息的指示改变自己的行为。控制点理论的原理在文化水平或技能素养相对较低的人群中表现得更明显。护理人员可鼓励患者充分利用社会支持系统,帮助他们形成掌控健康事件的信念,改善他们的决策技能。

2. 认知失调理论 认知失调理论(cognitive dissonance theory)认为,高水平的内心不幸福感或不和谐感是促使行为发生改变的一种刺激性因素。在人们习惯了某种行为(如吸烟),但又确切地知道这种行为会损害自身健康,就会产生认知失调,从而产生不舒服的感觉。医护人员可通过增强其认知失调感,从而为其采取改变行为的行动创造条件。

3. 学习域理论 学习域(learning domains)理论认为人的认知活动存在3种大脑机制,一是认知域(cognitive domain),指知识或对客观事实的理解,如糖尿病患者能够说出低血糖和高血糖的症状,或者能够制定适宜的饮食计划,说明已经具备一定的认知基础,在给糖尿病患者讲授有关糖尿病有关事实的信息时,可以应用讨论、计划指导、书面信息、录像录音和计算机辅助指导等方法改善认知;二是心理动力域(psychomotor domain),指个人需要的执行某一程序或技术的操作性技能,帮助患者学习心理动力技能的策略包括演示和实习等;三是情感域(affective domain),指态度、价值和信念,人的认知活动离不开情绪、情感和态度的参与。学习域理论提示在开展患者健康教育时,应同时关注三个领域,以便改善教育效果,更好地帮助患者改变健康行为。

4. 认知负荷理论 认知负荷理论(cognitive load theory,CLT)是由澳大利亚心理学家J. Sweller在现代认知心理学研究成果的基础上提出的认知资源分配理论。该理论认为,认知负荷是影响个体认知效果的重要因素,教学活动是否有效,取决于或部分取决于它能否减少不必要的认知负荷。

(杜维婧 田向阳 中国健康教育中心)

参 考 文 献

[1] 吕姿之.健康教育与健康促进[M].北京:北京医科大学出版社,2002:2-18.

[2] 田本淳.健康教育与健康促进实用方法[M].北京:北京大学医学出版社,2014:1-19.

[3] 田向阳,程玉兰.健康教育与健康促进基本理论与实践[M].北京:人民卫生出版社,2016:1-16.

[4] 田向阳.健康传播理论与实用方法[M].北京:人民卫生出版社,2017:1-7.

[5] 田本淳.健康教育核心信息的编制[J].中国健康教育,2011,27(12):942.

[6] 中国健康教育中心.慢性病防治核心信息[J].中国健康教育,2012,28(7):603.

[7] 国家卫生计生委宣传司.国家卫生计生委办公厅关于印发健康科普信息生成与传播指南(试行)的通知:国卫办宣传函〔2015〕665号[EB/OL].〔2022-07-14〕. http://www.nhc.gov.cn/cms-search/xxgk/getManuscriptXxgk.htm? id=5fe32b5a1a8243e2bd819f9eeebfd8b1.

第三章

慢性病健康促进

健康促进是慢性病预防控制的重要策略,慢性病的预防、治疗和康复均离不开健康促进的有效融入。健康促进通过倡导、赋权和协调,促使国家或社区在健康方面采取行动,出台或改革有益于慢性病预防的政策,创建有益于人们实践健康行为和生活方式的支持性环境,提供以预防为导向的健康服务,帮助个体提高慢性病防治和自我管理技能,从而在不同层面预防、控制慢性病的发生、发展和流行。

第一节　健康促进的基本概念

一、健康促进的定义和内涵

1986 年,WHO 在第一届国际健康促进大会发布的《渥太华宪章》中提出了健康促进的定义、内涵、工作领域和基本策略。《渥太华宪章》指出:"健康促进是促使人们提高维护和改善他们自身和他人健康的过程。"健康促进也被定义为健康教育和对有益于个体及集体行为的有关机构性、经济性和环境支持。2005 年,WHO 发布的《曼谷宪章》重新对健康促进进行定义:"健康促进是使人们能够对自身的健康及其决定因素加强控制从而改善其健康的过程。"可见,健康促进的实质是为了保护和促进健康而开展的社会倡导、教育和动员活动,其目的是激发和调动政府、社区、机构、家庭和个人在保护和改善健康方面的自觉性、主动性、积极性和责任感,形成跨部门合作和人人参与的健康文化,减少或消除健康危害因素,提升全民健康水平。

二、健康促进的基本策略

1986 年发布的《渥太华宪章》确定健康促进的基本策略包括倡导、赋权和协调。

1. 倡导　倡导是指提出有益的观点或主张,并尽力争取其他人给予支持的一种社会活动,包括政策倡导、社区倡导和媒体倡导等。倡导的目的包括:①促使有益于健康的政策、法规或制度的出台、改革和实施;②创建健康支持性环境和健康文化;③增加对健康的资源投入。

2. 赋权　赋权是通过教育、动员、支持和分享,促使人们做出有益于健康的决定和选择的过程。通过赋权,使人们在保护和促进健康方面获得责任感、效能感和自主意识,提高管理健康影响因素的能力,并采取有益于健康的决定和行动。

3. 协调　控制健康的影响因素,实现健康的愿望,仅仅靠卫生部门是不能达到的,需要协调利益相关各方,建立伙伴关系,共同努力。政府机构、卫生部门和其他社会经济部门、非政府和志愿者组织、地方权威机构、企业、媒体、个人、家庭和社区成员都应该参与保护和促进健康的行动。

三、健康促进的工作领域

《渥太华宪章》指出,通过实施健康促进的基本策略,促使或帮助政府、社区、机构和个人在政策改革、环境改善、社区行动、技能教育和服务提供等5个领域采取有益于健康的行动。

1. 制定健康的公共政策　政策是人们做出有益于健康选择的重要保障,一条有益的政策可以规范和改变千百万人的行为和生活方式。健康政策可大可小,保护和促进健康的法律、法规、条例是促进健康的政策,如《基本医疗与健康促进法》《环境保护法》《烟草控制框架公约》等;一个机构和部门制定的有益于健康的规章制度也是健康促进的政策,如关于鼓励员工加强体力活动的规定,通过增加烟草税收,提高烟草价格,限制人们的烟草消费等。这些都是鼓励人们作出健康生活方式选择的支持性政策。WHO第八届全球健康促进大会把"将健康融入所有政策"列为主题,强调系统地考虑公共政策可能带来的健康后果,明确全社会和每个人的健康责任。

2. 创造支持性环境　社会是复杂的和相互联系的。社会人文环境、治安环境、居住环境、工作环境、生活和休闲环境、体育活动设施、社区卫生服务、自然生态环境、食品和饮水等都是影响人们健康的重要环境因素。生活、工作和休闲模式的改变对健康有重要影响。健康促进在于保护自然,创造良好的环境,创造一种安全、舒适、满意、愉悦的生活和工作条件。

3. 强化社区行动　社区是人们获取健康信息、做出有益于健康决定的重要场所。健康促进工作需要通过具体和有效的社区行动,发动社区力量,确定社区需优先解决的健康问题,充分利用社区人力物力资源,作出有利于促进健康的计划、策略与实施。社区参与是健康促进工作有效实施的核心与关键。以社区为基础开展健康促进综合干预,是有效提高社区人群健康水平的重要途径。

4. 发展个人健康技能　健康技能是人们做出健康的选择、保护和促进自身健康的技术和能力,包括学习和应用健康知识的能力、做出有益于健康的决定的能力、改善行为和生活方式的技术、改善人际关系的技术、应急避险和自救互救技术等。为了保护和促进自身健康,人们不仅应该知道"健康问题是什么",而且应该知道"怎么解决这个健康问题"。科学、准确的健康信息和知识是提高自我保健技术和能力的基础,健康教育通过培训、讲授、指导、训练、咨询等教育手段,提高人们的健康素养,是帮助人们掌握健康技能的重要措施。

每个人是自己健康第一责任人。关注健康信息,积极主动地获取健康信息,提高理解、甄别和应用健康信息的能力,发展个人健康技能,养成健康文明的生活方式,正成为新时代下每位公民应秉持的正确健康理念。

5. 调整卫生服务方向　卫生服务的责任应该由个人、社区、组织、卫生专业人员、卫生服务机构和政府共同承担。不仅仅是提供临床治疗服务,也要坚持以预防为导向和以健康为中心的健康促进服务。把人民健康放在优先发展的战略地位,树立"大健康、大卫生"理念,推进"以治病为中心"向"以人民健康为中心"转变,为群众提供全方位、全生命周期的健康保障,真正落实预防为主的工作方针。

第二节　健康促进与慢性病的预防

一、慢性病病因及危险因素的特点

1. 病因复杂　目前认为受一系列的社会和环境决定因素,以及行为危险因素、生物危险因素(如乙肝病毒感染增加肝癌的患病风险)及遗传因素的影响而发病(图 3-1)。

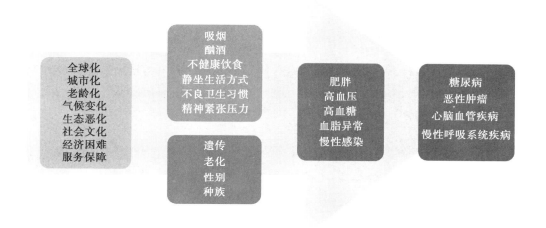

图 3-1　慢性病的危险因素及致病过程

2. 多种因素共同致病,一因多果,一果多因　例如,吸烟可同时引起心血管疾病、癌症和慢性呼吸系统疾病,是典型的一因多果。膳食不平衡、身体活动不足、过量饮酒、肥胖、血压升高、高血糖和血脂异常是冠心病、脑卒中等心脑血管疾病、糖尿病以及大肠癌、乳腺癌等某些癌症的共同危险因素,是典型的一果多因。2009 年,WHO 报告,酒精消费、高血压、高体质指数、高胆固醇、高血糖、烟草使用、水果蔬菜摄入量低和缺乏身体活动,导致了 61% 的心血管疾病死亡。

3. 多种危险因素相互关联　对于缺血性心脏病,目前已知的危险因素至少有 8 种,其中 2 型糖尿病、高胆固醇血症、高血压、身体活动不足、吸烟等是独立危险因素;脂肪摄入过多、身体活动不足、超重和饮酒又是胆固醇升高的危险因素,可引起胆固醇血症,继而导致缺血性心脏病的发生;超重可引起 2 型糖尿病从而增加缺血性心脏病的发生危险等。可见,危险因素可通过不同途径相互关联,共同导致慢性病。

4. 预防慢性病需采取综合措施　慢性病危险因素的控制,已远远超出卫生部门的工作领域,如气候变化应对、环境污染治理、交通执法、学校教育等,均不是卫生部门所能协调控制的。慢性病的发生和流行是全社会面临的共同挑战,减少或消除慢性病的危险因素,预防和控制慢性病,没有政府的支持和全社会的广泛参与不可能取得最终效果,需建立跨部门合作机制,做到各部门联动、全社会参与,共同采取健康行动。

二、慢性病预防健康促进的任务

慢性病预防健康促进的主要任务是通过诊断,发现影响健康和生活质量的慢性病问题,找出导致慢性病发生、发展和流行的物质和社会决定因素,通过倡导、赋权和协调,帮助人们采取有效行动,减少或消除慢性病致病因素,采纳科学、健康的生活方式。具体包括以下几点。

(1)持续开展社区诊断、慢性病监测和需求评估,为采取慢性病防控行动提供科学依据。

(2)倡导各级政府、社区和机构出台或改革有益于人们采取健康行动的政策,如禁止吸烟的法规、鼓励体育锻炼的制度等。

(3)帮助社区和机构创建健康支持性环境,如有益于健康的工作环境、居住生活环境、健身环境、自然环境等,并通过创建健康场所,使人们所处的环境成为促进人们健康的资源和条件。

(4)支持社区、机构和学校开展健康教育,帮助人们学习健康知识,树立健康理念,掌握健康技能,自觉自愿地采取有益于健康的行为和生活方式,科学合理利用卫生服务资源。

(5)引导医疗卫生机构在持续提升医疗质量的基础上,提供以预防为导向、以健康为中心的整体、全程健康服务,发挥医学促进全社会、全人群健康的责任。

三、慢性病预防的个体化健康促进

1. 一般人群的健康促进策略　对于一般人群,一是要做好健康"赋权",通过有计划、持续性地传播健康知识、培养健康理念、掌握健康技能,提升人们的健康素养,帮助人们养成并坚持健康的生活方式。如把健康理念融入基础教育,通过大众传媒开展健康科普等。二是要通过倡导,出台和改革鼓励人们实践健康生活方式的支持性政策和环境,如我国于 2021 年发布"全民健身计划"(国发〔2021〕11 号),加大全民健身场地、设施建设和供给,为人们参加身体活动提供政策和环境支持。我国每 5 年修改发布一次中国居民膳食指南,指导人们科学膳食。我国每年开展"无烟日"等卫生日活动,引导人们远离慢性病的危险因素。三是要促进多部门合作,建立跨部门联动的协调管理机制。我国出台的《健康中国行动(2019—2030 年)》明确了各级政府、各部委单位的职责和任务。四是提供以预防为导向的健康服务,包括个体化的健康指导服务、危险因素和疾病筛查服务、母婴保健服务、免疫接种服务等。

需要注意的是,传统的健康促进措施通常把效果寄托于"命令和控制"机制,如强制(使用威胁来确保合规)和禁令(如禁止在餐厅吸烟或食品中的反式脂肪)以及基于市场的经济调控政策(如提高含酒精饮料和不健康产品的价格,对水果和蔬菜实施价格补贴等)。最普遍的政策调控性干预措施包括要求企业披露产品的详细信息、限制商业广告、通过降低产品的可获得性限制消费,以及经济倾斜政策等。之所以采取这些措施,是因为认为人们会做出理性的选择和决定,会为了获益而采取行动,或会被切实得到的经济刺激打动。关于食品标签政策,基于良好的愿望,政策制定者常会认为:①人们会认真阅读食品或药品的说明书;②人们会很好地理解说明书的内容;③说明书会引导人们的购买行为;④说明书会引导人们根据营养需要进行合理消费。但实际结果事与愿违,人们在做出行为决策时往往并不总是理性的。行为科学研究表明,个体的选择会受到情境(如产品放置的货架)、社会关系(如交往对象的饮食习惯)和信息的设计(如营养信息的表述方式)等因素的制约。特别是有证据表明,突出、生动和多彩的标识比统计学数据和抽象性信息对于改变食品购买行为更有效。

2. 高危人群的健康促进策略　高危人群是指存在慢性病高发危险的人群,如有慢性病家族史、有吸烟、酗酒、长期静坐的生活方式、长期持续的精神紧张压力者、老年人等均属慢性病的高危人群。高危人群健康促进的重点是进行行为危险因素干预或矫正。干预措施包括：①鼓励出台有益于人们改变高危行为的政策法规，如制定并实施公共场所禁止吸烟条例；②倡导创建限制高危行为的环境，如无烟场所的建设等；③支持提供高危行为矫正服务，如开设无烟门诊等。

　　媒体倡导、同伴教育、社会动员等健康促进策略和健康信念模式、社会认知理论、目标设定理论、自我效能理论等健康相关行为改变理论可有效用于慢性病行为危险因素干预。见表 3-1。

表 3-1　控烟的健康促进方法

策略	定义	理论根据	对象	有效性
同伴教育	同伴教育"涉及在小组中或由同龄人面对面地共享信息	同伴教育方法的理论基础主要来自与健康相关的行为理论，如参与式教育理论，信息、动机、行为技能、资源模型和发展理论	初高中学生	偶尔吸烟者成为吸烟者的风险降低
剧场健康促进	观众容易被演员的语言和动作所感染或模仿	戏曲理论和社会认知理论	小学生	产生拒绝吸烟的态度
媒体倡导	媒体倡导是指构建一个议题，并利用媒体作为平台宣传推广，从而改变公众的思想或观点	—	政策制定者	出台或改革控烟政策
社区动员	激发社区成员参与的积极性和责任感	社会资本，赋权和社会变革理论	社区居民	吸烟率下降、吸烟量减少
社会营销	系统地应用营销的原则和技巧来创造、传播和输出价值观，以影响目标受众实现特定的行为目标，为社会造福	营销学理论	青少年、孕妇	吸烟率下降、戒烟率增加
动机性访谈（motivational interviewing）	被定义为一种以客户为中心的指导性方法，以刺激积极的行为改变并解决矛盾心理	社会心理学、认知失调理论、自我效能理论	患者、孕产妇	吸烟量减少、戒烟率提高
大众传播	通过电视,广播和报纸向人们传播信息	社会影响理论或社会学习理论	成年人	吸烟率下降
场所	人们参与日常活动的社会环境	《渥太华宪章》	职业人群	戒烟率和吸烟率下降

　　资料来源：Golechha M.Health Promotion Methods for Smoking Prevention and Cessation：A Comprehensive Review of Effectiveness and the Way Forward.Int J Prev Med,2016,7(1)：7.doi：10.4103/2008-7802.173797.PMID：26941908；PMCID：PMC4755211。

四、慢性病预防的社区健康促进策略

社区是指具有共同意愿、相同习俗和社会规范的社会群体或区域,有着相对独立的社会管理体系和生活服务设施。社区是人们从事生产、生活和工作的基本场所,按地理位置可分为城市社区和农村社区;按照社区的功能,可分为工矿企业、事业单位、机关学校、医院、娱乐场所等,这类社区承载着生产、建设、教育、生活、健康等方面的特定功能,所以也叫功能社区。社区通过行政管理体系、政策、规章制度、文化风俗、行为准则等,制约和干预人们的行为与生活;社区具有一定的凝聚作用,促进社区成员间的协作、支持和发展。

社区慢性病预防健康促进的重点是帮助社区成员发现、分析慢性病问题及其危险因素,促使其对慢性病问题的关注,激发其利用自身资源解决健康问题的积极性,推动其采取团结一致的健康行动。多年来,世界各国开展了多项社区健康促进行动或项目,使严重影响当地居民健康的慢性病问题得到解决,危险因素明显减少,慢性病的发病率、残疾率、死亡率持续下降,有力地保护和促进了社区居民的健康。见表3-2。

表 3-2 慢性病防控社区健康促进项目

项目名称	实施时间、地点及人群	干预理论、策略与方法	干预危险因素	取得效果
北卡项目(North Karelia Project)	1971 芬兰农村居民	大众传播、专家指导、社区参与和动员	血脂、饮食、吸烟、高血压	心脏病发病率降低
斯坦福五城项目(Stanford Five City Project)	1978 美国北加州社区居民	采用社会市场学和社区组织模型,针对行为改变的传播活动,改善人们的意识、知识、行为动机、促进技能及行为的改变和维持。采用社会市场学策略,通过大众传媒进行公众教育、人际影响、组织动员等开展干预活动,并鼓励人们采纳降危行为	吸烟、饮食、高血压、缺乏身体活动、肥胖	脑血管病发病减少
明尼苏达心脏健康项目(Minnesota Heart Health Program)	1980 美国明尼苏达州社区居民	基于社区的健康促进干预	—	心脏病发病率和死亡率下降
罗得岛波塔基特心脏健康项目(Pawtucket Heart Health Program)	1980 美国 Rhodes 岛公众	大众传播活动、健康教育、海报和纸媒信息发送	吸烟、胆固醇、缺乏身体活动、高血压、超重	行为、动机水平和社区技能改善
德国营养教育启动计划(Be Ki-Initiative for Nutrition Education in Germany)	1980 德国儿童及家长	提供儿童营养信息,6个月婴儿的父母和照护人,由专家提供营养信息和教育		膳食营养行为改善

续表

项目名称	实施时间、地点及人群	干预理论、策略与方法	干预危险因素	取得效果
荷兰心脏健康项目（Dutch Heart Health Project）	1998—荷兰 Maastricht 社区居民	行为改变传播、膳食教育、购物中心营养指导、电视秀、步行周/月及骑行周/月活动、戒烟服务、海报、传单、报纸文章等；动员当地的妇女、老年协会，要求会员采纳健康生活方式。由健康教育师、社工和公务员参与支持	减少膳食脂肪、增加身体活动、戒烟	膳食脂肪显著减少，身体活动明显增多CVD发病率下降
妇女心脏改善项目（Women Heart Advantage Program）	2001 康涅狄格州贫穷和少数族裔妇女	社区参与、建立妇女群组，与临床、公共卫生和市场专家建立联系、与其他健康机构合作		妇女的心脏病预防意识、知识和行为及危险因素改善，心脏病致残率和死亡率下降

来源：Philip PM，Kannan S，Parambil NA，et al.COMMUNITY BASED HEALTH PROMOTION INTERVENTIONS FOR NONCOMMUNICABLE DISEASES：A NARRATIVE REVIEW OF GLOBAL EVIDENCE.Pak Armed Forces Med J，2015，65(Suppl)：S106-S111.

五、慢性病预防的场所健康促进策略

每个人都生活在一定的场所中，场所的物质和社会因素可对人们的身心健康构成直接影响，通过开展场所健康促进，消除场所中的健康危害因素，将为人们的健康奠定坚实基础。通过场所健康促进预防慢性病的优势包括以下几点。

（1）通过在各类场所中开展生活方式健康促进干预的效果优于单独开展的全人群健康促进干预。在同一个场所工作、学习或生活者，往往具有共同的价值和文化，面临相同的健康问题和危险因素，容易达成共识。开展场所健康促进，各成员的职责和分工更明确，更容易达成一致的目标，资源更容易集中，针对性更强，效率更高。

（2）同一场所的成员具有相似的工作和生活模式，且在一定时间内具有一定的稳定性，便于对其进行持续、系统的强化干预。

（3）从地域或功能上看，一个特定的场所往往有着自己的边界和范围，健康促进项目便于管理，易于进行效果评价。

（4）同一个场所的成员之间往往会受到更大的同伴压力的影响，更容易建立新的社会规范，健康理念的倡导更有效。

（5）场所中现存的基础设施、物质环境和健康政策资源可被有效用于健康促进，对成员产生积极的影响。

常见的健康促进场所包括健康城市、健康促进学校、健康促进医院等。

健康城市的重点是城市管理者承诺为了居民的健康采取行动，持续地解决城市存在的健康问题，把健康融入城市建设、规划和发展的各个环节，包括解决城市化带来的环境、交通、居住、就业、保障问题,消除、减少或控制慢性病的危险因素。

健康促进学校的核心任务是树立健康第一的理念,开设健康课程,帮助青少年学生从小养成科学、文明、健康的生活方式和行为习惯,并持续终身,从源头上预防慢性病的发生。

健康促进医院强调承诺持续提升医护质量,不仅重视慢性病的治疗,也发挥促进全民健康的责任,为患者、家属和社区居民提供整体、全程健康服务。

第三节　慢性病的临床健康促进

一、临床健康促进的概念和内涵

临床健康促进是指健康促进理念在疾病治疗过程中的应用。临床医生和护理人员不仅要为患者提供高质量的疾病诊疗服务,也要采取教育、咨询、指导等措施,提高患者管理疾病及危险因素的能力,从整体上改善患者的健康,提高生活质量。

临床健康促进是疾病诊疗的重要组成部分。疾病的诊疗过程也是医护人员和患者合作解决健康问题的过程,患者不是被动的接受者,而是主动的参与者。医护人员不仅应为患者开具药物处方,制定手术方案,也应为患者提出整体健康方案,并在诊疗过程中做到患者的知情同意。患者不仅应遵守医嘱,也要学习与自身疾病相关的知识和技能,主动参与诊疗方案的制定和实施。大量事实证明,临床健康促进提升疾病治疗效果,改善疾病转归。

二、临床健康促进的原则

1. 诊断的全面性原则　医生在对患者进行诊断的过程中,不仅应重视疾病的生物学因素,也应认识到环境因素、心理、行为与生活方式因素对患者、病情和疾病转归的影响,医生应找出影响患者致病行为的倾向因素、促成因素或强化因素,如家庭环境的影响。

2. 分层原则　医生应对患者及其疾病的影响因素进行分层管理,确定重点和优先,有针对性地采取干预措施。

3. 累积式学习原则　医护人员在指导患者学习疾病管理知识和技能时,应考虑其前期经验和当前健康素养水平,有计划、有目标地制定和实施患者健康促进方案,并在实施过程中对健康促进的影响和效果持续性地进行总结和评价,必要时进行调整,做到灵活有效。

4. 参与性原则　在实施临床健康促进的过程中,医护人员和患者都是主动的参与者,患者最清楚自己的需求、希望优先解决的问题、可行的解决方案和效果。

5. 实用性原则　没有"万灵药",必须根据疾病管理的需要和患者的需求,以有益于解决患者的健康问题为中心,选择健康促进措施。

6. 综合性原则　患者的病情、治疗和转归会受到复杂因素的影响,任何单独措施都很难奏效,需要多措并举。

7. 个体化原则　并非所有的健康促进措施都适合每个患者,应在与患者进行充分沟通和协商的基础上,提供最适合患者的健康促进方案。

8. 理论性和循证性原则　在实施患者健康促进的过程中,应考虑每个措施的理论性和循证性,要在成熟的理论指导下和已有经验的基础上,实施干预。

三、临床健康促进的实施

健康促进融合在患者诊断、治疗和康复的所有环节,可在门诊、病房和随访过程中的任何环节进行。一般来说,临床健康促进的实施有以下几个步骤。

1. 综合评估 对患者所患疾病和影响因素进行全面评估,确定与疾病治疗和康复有关的可改变因素,如行为因素、家庭环境因素、社会支持因素等,并找出这些因素的倾向因素、促成因素和强化因素。

2. 制定目标和方案 在综合评估的基础上,通过与患者进行充分的沟通,确定可接受的、需优先实施的干预措施,并制定近期目标、中期目标和远期目标,在制定目标时应遵循SMART原则,做到具体、可测量、可实现、关联性强和有时限性。

3. 临床健康促进的实施 一旦健康促进方案得以确定,就应该作为治疗方案的一部分,与药物治疗和手术措施同步推进。医护人员是患者健康促进实施的支持者、帮助者和监督者,在实施的过程中,应注意调动患者所在社区和家庭的资源。

4. 过程和效果评估 评估贯穿于患者健康促进实施的全程,医护人员应根据评估结果,在征求患者知情同意的基础上,及时调整干预方案。

(杜维婧　田向阳　中国健康教育中心
玉　洁　北京市西城区疾病预防控制中心)

参 考 文 献

[1] 田向阳,程玉兰.健康教育与健康促进基本理论与实践[M].北京:人民卫生出版社,2016:3-15.

[2] 余金明,姜庆五.现代健康教育学[M].上海:复旦大学出版社,2019:10-16.

[3] 中国健康教育中心.健康促进与健康教育重要政策汇编[M].北京:北京出版社,2019:513-516.

[4] 石琦."将健康融入所有政策"的内涵与发展[J].中国健康教育,2019,35(3):268-275.

[5] 厚磊."健康优先、预防为主"的法治基础:《基本医疗卫生与健康促进法》立法思考和建议[J].中国社会医学杂志,2020,37(6):238-241.

[6] 刘海平,汪洪波."大健康"视域下中国城市社区"体医融合"健康促进服务体系的构建[J].首都体育学院学报,2020,32(6):492-498.

[7] 全民健康生活方式行动国家行动办公室.关于印发全民健康生活方式行动健康支持性环境建设指导方案(2019年修订)的通知:中疾控慢病发〔2019〕96号[EB/OL].[2022-07-14]. http://www.yuelu.gov.cn/rdzt/1757364/1637249/zczd/201909/t20190930_6856270.html.

[8] 杨一兵,王静蕾.2013—2018年全民健康生活方式行动健康支持性环境建设趋势分析[J].中国慢性病预防与控制,2019,27(10):732-735.

[9] 国务院.国务院关于深入开展爱国卫生运动的意见:国发〔2020〕15号[EB/OL].[2022-07-14].http://www.nhc.gov.cn/bgt/gwywj2/202012/023ffdf21b5a4f1aad06097600555188.shtml.

[10] 陈晶淑.政策工具视角下慢性病防控政策文本分析[J].卫生软科学,2021,35(10):43-47.

[11] 张勇,姜庆五,杨功焕,等.发展慢性病防控政策,打造健康中国[J].中国慢性病预防与控制,2016,24(8):561-562.

第四章

营养健康教育

膳食营养是人类维持生命、生长发育和身心健康的重要物质基础。营养健康教育是通过营养信息传播、技能传授和行为干预帮助个体和群体掌握营养健康知识、树立营养健康观念、自愿采纳有利于营养健康的行为和生活方式、提高个体和群体营养素养的一种有组织、有计划、系统的教育活动与过程,是健康教育的重要组成部分。

第一节 营养健康教育的目标与原则

一、营养健康教育的目标

营养健康教育以目标人群的健康需求为中心,通过提高个体或群体营养素养,促进个体或群体积极参与营养改善,做出有利于营养健康的决策,养成科学、合理的饮食行为与生活方式,达到合理膳食、均衡营养的目标,降低营养相关疾病的发生和发展,促进健康水平和生活质量的提高。营养健康教育的重点包括合理利用天然食物资源、纠正营养缺乏和不平衡、改善营养状况等。营养健康教育常在学校、医院、社区、企事业单位等机构中进行。

二、营养健康教育的原则

1. 实用性原则 营养健康教育归根结底是要解决个体和群体的膳食和营养问题,所提供的信息、传授的技能、开展的行为指导都应适合目标人群的实际需要,既要让目标人群听得懂,也要让目标人群做得到。如在开展减少食盐摄入的健康教育工作中,既要帮助目标人群掌握过咸饮食的危害,也要介绍具体的可操作的限盐方法。

2. 针对性原则 不同地区、年龄、文化程度、健康状况的个体面临的营养健康问题通常也不同,应遴选不同的营养健康教育内容和方法。在开展营养健康教育前,应对目标人群进行全面评估,在评估的基础上实施有针对性的健康教育。

3. 科学性原则 所有营养健康信息均需遵循科学、循证、准确原则,需在健康教育相关理论的指导下,选择有效的健康教育策略和方法。

4. 通俗性原则 通俗性是健康教育有效性的基本要求。应使用最简单的语言,采用目标人群最容易接受的方式和方法,开展营养健康教育。应尽量避免使用专业术语和理论讲解。

第二节　营养健康教育的计划、实施与评价

营养健康教育的实施步骤包括需求评估、制定计划、实施、监测与评价等。

一、需求评估

开展营养健康教育前,要了解教育对象的一般特征、存在的营养健康问题、当前的饮食行为、可利用的资源及其喜欢的教育方式、渠道与平台等。

二、确定营养健康教育目标与内容

根据需求评估结果,确定营养健康教育的目标和具体行为目标,确定实现该目标的一级目标人群与可影响该目标实现的二级、三级目标人群,针对不同人群采取适宜的营养健康教育策略与内容。

三、确定营养健康教育途径

根据营养健康教育计划中不同的目标人群,选择适宜的传播媒介、途径与传播材料。需要考虑的主要有以下两点。

1. 确定目标人群可获得、喜欢的营养健康教育途径,包括面对面交流、讲座、微信、抖音、微博等新媒体传播、大众传播等。

2. 确定并选择适宜的、目标人群喜闻乐见的营养健康教育材料,如短视频、图文并茂的宣传画、实物模型、小册子等。

四、进行营养健康教育活动准备

在需求评估后和实施营养健康教育活动前,需要按照营养健康教育计划做好内容、场所、工具、人员、时间等各方面的准备。需要考虑的主要有以下3点。

1. 确定开展营养健康教育活动的具体人员与分工,包括主要讲授者、传播者、助手、参加活动的人员等。

2. 确定开展营养健康教育活动的场所及时间段、场地或平台等。

3. 确定开展营养健康教育活动时需要使用的健康教育材料及相关辅助设备、工具等。

五、举办营养健康教育活动

举办营养健康教育活动,是对营养健康教育计划的具体落实,现场活动需要考虑的主要有以下4点。

1. 以目标人群为中心,采用通俗易懂、目标人群容易接受的语言进行教育。

2. 教育活动中,关注目标人群的兴趣点、肢体语言、反应与情绪,予以积极回应,及时调整营养健康教育活动内容和方式。

3. 实施营养健康教育活动时,还需要关注目标人群的自我效能,帮助目标人群建立改变行为的自信心,帮助目标人群利用社会支持网络、利用可利用的资源,建立健康行为改变的支持性环境。

4. 不同的场所、平台需采用不同的营养健康教育方式与内容。

六、开展营养健康教育活动评价

可通过询问、访谈、问卷调查等方式进行营养健康教育活动的近期、中期和远期效果评价。近期效果评价包括知识、态度等的变化，中期效果评价主要指行为的变化，远期效果评价指目标人群营养健康状况和健康水平的变化。

根据效果评价结果，可及时调整营养健康教育的内容、方式、方法、材料、计划等，为以后的教育活动提供参考。

第三节　营养健康教育的内容

一、营养状况评估

一般通过膳食评估、体格检查、营养缺乏病体征检查和实验室检查进行综合评估。

1. 膳食评估　膳食评估常采用食物频率法或膳食称重法、膳食记录法、询问法等了解个体或群体经常性的食物摄入种类和摄入量，当前的饮食模式或饮食习惯，根据 100g 食品含有的能量和营养素的量，推算出该个体或群体的膳食营养素摄入量，并依据《中国居民膳食指南（2022）》和《中国居民膳食营养素参考摄入量（DRIs）（2013 版）》对该个体或群体的营养素摄入量进行分析和评价。

2. 体格检查　身体形态和人体测量资料可以较好地反映机体的营养现状，是评价个体营养状况的较好指标。体格检查常用的指标有身高（身长）、体重、皮褶厚度和身体各个围度等指标，可依据不同个体年龄、性别选择合适的指标。其中身高和体重最为重要，综合反映了蛋白质、脂肪及其他营养素的摄入、利用和储备情况，反映了机体、肌肉、内脏的发育和潜在能力。

3. 营养缺乏病体征检查　可根据症状和体征来检查营养不足和缺乏病。部分营养素缺乏病有其特征性临床症状，可根据其特异症状，并结合膳食、生化检查等进行营养状况评估。

4. 实验室检查　实验室检查可早期发现营养素缺乏的种类和缺乏程度，为营养评价提供客观依据。对血液中的营养物质及其代谢产物的测定可反映机体营养状况和代谢情况，如头发中某些微量元素的水平，可以较好地反映机体的营养状况；检测血液、尿液和头发中的营养物质或其代谢产物对于疾病的诊断、营养状况的评价都有积极的意义。

二、膳食模式

膳食模式是指膳食中各类食物的数量及其在膳食中所占的比重。膳食模式的形成受一个国家或地区的人口、农业生产水平、食物流通情况、食品加工水平、消费水平、饮食习惯、文化传统、科学知识等多种因素的影响。一般根据膳食中各类食物所能提供的能量及营养素满足人体需要的程度，来衡量该膳食模式是否合理。

根据食物的主要来源不同，膳食模式一般可分为以下 3 种类型。

1. 动物性食物为主型　常见于欧美等经济发达国家和地区。膳食组成以动物性食物为主，年人均消费畜肉类、禽、蛋等量较大，而年人均谷类消费量仅为 50～70kg。其膳食营养组成特点为高能量、高蛋白质、高脂肪、低膳食纤维。长期以动物性食物为主的饮食，优点是富含蛋白质、矿物质、维生素等,缺点是脂肪摄入过高,增加肥胖、血脂异常、冠心病、糖尿病等慢性病的发生风险。

2. 植物性食物为主型　常见于亚洲、部分非洲国家和地区。膳食组成以植物性食物为主,动物性食物较少,年人均消费粮食多达140~200kg,而肉、蛋、奶及鱼虾年人均消费量总计仅为20~30kg。长期采用这种膳食模式,膳食蛋白质和脂肪的摄入量较低,蛋白质来源以植物性食物为主,但某些优质蛋白质、矿物质和维生素摄入不足,易增加营养缺乏病患病风险。

3. 动植物性食物结合型　其膳食中植物性和动物性食物构成比例适宜,优质蛋白质约占膳食蛋白质的50%以上。这种膳食模式既可满足人体对各种营养素的需要,又可降低慢性病患病风险。

除上述3种类型之外,还有一些各具特点的膳食模式,例如地中海膳食模式、DASH膳食等。地中海膳食模式由蔬菜、水果、海产品、五谷杂粮、坚果和橄榄油以及少量的牛肉和乳制品等组成,是以高膳食纤维、高维生素、低饱和脂肪酸为特点的膳食结构;DASH膳食模式,也称终止高血压膳食,是一种通过增加蔬菜、水果、全谷类、鱼、低脂食物的摄入,减少红肉及加工肉制品、甜食、油脂类食物(特别是富含饱和脂肪酸的动物性油脂)和胆固醇、钠的摄入,以达到高血压防治的膳食模式,其特点是高钾、高镁、高钙、高蛋白、高膳食纤维。

平衡/合理膳食模式具有食物多样化、以谷类食物为主、高膳食纤维、低盐低糖低脂肪的特点。地中海膳食模式、DASH膳食属于平衡/合理膳食模式。我国以浙江、上海、江苏等为代表的江南地区膳食,被认为是健康中国膳食模式的代表,也是东方健康膳食模式的代表。其特点是清淡少盐,食物多样、谷类为主,蔬菜水果充足,鱼虾等水产丰富,奶类豆类多等,并具有较高的身体活动量,属于平衡/合理膳食模式。平衡/合理膳食可降低心血管疾病、高血压、结直肠癌、2型糖尿病的发病风险。

三、中国居民膳食指南

膳食指南是根据食物生产供应及居民实际生活实践,将现有的膳食营养与健康的证据研究转化为以食物为基础的平衡膳食的指导性文件,旨在帮助人们做出科学的食物选择和身体活动,合理搭配膳食,以维持和促进健康,预防和减少营养相关疾病的发生。《中国居民膳食指南(2022)》是营养健康教育和公共政策的基础性文件,是国家实施和推动食物合理消费及改善居民营养健康行动的一个重要组成部分。

《中国居民膳食指南(2022)》是根据营养科学原则和人体营养需要,紧密结合我国居民膳食消费和营养状况的实际情况,提出的食物选择和身体活动的指导意见。指南由一般人群膳食指南、特定人群膳食指南和平衡膳食模式和膳食指南编写说明3个部分组成。一般人群膳食指南适用于2岁以上健康人群,在分析我国营养问题和挑战,系统综述和荟萃分析科学证据的基础上,提出了8条膳食准则,在每个准则下设有提要、核心推荐、实践应用、科学依据、知识链接5个部分,更具有实践指导意义。8条膳食准则分别为:食物多样,合理搭配;吃动平衡,健康体重;多吃蔬果、奶类、全谷、大豆;适量吃鱼、禽、蛋、瘦肉;少盐少油,控糖限酒;规律进餐,足量饮水;会烹会选,会看标签;公筷分餐,杜绝浪费。

特定人群膳食指南是根据不同年龄阶段人群的生理特点及其膳食营养素需要而制定的。特定人群膳食指南包括孕妇哺乳期女性膳食指南、婴幼儿喂养指南、儿童膳食指南、老年人群膳食指南和素食人群膳食指南,其中各特定人群的膳食指南是在一般人群膳食指南的基础上形成。2022版膳食指南增加了"高龄老年人"指导准则,突出了食物量化概念和营养的结合,更加强调了膳食模式、食物分量、分餐、不浪费等新饮食方式。

四、中国居民营养素养核心信息

营养素养是指个人获取、分析和理解基本营养信息和服务,并运用这些信息和服务做出正确营养决策,以维护和促进自身营养与健康的能力。营养素养包括基本健康知识和理念、健康生活方式与行为及基本技能三大部分。

《中国居民营养素养核心信息》由北京大学公共卫生学院组织全国营养、食品安全、健康教育、疾病源和临床等不同领域专家,综合考虑我国国情和饮食文化,不同地区、不同年龄居民的营养认知和需求特点编制。包括针对一般人群、学龄前儿童、学龄儿童、孕期妇女、哺乳期妇女和老年人6类人群的营养素养核心信息。

五、膳食指导

需对不同性别、年龄、生理状况的人群有针对性地进行膳食指导。

1. 目标确定和食谱编制　中国居民膳食参考摄入量(DRIs)是根据不同年龄、性别及劳动、生理状态提出的不同营养素的推荐摄入量,既是衡量所摄取营养素适宜与否的尺度,也是帮助个体和人群制定膳食计划的工具。主要参考《中国居民膳食营养素参考摄入量》和《中国食物成分表》编制食谱。

2. 食谱营养评价和调整　参照食物成分表初步核算食谱提供的能量、蛋白质、脂肪和碳水化合物,与推荐摄入量标准进行比较,相差在±10%以内,可认为符合食谱要求。可按照以粮换粮、以豆换豆、以肉换肉的同类互换原则进行增减或更换食物的种类或数量,使营养素摄入符合需要。能量和三大产热营养素以天进行计算,其他营养素以一周为单位进行计算评价,一周的平均摄入满足需要即可。同时,需要注意检查膳食结构,食物种类是否齐全,数量是否充足,能量比例、来源是否合理,动植物来源的蛋白质、脂肪是否适宜。

六、食物营养评价

不同的食物所含的营养素种类与数量差别很大,能满足人体营养需要的程度也不尽相同。食物营养主要内容有食物分类和各类食物的营养价值特点、食物强化、加工、烹调对食物营养素的影响、食物营养评价的方法和手段等。

在预包装食品外包装上都会有食品标签,是消费者了解食品营养信息、获取营养知识最简单、最直接的途径。通过营养标签可以了解食品的营养特性,根据自身需要选择食品,计算食用一定量食品后对一日营养素需要量的影响,有利于平衡膳食,合理营养。

食品标签信息通常包括食品配料、净含量、适用人群和食用方法、营养成分表及相关营养信息等。配料表是了解食品的主要原料、鉴别食品的最重要途径。营养成分表采用三列表信息标示,说明每100g(或每100mL)食品提供的能量以及蛋白质、脂肪、饱和脂肪、碳水化合物、糖、钠等营养成分的含量值,及其占营养素参考值的百分比。营养声称是对营养成分含量水平高或低、有或无的说明。如果食品中某营养素达到了一定限制性条件,预包装食品作出某营养素来源或含有、高或富含、低含量、无或不含的含量声称,如高钙、低脂、无糖等;或者与同类食品相比的优势特点,比如增加了膳食纤维,或减少了盐用量等,可以很好地帮助选择食品。

第四节　营养健康教育的方式

营养健康教育的方法与形式多种多样,应根据不同目标、不同人群、不同场所、不同资源、不同风土人情的需要和特点,选择适宜的营养健康教育方式。常用的方式有:

一、培训与讲座

讲座是开展面对面群体健康传播活动最常用的形式之一,广泛应用于学校、社区、企事业单位、餐厅食堂、医院等各类场所。营养讲座是授课老师运用语言教学的方式系统、连贯地向目标人群传授营养健康相关理念、知识、信息和技能的过程,属于一对多的人际传播,具有内容系统、参与人数较多、较易组织、反馈及时、针对性较强等特点。

二、小组学习

小组讨论是开展群体健康传播活动常用的方法之一。小组讨论一般由一位主持人带领,6~10 名同质小组成员围绕某个专题进行座谈讨论,可专门组织。小组讨论是参与式培训、同伴教育、自我健康管理小组等群体活动的基本形式。

三、大型健康传播活动

大型健康传播活动是以传播健康信息、倡导健康生活方式、营造有益健康的社会氛围为目的,有计划地组织相关机构、部门和人员参与的主题健康传播活动。近年来,广场健康文化活动、大型公益演出等大型健康传播与新媒体传播相结合的活动越来越激起强烈社会反响,在健康传播领域显示出越来越重要的作用。

四、新媒体传播

新媒体是相对于传统媒体(报纸、杂志、广播、电视等)而言,是利用网络和数字化技术支撑体系下出现的新媒体介质进行传播,传播方式多样,如网络直播、数字杂志、数字电视、数字电影、手机应用、触摸媒体等。新媒体传播具有传播方式双向互动化、传播行为个性化、接受方式移动化、传播速度实时化、传播内容多元化、传播地域广泛化等的特点。尤其自新冠疫情以来,新媒体各网络应用平台与传统交流方式相结合开展一对一、一对多、多对多等形式多样的视频交流、网络直播等实践活动得到广泛应用与传播。

(陈淑蓉　北京市营养师协会

杜维婧　田向阳　中国健康教育中心)

参 考 文 献

[1] 中国营养学会.中国居民膳食指南 2022[M].北京:人民卫生出版社,2022:1-20.

[2] 贝齐·B.霍利,朱迪丝·A.贝托著,沈秀华译.营养咨询与健康教育技术指导[M].上海:上海交通大学出版社,2019:10.

[3] 葛可佑.公共营养师(基础知识)[M].2 版.北京:中国劳动社会保障出版社,2012:271-287.

[4] 杨月欣.公共营养师(国家职业资格二级)[M].2 版.北京:中国劳动社会保障出版社,2014:65.

[5] 田向阳,程玉兰.健康教育与健康促进基本理论与实践[M].北京:人民卫生出版社,2016:56.

［6］国务院新闻办.中国居民营养与慢性病状况报告(2020 年)［J］.营养学报，2020,42(6):521.

［7］中国营养学会中国居民膳食指南科学报告工作组.《中国居民膳食指南科学研究报告(2021)》简本［J］.营养学报,2021,43(2):102.

［8］北京大学公共卫生学院.中国居民营养素养核心信息［J］.中国食物与营养,2021,27(4):2,89.

［9］健康中国行动推进委员会.健康中国行动(2019—2030 年)［J］.中国数字医学,2019,14(11):17.

［10］马冠生.营养教育与营养咨询［M］.北京:人民卫生出版社,2022:3.

第五章

身体活动健康教育与健康促进

第一节　身体活动健康教育与
健康促进的目的、策略与方法

一、身体活动健康教育与健康促进的目标与原则

1. 身体活动健康教育与健康促进的目标　帮助个体和群体学习运动与健康知识,掌握科学进行身体活动的技能,养成终身运动的行为习惯和生活方式。创建全社会关注、支持身体活动的物质和社会环境,倡导和动员全民参与健身运动,营造全民健身文化,预防慢性病的发生和发展,提升健康水平和生活质量。

2. 身体活动健康教育与健康促进的原则　身体活动健康教育与健康促进应坚持的原则包括以下 4 点。

(1)科学性原则:本着科学、循证的原则,为公众提供准确的身体活动与健康的知识和核心信息,并根据循证结论,运用有效的理论。

(2)个性化原则:不同人群的身体和健康状况不同,需采用不同的信息、不同的方式,开展不同的活动。

(3)实用性原则:应为公众提供适宜、方便、实用的身体活动方法和技能,倡导把身体活动融入日常生活和工作。

(4)参与性原则:身体活动健康教育与健康促进强调公众参与和体验,通过参与和体验增加对身体活动的兴趣,激发坚持运动的动力。

二、身体活动健康教育与健康促进的策略与方法

1. 宣传倡导与信息策略　通过大众媒体宣传报道有关运动健康的新闻、信息等,改善人们运动与健康相关的知识、态度和运动行为。值得注意的是,大众媒体宣传活动与社区运动健康项目相结合,会取得更好效果。在工作场所、社区活动中心、老年活动中心等发送提示性、教育性和指导性信息,有益于促进人们参加身体活动。在这些地点发送的信息更具有权威性和说服力。采用具体点位提醒的办法,有利于增加人们的体力活动,如在居民楼、办公楼、医院等建筑内的电梯口张贴走楼梯提示有益于人们增加身体活动。

2. 行为与社会策略　目的是向人们讲授和普及开展身体活动所需的技能,并改善组织机构和社会支持性环境。目标设定、社会支持、行为强化(自我鼓励)、系统性问题解决方案、预防复发等都属于行为与社会策略。这些策略可通过组建干预小组或发送电子邮件、寄送信函或打电话等进行。在开展个体化干预前,常需要对干预对象的身体活动现状和进行身体活动的意愿进行评估,并在此基础上制定分阶段的干预计划,这些干预活动可由社区卫生服务机构或健康促进人员负责实施。研究表明,与日常生活结合进行身体活动干预的效果比专门的身体活动项目效果要好。建立社会支持系统对于促进人们参加身体活动有效,如组建社区运动俱乐部、健步走小组、骑行小组等有助于人们坚持运动。运用社交媒体建立跑步群、健步走群等,并经常展示各自运动成果等,也有益于人们坚持身体活动。实施干预的场所可以是工作场所、社区活动中心、卫生机构、公园或娱乐场所。这些场所可配备运动教练、健身指导员等专兼职人员。在社区场所(如公园、学校、社区中心、工作场所和公共体育场所)开设开放式的、免费健身课程值得推广,这些课程包括有氧运动、健身操、瑜伽、舞蹈等,也可以在提供课程培训的同时分发有关身体活动的传播材料。

3. 环境与政策策略　出台或改革鼓励身体活动的政策和组织机构环境,使人们能够更好地获取安全、有吸引力和方便的身体活动场所。修建步行和骑行步道、开放体育运动设施、在公共场所配置运动器材等,有益于促使人们进行身体活动。城市规划、布局和生活居住社区空间设计应融入有利于人们增加身体活动的元素,如设立独立的自行车道、人行步道等。

第二节　身体活动健康教育的内容

一、缺乏身体活动的危害

缺乏身体活动已成为全球范围死亡的主要危险因素(占全球死亡的 6%),仅次于高血压(占 13%)、吸烟(占 9%)和糖尿病(占 6%)。许多国家缺乏身体活动的情况在不断恶化,并对全球人群的总体健康状况以及心血管疾病、糖尿病和癌症等慢性病患病率及其危险因素(如高血压、高血糖和超重)等具有重要影响。据估计,大约 25% 的乳腺癌和直肠癌患者、27% 的糖尿病患者和 30% 缺血性心脏病患者,其发病可归因于缺乏身体活动。有证据表明,有规律的身体活动可以减少患冠心病、卒中、2 型糖尿病、高血压、结肠癌、乳腺癌和抑郁症的风险。

二、规律身体活动的健康效益

WHO 指出,规律的身体活动至少有以下 6 个方面的益处:①对心脏、身体和精神有显著的健康益处;②有助于预防和管理心血管疾病、癌症和糖尿病等慢性病;③可减少抑郁和焦虑的症状;④可加强思维、学习和判断能力;⑤可确保年轻人的健康成长和发育;⑥可改善整体健康状况。

三、身体活动相关技能

身体活动的相关技能包括身体活动前的准备、评估身体活动中的反应、身体活动后的恢复和身体活动伤害的预防。

身体活动前的准备包括健康状况和运动能力评估,并据此制定相应的活动计划。健康状况的认定应当考虑当下的身体情况和既往曾有过的疾病对身体可能造成的影响。必要时为了准确了解身体状况可能需要到医院做相关检查。运动能力则应该考虑到曾经参加过的体育活动和经历过的身体训练，必要时可按照有关体质评价标准进行精确的评估。

身体活动中的反应指人体承受运动负荷时各系统和有关代谢过程出现的变化。评估身体活动中出现各种变化可判断产生的健康效益和存在的伤害风险。恢复是身体活动过程中的重要环节，指人体停止身体活动后产生的疲劳逐渐缓解，从经历疲劳到缓解的过程后，人体对于该强度的身体活动会产生适应性。合理的运动量是机体在运动后能及时恢复，并提高身体机能水平。

预防伤害是身体活动的必要技能，确定活动量应权衡利弊，要采取措施保证活动最大利益，在活动中要采取安全措施，活动后进行健康评估。遵循循序渐进、量力而行的宗旨，采取必要的保护措施，监测运动中的身体不适症状，掌握必要的应急处置技能。

四、身体活动场地的选择

身体活动要选择适当的场地进行。场地的选择要根据天气情况、个人身体状况和身体活动项目进行合理的判断。

天气是进行场地选择的最根本要素。天气对人体的影响包括温度、湿度、风力、光照等。要保证环境温度的适宜，温度过高或过低都可能会对身体产生伤害。环境湿度也对身体活动有很大影响，适宜的湿度可使身体处于良好的状态。风力会在运动中产生阻力或助力，忽略风力的影响可能会导致伤病的发生。光照的强度会对人体的视觉产生影响，光线过强会导致视力受损，光线不足会导致视野受限，这些都是引起损伤的潜在风险。

个人的身体状态也是选择场地的重要因素。在运动前应对身体状态进行评估，身体状态良好时，场地条件可以适当放宽，当身体状态不佳时要选择条件较好的场地进行活动，以免出现损伤。

不同的项目要选择不同的场地。专项体育活动场所在设计上会有所不同，会根据项目的特点进行特殊的建设，包括地面摩擦力、采光和温度等。

五、不同运动方式的搭配

运动方式的搭配要考虑多个因素，其中身体状况、天气情况、场地条件是最基本的因素。运动要遵循循序渐进由弱到强的原则，虽然身体机能可以通过锻炼不断加强，但身体机能变化的方式远比想象中复杂，运动方式的搭配要强弱交错进行，不能一直采取强度很大的运动方式，超过机体承受能力时会出现运动损伤；也不能一直采用低强度的运动，这样既浪费时间，也不能达到锻炼的效果。身体状态好时可适当延长强度大的运动方式，并在高强度运动过程中穿插低强度活动，当身体状态不佳时应尽量采取低强度的身体活动。

天气和场地条件也是选择不同运动方式的重要因素。在选择运动方式时要灵活，运动的主要目的是使身体健康，不可强行进行与场地和天气不匹配的运动项目。

六、运动过程中的自我监测

运动中人体需要作出各种调整来适应运动带来的各种负荷，要在运动中及时对自己的身体情况进行监测和评估。在运动前要对自己的身体状况进行评估，明确适合和不适合自己的运动项目。呼吸频率、心跳次数是最基本的生命体征，在运动中要对这两个基本参数有准确的了解。过度通气和心率过快都会导致严重的身体机能紊乱乃至休克。出现呼吸急促、心跳过速或心跳过缓时,都应立即停止体育活动,即刻进行身体评估,如无疾病指征,至少要到生命体征平稳后再进行体育活动,如有疾病指征应立即到医院就诊。

除了进行生命体征的监测和评估外还要进行肌肉骨骼负载的评估和肢体关节活动度的评估。个体的肌肉力量和骨骼强度都不相同,有些剧烈活动需要有强劲的肌肉力量作为保障,如肌肉力量不足就会出现肌肉骨骼和韧带的负载过大从而导致断裂损伤。人体的各个关节活动度也不尽相同,个体差异很大,要对自身关节的活动范围和功能有准确的评估,防止因动作超过关节活动范围而导致关节损伤。

七、《中国人群身体活动指南(2021)》

《中国人群身体活动指南(2021)》面向幼儿、儿童、青少年、成年、老年和慢性病人,具体提出了 23 条身体活动指南和建议。主要包括以下几方面内容。

1. 2 岁及以下儿童身体活动指南　每天与看护人进行各种形式的互动式玩耍;能独立行走的幼儿每天进行至少 180 分钟身体活动;受限时间每次不超过 1 小时;不建议看各种屏幕。

2. 3～5 岁儿童身体活动指南　每天进行至少 180 分钟身体活动,其中包括 60 分钟活力玩耍,鼓励多做户外活动;每次静态行为不超过 1 小时;每天视屏时间累计应少于 1 小时。

3. 6～17 岁儿童青少年身体活动指南　每天进行至少 60 分钟中等强度到高强度的身体活动,且鼓励以户外活动为主;每周至少进行 3 天肌肉力量练习和强健骨骼练习;减少静态行为。每次静态行为持续不超过 1 小时;每天视屏时间累计少于 2 小时。

4. 18～64 岁成年人身体活动指南　每周进行 150～300 分钟中等强度或 75～150 分钟高强度有氧活动,或等量的中等强度和高强度有氧活动组合;每周至少进行 2 天肌肉力量练习;保持日常身体活动,并增加活动量。

5. 65 岁及以上老年人身体活动指南　成年人身体活动推荐同样适用于老年人;坚持平衡能力、灵活性和柔韧性练习;如身体不允许每周进行 150 分钟中等强度身体活动,应尽可能地增加各种力所能及的身体活动。

6. 慢性病患者身体活动指南　慢性病患者进行身体活动前应咨询医生,并在专业人员指导下进行;如身体允许,可参照同龄人群的身体活动推荐;如身体不允许,仍鼓励根据自身情况进行规律的身体活动。

第三节　个体身体活动健康教育的实施

一、个体健康和身体活动状况评估

1. 身体活动的分类　身体活动的目标值是每周进行 150～300 分钟中等强度到高强度活动。这一目标包括了职业性身体活动、移动性身体活动、生活性身体活动和锻炼性身体活动。

2. 评估项目　在制定个体化身体活动计划之前,应针对个体的身体活动状况进行评估,评估内容包括以下几点。

(1)所处年龄阶段:这是最重要的划分标准,目前的做法是将人口分为 3 个主要年龄组,即儿童少年(5～17 岁)、成人(18～64 岁)和老年人(≥65 岁)。

(2)职业特点:职业性身体活动的量、强度、持续时间。

(3)日常出行方式和时间。

(4)工作场所和居住地附近适合身体活动的场所分布和便利性。

(5)个人对身体活动类型的倾向性或对体育活动项目的喜好,参加各种体育活动的时间和强度。

(6)个体的身体健康状况,如是否合并有慢性病(如缺血性心脏病)、女性是否妊娠等。

3. 评估方法　包括调查问卷评估和测量设备评估。问卷调查常由调查对象进行自填,或者采用观察法进行填写。测量身体活动的设备主要包括两种类型:①计步器,用于计算步数的设备;②加速度计,用于测量躯干或肢体运动。目前的技术能够把加速度计与智能手机应用程序和腕表整合在一起,作为随身穿戴的设备,使得它们在评估监测身体运动时更加准确。还有一些系统整合了心率监测设备。这些系统使相对和绝对能量消耗的监测和评估成为可能。

二、说明身体活动对健康的影响

在对个体进行身体活动健康教育时应该让其充分地认识到身体活动对于健康的益处,以及久坐行为对健康的害处。可以通过讲座、咨询的形式介绍新的研究发现。应强调动则有益,加强身体活动不仅仅具有良好的健康效益,也会改善自己的社会形象和幸福感。

三、帮助个体制定适宜的身体活动方案

身体活动方案的制定应坚持个性化原则,少年儿童旨在确保健康成长和发展,成人主要目的是疾病预防,老年人以减缓衰老导致的功能丧失为中心。

1. 少年儿童　对于学龄儿童来说,每天进行至少 60 分钟中等到高强度的身体活动对健康有益。不同类型的活动带来的益处不同,高强度的体育锻炼能增强心血管健康,各种各样的游戏、锻炼、体育活动、运动或家务劳动可以加强主要肌肉群,而具有高冲击力的活动,如跳绳和跳高将提高骨骼强度。儿童和青少年应参与强化肌肉、骨骼的高强度身体活动,而且每周至少 3 次。

2. 成年人　18～64 岁成年人每周至少 150 分钟中等强度有氧身体活动,或每周至少 75 分钟高强度有氧身体活动,或中等和高强度两种活动相当量的组合。每周至少应有 2 天进行大肌群参与的强壮肌肉活动。

3. 老年人　每周 150～300 分钟的中等相对强度活动的目标范围仍然是老年人的合适目标。但由于老年人在同一项活动(如散步)中比年轻人消耗更多的能量,且有氧代谢能力随着年龄增长而下降,使用相对强度更能指导老年人的有益活动。老年人每周至少 150 分钟中等强度有氧身体活动,或每周至少 75 分钟的高强度有氧身体活动或中等和高强度两种活动相当量的组合。活动能力较差的老年人每周至少应有 3 天进行提高平衡能力和预防跌倒的活动。每周至少应有 2 天进行大肌群参与的强壮肌肉活动。因健康状况不能达到所建议的身体活动水平的老年人,应尽可能在能力和条件允许的情况下积极进行其他适宜的身体活动。

四、指导并监督个体坚持健康身体活动

身体活动促进领域的广泛证据表明,不同影响水平的干预措施,包括个人、社区、环境、政策,以及信息和通信技术水平,可以促进更多人参与定期体育活动。在个体层面上,包括行为改变理论和技术在内的干预措施,以及针对青年和老年人的干预措施,已证明在促进规律身体活动方面取得了成功。对于青少年,在校园内和家庭环境中进行干预、指导、监督,能够取得很好的促进效果。学校干预以及改善体育课程,对于促进儿童和青少年参与更多的学校体育活动是有效的。可穿戴设备、互联网技术对于持续促进成人坚持规律身体活动的效果已经被证实。在儿童和青少年中,智能手机程序的应用也被证实是有效的。

(印　钰　梅　宇　北京大学第三医院

杜维婧　田向阳　中国健康教育中心)

参 考 文 献

[1] 健康中国行动推进委员会.健康中国行动(2019—2030 年)[J].中国数字医学,2019,14(11):17.

[2]《中国人群身体活动指南》编写委员会.中国人群身体活动指南 2021[J].中华流行病学杂志,2022,43(1):5-6.

[3] 中国营养学会.中国居民膳食指南(2022)[M].北京:人民卫生出版社,2022:31-35.

[4] 田向阳.膳食与身体活动健康干预[J].营养健康新观察,2016,44(11):20-23.

[5] 韩丁.健康与促进:身体运动与教育的目标之一[J].天津体育学院学报,2003,18(1):5-9.

[6] 体育总局.体育总局关于印发《"十四五"体育发展规划》的通知:体发〔2021〕2 号[EB/OL].[2022-07-20].https://www.sport.gov.cn/zfs/n4977/c23655706/ content.html.

[7] 国务院.国务院关于印发全民健身计划(2021—2025 年)的通知:国发〔2021〕11 号[EB/OL].[2022-07-20].http://www.gov.cn/zhengce/content/2021-08 /03/content_5629218.html.

第六章

心理健康教育

第一节　心理健康教育的目标与原则

一、心理健康教育的目标

1. 基本目标　宣传和普及心理健康知识,提高人们心理健康意识,作为"加强社会心理服务体系建设,培育自尊自信、理性平和、积极向上的社会心态"的重要手段。

2. 根本目标　促进人们对自我的认识和他人的理解,促进人们心智成长、自强自立,使之具备能够自己面对和与他人合作共同处理学习、工作、生活中的各类心理困惑和问题的能力。

3. 积极目标　每个人都不仅有获得心理健康的愿望,而且都具有恢复健康的能力。因此,在健康教育中通过更多地启发、调动人们的积极性、创造性,激发其主动投入心理自助。

二、心理健康教育的原则

1. 系统性原则　要求用系统的观点来开展心理健康教育,把人的心理活动作为一个开放的、动态的、整体的系统来加以考量。

人的心理活动本身就是一个极为复杂的系统,其中包括了心理过程、个性心理等主要的子系统。这些子系统又各自包含了许多的心理要素,它们互相影响互相制约,还与社会环境、生理因素等有着密切联系和相互作用,形成一个错综复杂的开放式动态系统。

2. 中立性原则　心理健康教育者不应干预受众的价值观,不轻易地以自己的价值准则,对其可能或已经引起心理问题的行为进行武断、任意的价值判断,迫使受众接受自己的观点和态度。当受众价值观与自己或社会的价值观相冲突时,健康教育者应以一种非评判性的理解、接纳和尊重的态度来对待。

3. 综合性原则　心理困扰的形成是多因素作用的结果,应该从心身综合方面考虑,因为人的心理和生理是相互作用、互为因果的;心理问题往往会伴有许多躯体化表现,而生理状况又经常是导致心理问题出现的原因。每个人都是生理、心理和社会的综合体,引起心理困惑的原因应该是这三因素交互作用的结果。在健康教育过程中,综合运用多种方法通常比单一的方法更有效。

4. 灵活性原则　在不违反其他原则的前提下,视健康教育对象的具体情况,灵活地运用各种心理学理论、方法,采用灵活的步骤,以便取得最佳的效果。一般从不同的教育对象、不同的心理问题和不同的阶段3个方面着手,灵活的采用不同的健康教育方法。

5. 客观性原则 由于心理现象的复杂性,进行心理健康教育时,要按照心理现象的本质规律来研究健康教育的策略,避免主观臆造。

6. 发展性原则 是指把人的心理活动看作一个动态的、变化发展过程的原则。心理过程、心理特征在人的一生中是不断发展变化的;心理活动的发展有一定的方向性和阶段性,既不能违背这种方向,也不能跨越必要的阶段,但在一定的条件下可以加速这种发展的进程;不同个体之间、同一个体在不同发展阶段之间存在量和质的差异;心理活动的发展具有关键期和年龄特征;社会环境和遗传因素在心理活动的发展中相互制约、相互作用。所以,在开展健康教育的过程中,既要看到心理活动稳定的一面,又要看到其发展变化的一面。

第二节 心理健康教育的内容

一、基本心理健康知识

1. 心理健康的标准 从发展的观点来看,在不同的社会和历史时期,心理健康的标准会有所不同;不同的国家和地区,心理健康的标准也存在着差异。根据当前中国国情和民情,心理健康的标准包括以下几个方面。

(1)智力正常,发展平衡:智力是指人的认识与活动能力所达到的水平,它是观察力、想象力、记忆力、思考力、言语力和操作力的集合。正常智力是人们学习、工作、生活最基本的心理条件,是人们与自然和社会环境保持动态平衡的心理保证。

(2)人格健全,统一协调:人格是个体比较稳定的心理特征的总和,构成了人们心理行为的基础。健全人格的主要标志是各结构要素不存在明显的缺陷与偏差,有相对完整统一的心理特征,思想与言行不是矛盾、分裂的,而是协调、统一的。

(3)了解自我,悦纳自己:能认识到自身的存在价值,能正确地了解、评价和接受自我。对自己的性格和优缺点能做出恰当、客观的评价;对于无法补救的缺陷,也能正确对待;生活目标和理想切合实际,不产生过高的期望和苛求自己。

(4)接受他人,善与人处:乐于与人交往,不仅能接受自己,也能悦纳他人,能认可别人的重要性和作用,也能被别人所理解,为他人和集体所接受,能与他人沟通和交往,人际关系协调和谐。

(5)正视现实,接受现实:能够接受现实,并积极主动地去适应现实和改造现实,而不是逃避现实。能客观地看待周围的事物和环境,并能与现实环境保持良好的接触。

(6)热爱生活,乐于工作:珍惜和热爱生活,积极投身于生活,并在生活中享受乐趣。能在学习和工作中发挥个性和聪明才智,并从工作成果中获得激励和满足。能积极储备知识和经验,应对工作中出现的难题或障碍。

(7)情绪积极,表达适切:愉快、乐观、开朗等积极的情绪体验始终占优势状态,虽然有时也会有悲伤、焦虑和愤怒等消极情绪,但一般不会持久。能够适度地表达和控制自己的情绪。

(8)符合年龄,性别气质:具有与年龄阶段相符合的心理行为特征,同时人们的心理行为也应与其性别特征大致相符。

2. 心理健康的特征 在不同的社会生活环境下,尽管在心理健康的标准存在差异,心理健康者也未必能全部达到这些标准,但在健康教育过程中,评估心理健康状态时需熟悉以下特征:

(1)与生物学特征相符:在不同的年龄、性别、躯体健康状态下,人们会表现出不同的心理活动状况。在开展心理健康教育时,不能忽略了生物学特征。

(2)与客观环境相符:心理是客观现实的反映,任何正常的心理活动和行为,形式或内容均应与自然与社会等客观环境,特别是社会环境保持一致,即保持心理与环境的一致性。

(3)构成协调统一性:个体的认知、情感、意志、行为活动等构成部分,在自身是一个完整和谐的统一体。这种统一性是确保个体具有良好社会功能和有效进行活动的心理基础。

(4)人格稳定恒常性:人格是个人在长期的生活过程中形成的独特个性心理特征。人格形成后,具有相对的稳定性,并显示出区别于他人的独特性,在没有重大变故的情况下,一般不易改变。

心理健康与心理失调是一个复杂的动态过程。在人的一生中,心理健康与心理失调有时是交替出现的。当一个人处于心理失衡时,只要积极地进行心理的自我调整,或通过求助心理工作者帮助,大多可恢复心理健康的状态。这也就是开展心理健康教育的意义所在。

3. 不同时期人们的心理特点

(1)儿童期心理特点

1)具有一颗童心:透过童心观察世界,也用童心去理解世界,他们的行为就是童心的外现。

2)羡慕成人的心理:儿童会在各种游戏中模仿成人的角色,并且极其投入,从中满足做成人的愿望,感受自己的力量,获得一种控制感。

3)两极性思维和行动性思维:儿童思维的基本特征是以形象思维为主,在发展中逐渐转化为抽象逻辑思维为主。这种过渡要经历一个演变的过程,从而构成童年期儿童思维发展的两极性特点。儿童思维的另一个特点是行动性,他们的思维总是和行动联系在一起,这也是儿童喜欢拆卸东西的一个原因。

4)情境、情绪控制:儿童的情绪结构比较简单,情绪的内容多与个体保存本能、安全感的获取和其他生物需要有关。对情境的感知及其引起的身心反应控制着他们的行为,感到舒服、好玩,就会更加投入地去做;感到难受、乏味就不会去做。

5)语言限制:有的儿童虽然看上去能说会道,但对语言符号的象征意义理解却很有限。而游戏、活动、行为,比如涂鸦等是儿童独特的语言。

(2)青春期-青年前期心理特点

1)青春期是个体成长的过渡期,强烈的独立意识、成人意识和内心体验变得复杂与深刻;开始克服自我内心,逐渐把自己放在生活的大环境中观察。

2)出现性别觉醒,是自我概念形成的重要阶段,其心理意义要高于生理意义。性心理的成熟是不可抗拒的,但在文化、家庭等作用下,存在个体差异。不过总体上说,均包括性别角色意识形成、性别角色自我塑造和情窦初开3个方面表现。

(3)青年后期-成年期心理特点:这个时期是人生最为务实的一个时期,从此个体成为一个有能力承担社会责任和义务的,真正意义上的社会人。一方面,人们的一些心智水平随着年龄的增长,感官能力的下降,认知能力开始呈现下降趋势;另一方面,随成年期经验日益丰富和知识不断积累,一些认知能力不断得以提升。同时,自我概念在这一时期相对稳定,并从青年期的关注外部,向中年期心理发展倾向逐渐转为内部。性别角色,职业角色,公民角色,家庭中的丈夫与妻子、父亲与母亲等社会角色日渐丰富,是个体在社会中实现自我价值的关键时期。

(4)老年期心理特点:这个时期人们的心理世界逐渐表现出由主动向被动、由朝向外部世界向朝向内部世界的转变。记忆力和认知能力均有所下降,主要表现在运用数字的智力活动,或需要空间感的活动;在依靠回忆资料而操作的功能方面,反应速度比年轻人慢。在感情与情绪方面表现出矛盾的特点。很多事情都愿意自己干,不愿意麻烦别人,但又不愿意孤独;想要安静,又害怕寂寞;需要陪伴,又害怕烦乱。在性格与态度方面表现出固执己见和喜好抱怨的特点,这实际上很多时候是老年人需要关注和爱护的心理。

二、常见心理健康问题及危害

人们的社会生活处处伴随着情绪的变化,有时悲痛欲绝,有时舒适愉快,有时孤独恐惧,有时焦虑不安,有时欣喜若狂。情绪会给躯体和心理带来不同的影响,积极乐观的情绪可以促进身心健康,而消极不良的情绪则有害于身心健康,甚至使人罹患疾病。

情绪就如同反映人们心理健康状况的一面镜子,经常被"折射"出的心理健康问题包括焦虑(anxiety)、抑郁(depression)、恐惧(fear)、愤怒(angry)等,如果不及时处理,这些心理健康问题可能产生很大的危害。

1. 影响思维决策　思维是一种比较高级的心理过程,思维方式影响着人们的生活与工作。在人的一生中,我们会面临很多问题,都需要我们用理智作出决策,加以解决。这些心理健康问题产生的"坏情绪"对人的思维和决策产生重要的影响。如果一个人出现了心理健康问题,会影响他的思维方式、思维范围甚至思维的准确度,常常出现极端或偏激的想法,因此也就影响人们作出正确的决策,从而影响人的活动。

2. 影响身心健康　由于身心交互作用,心理健康问题对人的身心健康均产生很大的影响。一方面,在很大程度上影响人的躯体健康。我国自古就有"喜伤心""怒伤肝""思伤脾""忧伤肺"和"恐伤肾"之说;另一方面,个体长期受到心理健康问题的困扰而得不到有效解决,积劳成疾,严重的甚至会罹患抑郁症、焦虑症等心理疾病,甚至更严重的精神障碍。

3. 影响生活质量　焦虑、抑郁等心理健康问题,使人们做事效率明显降低,表现为思路阻塞,行动迟缓,本来能做好的事情也会显得困难重重,无法做好。心理健康问题产生的消极情绪是失败的源泉,是生命的慢性杀手。

4. 影响人际关系　人际沟通大部分靠言语和肢体语言来完成。然而,心理健康问题迫使人们产生很多的"排斥力量"。在人与人之间的交往中,影响彼此之间的认识与了解,影响沟通质量,并且会互相传染,甚至会使人际关系遭到破坏。

三、心理调适技能

从心理健康教育的角度出发,可以通过以下几方面提高技能水平。

1. 消除应激源　可以自己去除已知的压力性事件,也可以建立良好的社会支持系统,与朋友、家人等共同面对。

2. 转变认知评价　以更建设性的态度看待问题,调整心态,改变认知。

3. 改进应对策略和应对方法　包括事先做好心理准备以应对那些可以预知的应激因素,也应当包括寻求心理专业人员的帮助和支持。

4. 运用积极的行为策略　包括文体活动、倾听音乐、散步、读书、练习书法、购物、洗浴、旅游、打扮自己等。

5. 放松练习　通过各种放松技术来缓解精神压力,保持心理健康。常用的放松技术有渐进性放松训练、气功和瑜伽等。

6. 培养健全人格　这是最根本的技能,用自尊自信、理性平和、积极向上的心态,增强对应激的耐受和应对能力。

第三节　心理健康教育的实施

心理健康教育是理论联系实际,突出实践性特点的一项工作。心理健康教育目的是使人们更积极地适应社会,适应自身的发展变化,促进心理健康的发展。

一、儿童期心理健康教育的实施

儿童有着非常丰富的内心世界,生活在自己的童心世界之中。对于儿童的心理健康教育,要了解他们的行为,需从儿童本身的心理架构着眼,站在儿童的角度看儿童的世界。

1. 心理健康教育实施的途径

(1)游戏:游戏是一种与儿童沟通的有效方式。儿童可以通过游戏来表达其丰富的内心世界。同时,更重要的是心理健康教育内容可以通过游戏被表达和重新赋予意义。通过游戏,还可以将现实中无法处理、控制的情景改变为象征性的、可控制的,以便儿童更好地融入。

(2)绘画:绘画是儿童的重要表达方式之一。心理健康教育者可以将儿童的绘画过程看作他们的说话过程,儿童的"涂鸦"就是他们的文字,他们作画的过程就是在与自己和健康教育者沟通。从他们的绘画中,可以看到他们对心理健康教育内容的接受程度,可以看出他们对这些知识的反应和感觉,可以发现他们的愿望和需要。

(3)其他途径:儿童对体育运动、舞蹈、音乐、表演等活动都能非常投入,并且将他们内在的愿望、需要、情绪、想法等投射其中;在这些活动中展现自己、表达自己,与别人互动。这些都是儿童的语言,借助这些活动,也是向他们开展心理健康教育的很好途径。

2. 心理健康教育实施的方式　引入家庭是对儿童实施心理健康教育的一个较好方式。由于儿童对环境的依赖远远高于成人,他们的问题往往是一个家庭系统问题的表现,可以从协调家庭系统的角度解决儿童的问题。

另一方面,将父母直接作为健康教育对象也是很有必要方式。许多时候,当父母转向处理自己要面对的问题,包括处理好对孩子良好的愿望和接纳孩子实际情况的时候,儿童的问题就会出现转机。

二、青春期—青年前期心理健康教育的实施

青少年有对成人拒绝的一面,心理健康教育具有这个时期的特殊性。健康教育者对他们的尊重和接纳尤为重要,尤其要尊重青少年的话语权,用青少年的话语系统与他们沟通,建立有效的"攻守联盟"。

1. 心理健康教育实施的途径

(1)树立权威认同:权威认同是青少年自我同一性形成过程中要解决的一个重要问题。

无论健康教育者的观点如何,在实施健康教育过程中通常会被当做权威的角色来对待。此外,对青少年实施健康教育时,可有意谈及一些名人传记中提及的他们青少年时期的生活,帮助其学习有关经验,并且产生模仿与认同。

(2)打造责任担当:成人对待青少年的态度通常存在着矛盾,即一方面要求青少年能够独立自主,希望承担起应该承担的人生责任;另外一方面又在很多方面不能放心,不给他们承担责任的机会。在心理健康教育实施途径中,就是要将他们应承担的责任还给他们,要让他们一开始就认识到健康教育的宗旨是助人自助,从而将他们引入教育实施之中,进而共同确定健康教育的目标和方式。

2. 心理健康教育实施的方式　应用家庭模式是以整个家庭为对象的一种心理健康教育方法。由于青少年的问题和家庭牵连更加密切,实施家庭模式在预防和解决青少年心理问题上具有独特的适应性和有效性。

同时,学校作为青少年学习生活的又一主要阵地。除了少数严重心理障碍外,青少年的心理健康教育大多可以在学校里实施。当前全国各地中小学普遍开展心理健康教育工作和学生心理咨询工作,取得了良好的效果。

三、青年后期—成年期心理健康教育的实施

因为处在成年期和老年期的人们社会角色比较丰富,同时又比较稳定,所以面对的心理健康问题,在预防和健康教育的途径、方式和内容等方面具有明显的趋同性。

首先,有关夫妻关系的心理健康教育是成年期最常见的内容。在实施过程中,需明确引发夫妻冲突的以下主要原因,并对因进行有效的健康教育。

(1)社会性别观念:传统的"男主外、女主内""大丈夫、小女人""男强女弱"等社会观念,仍然是当前造成一些夫妻之间的矛盾的主要原因。

(2)沟通模式不当:夫妻不能开诚布公的沟通,使许多问题积压下来,形成隔阂,最后爆发而一发不可收拾。

(3)经济引发压力:成年期的夫妻承担支撑家庭的责任,经济压力及经济纠纷往往成为夫妻情感疏离和冲突的导火索。

(4)子女教育压力:成年期夫妻往往会忽视自身关系问题,共同聚焦于子女的教育和成长,反过来夫妻自身的问题往往又和子女教育问题纠缠在一起,使夫妻冲突更加复杂。

(5)家庭变化压力:在婚姻家庭的建立过程中,家庭变化会给夫妻带来新的挑战,其间夫妻各自也会产生一些变化,甚至引发冲突。

(6)个性行为差异:成年期夫妻要面对许许多多的具体生活问题,一些原本就有但被双方忽视的个性与行为习惯差异、观念冲突等会凸现出来,有时还会形成难以协调的冲突。

(7)其他家庭危机:亲人亡故、家庭财产损失等意外事件,婚外情、性生活不和谐等均能引发夫妻冲突。

其次,转型期职业生涯心理健康教育也不容忽视,可以同样从以下 7 个方面予以实施健康教育。

(1)经验确认:仔细评估过去的经验是否能用在新的职业选择中,充分发掘已有的个人资源,增加自身的生涯满意度,发现新的生涯选择的可能性。

(2)兴趣确认:主要借助心理测验,确认并评估自己的职业兴趣、潜在的与职业和副业有关的兴趣等,以能和后面的教育和训练规划联系起来,拓展自己的可能性。

（3）技巧确认：通过"自我分析"和标准化测验,鼓励从各种从事的工作中发现自己的技能,作为以后生涯探索中的重要因素,为新的目标选择和确定提供更加真实的依据。

（4）生活风格确认：采用心理量表和"价值澄清",对个人的价值与需求予以澄清,从已有生涯经历中看到自己的整体价值追求和生活风格,并对未来生涯变化中的自我把握心中有数。

（5）教育训练规划：在对自己多方面确认的基础上,规划接受继续教育和训练的计划,有针对性地发挥自身优势、提升能力,拓展新的领域,增加新的可能性。

（6）职业评估：通过专业资讯,包括职业、职场讯息,评估职业机会,结合自己和家庭的需求评估职业,确认职业目标并为之规划特定的教育和训练计划。

（7）终身学习规划：以工作坊或团体培训的方式,练习作决定的技巧,规划长期和短期目标的技巧。进一步发现自己,并理清与家庭预期有关的目标,发展出一个有弹性的终身学习规划,以及发展终身学习的技能。

四、老年期心理健康教育的实施

根据老年期的心理特点和生活状况,老年心理健康教育可以从以下几方面实施。

1. 建立生活技巧　老年人身心的发展特点决定了他们在飞速变化的社会中适应性的降低。因此,对于老年人的心理健康教育,帮助他们建立生活技巧是非常具体而有效的方法。首先,尽可能帮助他们领会新的时代精神,使他们理解主流的价值观念和生活方式,帮助他们对变化保持一种开放的心态。其次,在具体的生活层面上给予帮助,包括人际关系的处理技巧、遭遇困难时的求助渠道、现代化设施的使用等。

2. 建立支持团体　老年人容易对自己未来的生活产生忧虑,体验不再被重视和被需要而陷入抑郁情绪中。支持团体可以帮助老年人面对变化,克服孤独感,以一种"经验分享"的团体讨论方式,能够起到去独特化的作用,宣泄情绪、分享应对老年期的态度经验,彼此都能够得到支持。

3. 生命回顾　回顾过去是为了启迪未来,可以强化老年人的价值感。梳理一生的经历,享受、体验成功,从而使自己体验到充实感。遇到对于人生不满意的老年人,可以帮助他们进行意义换框,从另一视角看待自己走过的生命历程。

4. 身体碰触　是一种非语言的沟通方式,身体前倾并用一种合适的和投入感情的方式,轻触他们的手臂、肩膀等非敏感部位等动作,对于良好健康教育关系的建立非常有意义。

（庞　宇　首都医科大学附属北京胸科医院）

参 考 文 献

[1] 崔光成,孙宏伟.心理学概论[M].2 版.北京:人民卫生出版社,2016:5-19.
[2] 杨凤池.咨询心理学[M].2 版.北京:人民卫生出版社,2013:7-14.
[3] 施承孙.心理卫生与心理咨询[M].长春:吉林教育出版社,2002:12-30.
[4] 梁宝勇等.精神压力、应对与健康:应激与应对的临床学研究[M].北京:教育科学出版社,2006:91-121.

第七章

成瘾性行为健康教育

第一节　成瘾性行为健康教育的目标与原则

一、成瘾性行为健康教育的目标

1. 减少成瘾性行为的易感因素或改善其带来的不利影响,从而防止成瘾性行为的发生。

2. 减轻对成瘾物质或行为的依赖,包括减少或停止成瘾物质的使用、脱离成瘾行为、减轻躯体依赖与心理依赖程度。

3. 降低因滥用成瘾物质带来的伤害,包括因使用成瘾物质或成瘾行为导致的生理、心理、工作和生活等社会功能的损害。

4. 增加接受治疗和各种服务的机会,尽量让患者持续接受各种康复服务,达到躯体和社会功能恢复,为重返社会打下良好的基础。

二、成瘾性行为健康教育的原则

1. 预防为主原则　现代健康教育更多地采取医学、心理学和社会学等多学科联合的干预措施。但其中对各种精神活性物质依赖的预防和规范化使用比任何干预都更为重要。

2. 个体化的原则　任何一种单独的健康教育方法都不可能适用于所有的受众人群,提供与个体的问题和需求相对应的教育环境、干预措施和配套服务非常重要。

3. 综合性的原则　应将成瘾性行为综合的看待,而不是滥用成瘾物质本身。对于受众的用药行为及相关医学、心理学、社会学、职业和法律问题应统筹考虑。同时,在涉及心理健康教育时,还常常需要药物治疗、家庭治疗、康复服务、恢复工作指导和社会及法律服务等。

4. 方案灵活原则　健康教育方案应该根据受众不断变化的需求随时评估和及时调整治疗。

5. 可及性的原则　健康教育应该是容易获得的,不然人们的接受性会大打折扣。同时,若不能迅速容易地进入健康教育内容,原先有意愿主动接受的人们也很容易流失。

6. 共病同愈原则　因成瘾性行为并发精神心理疾病的较为普遍,故为了保证健康教育目标的实现,应对两者同时进行干预。

7. 关键期的原则　相关研究表明,在 12～21 岁年龄段上,物质滥用的患病率随年龄的增加而逐渐增加。从总体上讲,这个健康教育的"时机窗"应在初中学龄及以前。同时,兼顾性别在不同年龄阶段的差异。

8. 持续性的原则　成瘾性行为的健康教育是一个长期过程。因其与其他慢性疾病一样,在治疗、康复过程中"复瘾"时有发生,所以健康教育过程中秉承长期性、持续性的原则十分重要。

第二节　成瘾性行为健康教育的内容

一、成瘾性行为的基本知识

1. 成瘾的概念　成瘾是指人们使用某种东西或物质或对做某事失去了自主控制,达到了有害的程度。最常见的成瘾行为包括对酒精及药物成瘾,同时人们可能对任何事物或事情成瘾,比如网络、赌博、购物、运动、食物等。

在本章节中主要针对酒精、毒品、烟草和网络成瘾几种常见成瘾性行为的健康教育展开讨论。

2. 成瘾的特点　主要是行为失控,并导致对个体的损害。成瘾与习惯不一样,但习惯可以发展到成瘾。习惯是指经常使用某种物质而没有任何问题,但如果经常使用某种物质,并导致了躯体或心理的损害,习惯就转变为成瘾了。

3. 成瘾的分类　按成瘾的后果,可将成瘾分为积极成瘾和消极成瘾。

(1)积极成瘾:指行为后果带来的益处大于害处,比如适当的运动、健美、收集物品、追求成功等。只要利大于弊就属于正常的行为,或正常的"成瘾"。

(2)消极成瘾(或称病态成瘾):指行为后果影响到正常的生理、心理或社会功能,给个体带来痛苦,造成不良后果,比如酗酒、吸烟、吸毒、赌博和网络成瘾等。

任何成瘾性行为都有致瘾源,致瘾源是一种能使易成瘾者产生强烈的欣快感和满足感的物质或行为。成瘾按致瘾源可分为:①精神活性物质成瘾,精神活性物质指来自体外,可影响思维、情感、意志行为等心理过程并可导致成瘾的物质,常见的精神活性物质包括酒精、尼古丁、镇静催眠药、镇痛药、鸦片类物质(海洛因等)、致幻剂等;②行为成瘾,包括网络成瘾、游戏成瘾、赌博成瘾、性变态等。

二、成瘾性行为的危害

各种不利的成瘾性行为都会造成不同方面、不同程度的危害,但是这些危害也有一些共同的表现,比如躯体依赖、精神依赖,对患者躯体、心理和家庭、社会功能等的损害。

1. 躯体依赖(physical dependence)　也称生理依赖,是指由于反复使用某种精神活性物质使中枢神经系统发生了生理、生化改变,以至于需要此类物质持续地存在于体内的一种病理性适应状态,主要表现为耐受性增加和戒断综合征。

(1)耐受性(tolerance)增加:指反复使用某种物质后,使用者体验到效果逐渐减低,必须增加使用剂量才能获得初期体验效果的一种现象。

(2)戒断综合征(withdrawal syndrome):指停止使用物质或减少使用或使用拮抗剂占据受体后所出现的特殊的心理生理症状群。一般表现出戒断前使用物质药理作用相反的症状,比如阿片类药物戒断常见的躯体症状或体征有寒战、发人、出汗、打哈欠、流泪、流涕、恶心、呕吐等,还有的出现兴奋、躁动不安、失眠、震颤谵妄等,可有幻觉、妄想等重性精神病性症状。

2. 健康损害

(1)急性中毒:一次性大量摄入成瘾性物质最大的危害是急性中毒甚至死亡。急性大量饮酒可导致食管与胃黏膜损坏,伴发上消化道出血、急胃穿孔、胰腺炎等。

(2)慢性中毒:长期慢性使用精神活性物质可表现为慢性中毒状态,其损害可涉及神经、免疫、循环和泌尿生殖系统等多个方面。成瘾对神经系统的损害最为严重,长期使用会导致大脑神经元的永久性损害。酒精中毒性脑病在影像学上可表现为皮质萎缩、脑沟、脑回增宽等。

(3)躯体并发症:长期慢性成瘾性行为会导致各器官系统出现并发症,常见的有脂肪肝、肝炎、肝硬化、艾滋病、梅毒,局部皮肤溃疡、出血,静脉炎、静脉栓塞,肺炎、肺脓肿等。

3. 心理依赖(psychological dependence) 也称精神依赖,即药物成瘾者常说的"心瘾",指由于反复使用某种精神活性物质,使用者产生种愉快满足的感觉,使用者为获得或保持这种感觉而反复使用,表现所谓的渴求状态(craving)。典型的是对酒精的心理依赖,人们在饮酒初期多体验到饮酒能缓解疲劳、酒后心情愉快,逐渐发展到对酒有渴求感,随着饮酒时间延长,机体对酒精的耐受性增加,此时得不到酒或饮酒量减少时便会出现戒断症状。

4. 病态人格和行为 成瘾性行为的持续存在与发展往往导致成瘾者原有人格出现不同程度的缺损,甚至人格衰退。成瘾者常有不顾及后果的行为冲动,对失败与挫折的耐受性差,缺乏自信和决策能力等。

5. 其他病理性心理 成瘾性行为经常与精神障碍共存,具有共病的特点,从而轻者表现自卑、内疚、抑郁、负罪感、挫折感,焦虑、紧张、缺少安全感;重者可出现幻觉、妄想或明显的行为紊乱等重性精神病性症状。

6. 社会不良影响 成瘾性行为不仅严重损害个体的身心健康,而且会引发严重的公共卫生问题和社会问题。全球疾病和伤残负担的很大部分就是由于成瘾性行为所致。

(1)影响家庭社会功能:比如过度饮酒可导致复杂的社会功能损害,酗酒带来婚姻和家庭关系紧张。由于争吵和家庭暴力,家庭环境对孩子的成长十分不利。酗酒者由于长期大量饮酒给自身的学习、工作、生活和人际关系带来诸多不良影响。

(2)违法犯罪行为:比如饮酒过度会导致犯罪是国内外法学界和医学界的共识。在我国,酗酒已构成了很多治安和刑事案件的导因。犯罪学研究表明,饮酒者特别是青少年酗酒者,会对心理和行为产生许多危害。

(3)影响社会经济:比如各国为了预防和控制毒品蔓延,不断加强执法,包括警察、法院、监狱等开支和安顿成瘾者与治疗的投入,都在加大。再如由于长期吸毒而使得吸毒者的劳动力能力降低,甚至丧失劳动能力,从而影响社会财富的创造,也间接给社会带来经济损失。

物质滥用及网络使用问题是新型冠状病毒感染大流行下较为突出的问题。加拿大的统计数据表明,在大流行期间,20%年龄在15～49岁的人饮酒量增加,这将导致不同程度的精神问题加剧。新型冠状病毒感染疫情期间,有46.8%的人增加对网络使用的依赖,16.6%的人使用网络的时间延长;重度网络成瘾的发生率从疫情前的3.5%增加至疫情后的4.3%,而疫情期间过度使用网络可增加自伤的发生风险。

三、戒除成瘾性行为的健康技能

1. 酒精成瘾性行为　酒精成瘾性行为具有复杂的生物学、心理学和社会学危险因素，表现也较为复杂，除躯体依赖和心理依赖外，还常伴有精神神经损害和躯体并发症等，并严重损害个体的心理、家庭、职业和社会功能。因此在戒除的健康技能方面应突出医学药物、心理行为、社会康复等综合模式的理念，才能取得良好的健康教育成效。

（1）戒除酒瘾预防方面：由于酒精成瘾问题的普遍性，各国都制定了相关政策和法规，从整体水平降低酒消耗，进而减少酒精所致危害的发生。这是三级预防中的一级预防。针对过量或有害饮酒者采取早期干预，可改善其健康和家庭关系。在查明过量或有害酒精消费模式之后实施干预，是一种低成本高效益的措施，这是三级预防中的二级预防。对酒精依赖者采取前述措施及时戒酒，并进行药物和心理社会康复治疗，减少复饮，是持久的戒除技能，这是三级预防中的第三级预防。

（2）药物治疗方面：不仅要关注急性戒酒期药物治疗，还要注意戒酒后药物维持治疗，更要重视酒精相关精神障碍的药物治疗。这些需要专业的精神卫生工作者或接受过精神科专业知识培训的全科医师等完成，不在此重点讨论。

（3）心理社会康复方面：围绕激发戒酒者改变的动机，改善家庭关系，提高接受健康教育和治疗的依从性；矫正心理行为问题，提高心理及处理应激的能力；建立良好的社会支持系统，重建健康的生活方式和矫正其不健康的人格，减少复饮情况的发生。从以上3个方面开展健康教育。

2. 烟草成瘾性行为　由于烟草属于合法社交性物质，不会导致很大的家庭社会破坏性后果，因此戒除烟草的技能教育应主要以控制戒断症状、预防复吸和发展其他新的行为模式为主。

（1）戒除的预后和预防：从个体层面来说，最好的预防烟草成瘾的方法就是不吸烟。预防子女吸烟最好的方法就是自己不吸烟。从社会层面来说，可采取以下措施来预防。一是创造无烟环境，这也是目前我们国家正在大力倡导的，应当不断推进所有工作环境无烟；二是改善认知，改变诸如"饭后一支烟，赛过活神仙"的错误认知；三是加强对医务人员的教育，传递"倡导者必先行"理念的同时，强化在医疗行为中传播戒除烟草的信息；四是针对青少年的戒烟教育，针对第一次尝试吸烟的年龄大多是在青少年时期，所以要形成一个以家长、教师和医务人员共同参与的教育和预防体系。

（2）药物治疗技能：药物治疗的实施主要是解决躯体依赖，方法是选择替代药物，比如镇静催眠药和长效、弱效阿片类药物等。期间，要注意对可能再次使用成瘾性物质者进行有效监控，有助于戒断的干预，如尿液分析等。

（3）心理治疗技能：认知行为治疗结合药物治疗可以增加长久戒烟的成功率。具体措施如下：避免可以引起吸烟欲望的特殊事件或处境；用与吸烟无关的行为方式替代已形成的吸烟行为；用新的态度和思维方式应对日常生活中出现的矛盾和压力，即建立吸烟以外的方式能够更好地减轻焦虑或其他不愉快的情绪，可在亲朋好友之间建立一种支持互助体系，以形成有利戒烟的环境和氛围，并在遇到危险因素时能够及时地得到他们有效的帮助。可以运用心理治疗中行为矫正、奖惩激励、制订戒烟协议书和放松疗法等技术达到上述目标。

3. 毒品成瘾性行为　目前国际上尚没有针对毒品独有的治疗方案，仍建议采用生理、心理、社会等综合措施，包括停止滥用毒品，针对急慢性中毒对症治疗、急性戒断的治疗，同时治疗长期滥用而引起的精神障碍和共病问题、针对心理依赖及其他躯体、心理、社会功能损害进行康复和防复发技能,最终实现康复和回归社会。

(1)心理行为治疗:同其他物质成瘾一样,毒品成瘾是一种慢性复发性脑疾病,具有复杂的生物学、心理学和社会学病因机制,应采取生理、心理、社会康复等综合治疗模式来干预。认知行为治疗(cognitive behavioral treatment,CBT)等方法已经在国内外被广泛应用于戒除毒瘾中,主要是通过纠正成瘾者思维及行为模式、培训生活技能等方式,达到提高戒除依从性的目的。

(2)危险因素干预:由于青少年及女性出现毒品成瘾性行为有增多的趋势,针对这些高危人群应采取相应的戒除教育,包括普及相关知识、增加社会支持、树立健康的人生观等。针对已经成瘾的吸毒者主要措施是帮助其找出复吸的危险因素,比如某些条件刺激、渴求、戒断症状、不良的社会环境和人际关系等,使他们掌握应对不良环境和心理应激的方法,同时结合药物、心理社会干预,达到预防复吸的目的。

4. 网络成瘾性行为 对于网络成瘾性行为同样要强调健康教育重于治疗。针对这类行为成瘾在干预技能上更侧重于心理疏导和社会环境干预,5-羟色胺再摄取抑制剂和苯二氮䓬类药物等药物的短程使用,主要目的是控制行为毒品成瘾者情绪和行为,使其能够更好地配合心理干预。网络成瘾性行为的心理干预技能方法包括行为治疗、认知行为治疗和团体疏导等。

第三节 成瘾性行为健康教育的实施

目前国内外针对成瘾性行为的健康教育,除常规药物使用的相关内容外,把康复阶段的心理干预和社会干预怎样实施作为重点。心理干预方面,主要侧重于认知行为治疗、行为矫正、集体及家庭治疗。

一、认知行为治疗的实施

主要侧重于矫正导致成瘾性行为的认知过程,干预导致物质滥用的事件链(即有关环节),帮助成瘾患者有效地应对急、慢性渴求过程,提高和强化社交技能和减少戒断症状。

1. 认知治疗 通过识别和矫正不良的思维方式,以减轻和改善成瘾者的负性情感体验和行为。

2. 复发预防(relapse prevention) 应用认知行为技术帮助成瘾者提高自控能力以避免复发。复发预防实施的策略包括:讨论矛盾心理,找出诱发或促发寻求物质滥用的决定环节,学会从小的复发中总结出有效的早期干预方法。

3. 动机强化治疗(motivational enhancement therapy) 是综合认知行为、来访中心系统论和其他社会心理指导技术发展起来的一种方法。这一方法的实施主要以共情(empathic approach)为特点,即健康教育者通过询问成瘾者出现特殊异常行为的前因后果,分析解释其矛盾心理,并用适当的言语反馈或耐心的倾听帮助触动成瘾者。

二、行为治疗的实施

行为治疗包括对成瘾者期望行为的奖赏和对非期望行为的惩罚。实施奖赏可以发奖券或是多方面的鼓励,比如"社区强化"行为,即家庭成员或监护人共同参加有意义活动等强化戒毒的行为。具体实施方法如下。

1. 协议处理　是常用的行为治疗,其实施即事先确立对与成瘾物质或行为有关的正性或负性结果而采取的监测和奖惩。比如成瘾者再次使用毒品,面临的负性结果可能是告知家属或领导,法院起诉等。协议处理的效果主要取决于不定期的检查,一旦成瘾者未遵守协议,应根据协议规定及时书面通知监护人或单位领导,报告成瘾者的有关情况。

2. 线索暴露治疗(cue exposure treatment)　根据交互抑制原理,让成瘾者暴露于有关能获取成瘾物质或实现成瘾行为的场合,同时避免其使用,达到强化和巩固的效果。线索暴露可与放松技术等相结合,消除经典的条件反射式渴求行为。

3. 团体治疗　这是一种支持、治疗和教育的过程,帮助成瘾者学会应对生活应激和处理渴求的动机,亦可用于讨论和制定干预计划,建立监督特殊行为的协议,以预防复发。为帮助成瘾者学会接受团体相互作用中的不同关系,应包括使成瘾者学会对团体的接纳、处理人际冲突问题、分担痛苦体验或情感。干预可有多种形式,比如改良精神动力学、人际相互作用、合理情绪、格式塔和心理剧等。

4. 家庭治疗　家庭治疗的目的是建立持久性、治疗性的关系,进行定期的随访接触。比如鼓励家庭支持戒毒,了解成瘾者目前对毒品使用的态度、治疗的依从性及其改善情况、社会和工作适应情况、与其他毒品使用者的接触情况、戒毒程度、婚姻关系的维持以及长期结果等。家庭治疗中需要注意的是:经常与成瘾者和家属见面并保持电话联系;与其他治疗干预措施结合,侧重于家庭问题的处理;必要时建议家属参加个别或团体治疗,明确家属在监督成瘾者依从性和服药方面的作用;制定干预协议;对未成年成瘾者需由家属决定是否接受药物治疗、住院治疗、维持巩固治疗、是否承担医药费、家庭生活照顾等。

三、药物治疗的实施

药物治疗的目的主要是解决躯体依赖性。治疗方法是选择相应的替代药物,比如非成瘾性麻醉药,镇静催眠药及长效、弱效阿片类药物,使成瘾者在能耐受又安全的情况下,比较平稳地度过戒断综合征的高峰期和发作期,然后再逐步达到完全停药。此外,治疗期间对有可能再次使用违禁药物者必须实施有效监控,比如在治疗期间行尿液分析等,这些措施有助于成瘾者戒断治疗。

（庞　宇　首都医科大学附属北京胸科医院）

参 考 文 献

[1] 胡佩诚.临床心理学[M].北京:北京大学医学出版社,2009:9-21.

[2] 沈渔邨.精神病学[M].5版.北京:人民卫生出版社,2010:82-88.

[3] 赵敏,郝伟.酒精及药物滥用与成瘾[M].北京:人民卫生出版社,2012:2-14.

[4] 陆林.新冠肺炎国际心理救援经验分享[J].中华医学信息导报,2021,36(5):17.

第八章

慢性病的环境健康教育

第一节 环境健康教育的内容

　　环境与健康包含了受环境因素决定和影响的人体健康、疾病和伤害的众多方面。与慢性病相关的环境危害因素具有暴露量低,持续时间长,健康危害效应滞后(几年或数十年)的特点,除污染物特定的健康损害效应外,更多的情况下是以人群各种慢性疾病、肿瘤等非传染性疾病发病率和死亡率升高为表现特征。环境危害因素的健康教育是通过信息传播和行为干预,促进人们自愿采取有利于健康的行为和生活方式,消除或减轻影响健康的危险因素,预防疾病,促进健康和提高生活质量。开展慢性病相关环境危害因素健康教育的目的,在于提高公众,特别是易感人群(如儿童、孕妇、患有糖尿病、心肺疾病的老年人等)的认知水平,提高自我保护意识。

　　环境危害因素健康教育的要点,是使公众了解身边接触的空气、水、土壤、室内环境等,存在哪些危害因素,这些环境危害因素与慢性病的相关性,及可采取的健康防护措施等。

一、身边的环境危害因素

　　长时间接触环境危害因素,会降低人体舒适感,对健康造成一定的影响。近年来,我国经济处于中高速增长阶段,能源消耗量和城市交通工具保有量逐年增加,不可避免地产生了空气污染。随着经济的发展,如果工业废水污染得不到有效控制、固体废弃物处置不当等,都可能使饮用水源受到污染。特别是一些污染重、耗能高的工厂企业向农村转移,这些企业缺乏完善的污水处理设施和环保设备,排水设施建设也相对滞后,对废水、污水的处理率低,从而造成农村地区水体、土壤污染和食品安全问题。此外,气候变化、土壤污染、室内装修带来的空气污染等,也是与人们健康危害有关的主要环境危害因素。

　　(一)空气污染

　　空气污染包括大气污染和室内空气污染。

　　(1)大气污染:大气污染包括天然污染和人为污染两大类。天然污染主要由于自然原因形成,例如沙尘暴、火山爆发、森林火灾等;人为污染是由于人们的生产和生活活动造成的,可来自固定污染源(如工业烟囱、排气管等)和流动污染源(汽车、火车等各种以石化燃料为能源的机动交通工具)。两者相比,人为污染的来源更多,范围更广。大气污染物主要包括颗粒物(PM)、一氧化碳(CO)、臭氧(O_3)、氮氧化合物(NO_x)和二氧化硫(SO_2)等。其中,由污染源直接排入大气环境中，其物理和化学性质均未发生变化的污染物称为一次污染物。这些污染物包括从各种排放源排出的气体、蒸汽和颗粒物，如 CO、SO_2、NO_x、碳氢化合物、颗粒物等。二次污染物是指排入大气的污染物在物理、化学等因素的作用下发生变化，或与环境中的其他物质发生反应所形成的理化性质不同于一次污染物的新的污染物。常见的有 SO_2 和 NO_x 在环境中氧化遇水分别形成的硫酸雾和硝酸雾，NO_x 和挥发性有机化合物（VOCs）在日光紫外线照射下转化为光化学烟雾。细颗粒物（$PM_{2.5}$）可以由二次污染形成。一般来说，二次污染物对环境和人体的危害要比一次污染物大。

（2）室内空气污染：室内污染可以来自室外大气，通过门窗及建筑物的缝隙进入室内，如颗粒物、二氧化硫、二氧化氮等。此外，更多地来自室内源，如人和其他生物的呼出气，个人行为活动如吸烟、打扫，日常炊事活动产生的燃烧产物和烹调油烟，以及建筑、装修装饰材料释放出的挥发性有机化合物等。室内空气污染物主要为化学性、生物性和放射性 3 种。化学性污染物包括甲醛、挥发性有机化合物、氨等，生物性污染物包括霉菌、军团菌、溶血性链球菌，放射性污染物包括氡等。

（二）水污染

水是生命之源，约占成年人物质组成的 65% 左右，承担转运营养物质及代谢废物、维持血容量、调节体温等重要的生理功能。

水源污染是产生饮用水安全问题的重要原因之一。人类生产、生活垃圾的排放和突发性环境污染事件，可以对江河源头及上游、水库、地下水等饮用水源地造成污染。污水排放、垃圾堆集和空气中二氧化硫浓度过高产生的酸雨，也是造成水源污染的主要因素。

水体污染物分为生物性、物理性和化学性污染物 3 类。物理性污染物包括悬浮物、热污染和放射性污染，放射性污染危害大，但一般仅存在于局部地区。生物性污染物包括细菌、病毒和寄生虫等。化学性污染物包括有机和无机化合物，如汞、镉、铅等重金属类，苯酚、多环芳烃、有机氯农药等。

（三）土壤污染

土壤污染物可分为无机污染物和有机污染物两大类。无机污染物主要包括酸、碱、重金属，盐类、放射性元素铯、锶的化合物、含砷、硒、氟的化合物等。有机污染物主要包括有机农药、酚类、氰化物、3,4-苯并芘以及由城市污水、污泥及厩肥带来的有害微生物等。以土壤重金属污染物为例，通过对原产品进行加工处理等多种工业过程，排出含有重金属的污水和重金属颗粒的烟尘等，通过重力沉降、湍流扩散、雨水冲刷等作用，以干沉降和湿沉降两种形式进入地表土壤。

当土壤中含有害物质过多，超过土壤的自净能力，就会引起土壤的组成、结构和功能发生变化，微生物活动受到抑制，有害物质或其分解产物在土壤中逐渐积累通过"土壤→植物→人体"，或通过"土壤→水→人体"间接被人体吸收，达到危害人体健康的程度。

二、环境危害因素与慢性病相关性

（一）空气污染

空气污染物主要通过呼吸道进入人体，也可以降落至食物、水体或土壤中，通过饮食和饮水进入消化道，也可通过直接接触黏膜、皮肤进入机体，尤其是脂溶性有毒物质更容易通过完整的皮肤而进入体内。全球疾病负担研究（global burden of disease study，GBD）显示，2017 年空气污染所导致的全球超额死亡人数高达 490 万人，其中 460 万人死于颗粒物污染，伤残调整寿命年(DALYs)约为 1.5 亿人年。

1. 大气污染对健康的危害　大气污染对健康的影响可分为急性危害和慢性危害。

(1)急性健康影响:急性健康影响主要是由烟雾事件或生产事故引起的。当大气污染物的浓度在短期内急剧增高,使周围人群大量吸入污染物可造成急性危害,主要表现为呼吸道和眼部刺激症状、咳嗽、胸痛、呼吸困难、咽喉痛、头疼、呕吐、心功能障碍、肺功能衰竭等。

(2)慢性健康影响:主要包括①长期刺激作用,可致眼和呼吸系统慢性炎症,如结膜炎、咽喉炎、气管炎等,严重的引起慢性阻塞性肺病(COPD),进而可导致肺心病;②可引起机体免疫功能下降,在大气污染严重的地区,居民唾液溶菌酶和分泌型 IgA 的含量均明显下降,其他免疫指标也有所下降;③大气中某些污染物如甲醛、某些石油制品的分解产物、某些洗涤剂等具有致敏作用,使机体发生变态反应;④大气污染物中常常含有苯并(a)芘(BaP)、砷、石棉等致癌物,大量调查资料显示大气污染是肺癌发生的重要原因之一。此外,国际上的研究还发现长期的空气污染还与低出生体重、早产、出生缺陷等不良出生结局有关。

(3)大气污染与慢性病相关性

1)呼吸系统疾病:空气污染物如 $PM_{2.5}$ 等,对呼吸系统的短期急性影响有增加呼吸系统疾病和症状的发生,肺功能下降等。肺部对 $PM_{2.5}$ 等产生氧化应激,使肺部炎症发生增加,肺部免疫屏障遭受损害,造成肺损伤,使呼吸系统疾病的门诊、急诊、住院率上升。空气中颗粒物的有机成分可作为佐剂诱发哮喘或加剧变态反应性鼻炎的症状;颗粒物上附着的有机物如多环芳烃含量与颗粒物的致癌活性相关;吸附有害气体的颗粒物可以刺激或腐蚀肺泡壁,长期作用可使呼吸道防御功能受到损害。颗粒物上的某些金属成分还有催化作用,可以使大气中的某些污染物转化为毒性更大的二次污染物。如 SO_2 可被颗粒物的金属氧化物催化为腐蚀性更强的 SO_3,从而加重对肺部的损害。由于颗粒物的成分十分复杂,颗粒物中的多种化学成分可能还对健康具有联合毒作用。对于支气管哮喘、慢性支气管炎、阻塞性肺气肿和慢性阻塞性肺病等慢性呼吸系统疾病的患者,空气污染天气下可以使病情急性发作或加重。WHO 在 2013 年将室外空气污染物正式列为人类 I 类致癌物,表明空气污染物特别是颗粒物高浓度下的长期暴露,可增加肺癌发生的风险。

2)心脑血管疾病:空气污染物如 $PM_{2.5}$ 进入呼吸系统后,其细小成分可以通过肺泡进入血液循环,对心血管系统产生影响。空气污染导致心血管疾病的病理生理机制主要包括以下几个方面,如炎症反应、氧化应激反应及血管内皮功能紊乱,血液高凝状态及血栓形成,血压升高、动脉粥样硬化及心脏重构,自主神经调节功能紊乱,心脏电生理改变及心律失常,代谢综合征及胰岛素抵抗等。

空气污染与各类心血管疾病发病风险增加相关,主要包括冠心病、心力衰竭、脑卒中、心律失常等。国内外动物实验、人群流行病学和经过控制的人群暴露研究表明,$PM_{2.5}$ 的短期暴露可以影响系统炎症、氧化应激和血液凝血功能;暴露于 $PM_{2.5}$ 的健康成人观察到心率降低,心率的降低与老年人或心脑血管疾病患者的心脑血管发病率和死亡率相关;而且可导致心律不齐,影响血管舒缩功能及血压,短期暴露还可引起心血管系统门诊、急诊、住院率上升。

3)代谢性疾病:大气污染与 2 型糖尿病相关指标存在着关系。大气主要污染物可以导致机体血糖水平不同程度的升高,胰岛素抵抗功能的增强,以及胰岛 B 细胞功能的减退,还可以导致机体血脂水平的紊乱。中国一项大型前瞻性队列随访证据表明,大气 $PM_{2.5}$ 长期暴露与中国成人糖尿病发病风险增加有关,在平均随访 6 年多的研究期间,$PM_{2.5}$ 浓度每升高

$10\mu g/m^3$,糖尿病发病风险增加16%。大气污染物长期暴露与老年人超重或肥胖、高血压和高甘油三酯血症存在正相关关系。

4)神经精神疾病:空气污染特别是雾霾天气发生时,会造成人沉闷、压抑的感受,刺激或加剧心理抑郁的状态,影响人们的心理健康。此外,雾霾期间光线较弱且气压较低,会导致一些人产生精神懒散、情绪低落的反应。

2. 室内空气污染对健康的危害　装饰、装修材料等产生的甲醛对皮肤、呼吸道黏膜有强烈的刺激作用,可使慢性呼吸系统疾病发生率增高。长期接触甲醛可使人出现记忆力减退、嗜睡等神经衰弱症状。甲醛已经被 WHO 确定为人类致癌物。苯系物是室内 VOCs 中比较常见的一类物质,可对眼、鼻、咽喉等产生刺激作用,长期接触会对血液系统造成伤害。苯可损害骨髓,使红细胞、白细胞和血小板数量减少,从而导致白血病,甚至再生障碍性贫血。苯也被确定为人类致癌物。因此,装修装饰材料带来的健康危害应该引起重视,尤其是对儿童、老年人、免疫力低下者的健康影响更不容忽视。

室内燃料燃烧产生大量的空气污染物,如颗粒物、二氧化氮、一氧化碳、挥发性有机物等,对人体健康产生极大的危害。颗粒物可引起眼和鼻部刺激或干涩,以及其他过敏反应;诱发呼吸系统症状及疾病,如咳嗽、支气管收缩、哮喘、支气管炎、肺癌;增加呼吸系统疾病和心脏疾病等的死亡率。氮氧化物(NO_x)包括 NO 和 NO_2 等,NO_2 是一种有刺激性的气体,主要作用于呼吸系统,能够刺激呼吸道及肺黏膜,易到达呼吸道深部,能够损伤肺功能、使呼吸道受感染的概率增大。

室内燃料燃烧产生的空气污染物对健康的影响不仅与污染物种类、污染水平有关,更重要的是受人们的暴露水平如在室内的停留时间、厨房及居室通风条件、接触污染物剂量等的影响。此外,还与不同地区文化习俗、经济条件等有关。在城市使用天然气、煤气等气体燃料的地区,由于大部分居室厨房独立,且排烟条件较好,对健康的影响报道较少,而在我国农村的很多地区,由于厨房做饭及居室取暖等仍使用煤及生物质燃料,在室内明火或功能简单的炉灶中燃烧,导致室内空气污染程度较高,尤其是在人体呼吸带处的浓度上升。再加上农村很多地区厨房空间狭小,排风设备缺乏,限制了空气污染物的稀释,而且与居室距离较近,各种有害化学物质与人体近距离、高浓度、长时间接触,对人体各个器官、系统造成损害。暴露于这些污染物可导致眼部疾病、急性呼吸道感染、慢性阻塞性肺部疾病、肺癌、哮喘、肺结核等。

(二) 水污染对健康的危害

长期使用污水灌溉,可以影响农作物质量,导致迟发性健康损害。1963 年日本神通川流域的"痛痛病"事件,使许多人受害,其中 81 人死亡。原因在于含镉工业废水污染了水体,农民利用河水灌溉稻田,使稻米中的镉含量增加。居民食用被污染的河水和稻米产生镉中毒反应,引起肾脏损害,导致骨质疏松和软化,产生难以忍受的骨痛感。1972 年在日本的"水俣病"事件,原因在于含甲基汞的工业废水污染了水俣湾一带的水体,使其中的鱼类中毒,甲基汞在鱼体内逐渐囤积,人吃了以后发生中毒反应,致 283 人中毒、60 人死亡。汞中毒以脑损害为主要特征,症状包括口腔炎症、头痛、腹泻、呕吐和贫血等。

致癌物质可以通过受污染的水带入人体。水源水中含有的有毒重金属、难降解有机物、环境内分泌干扰物、微囊藻毒素及消毒副产物等微量有机污染物,具有毒性强、暴露浓度低的特点,对人体健康存在长期潜在危害,也很难通过常规水处理工艺得以完全去除。据调查,饮用受污染水的人肝癌和胃癌等癌症的发病率,要比饮用清洁水的高出 61.5% 左右。某些有致癌作用的化学物质,如砷、铬、镍、铍、苯胺、苯并[a]芘等污染水体后,可在水中悬浮物、底泥和水生生物内蓄积,长期饮用这类水质或食用这类生物就可能诱发癌症。水体中某些化学性污染物如邻苯二甲酸酯、对硫磷等,可干扰机体内一些激素合成、代谢作用,从而影响机体的正常生理、代谢、生殖和生育等功能。此外,由致病性细菌、病毒和寄生虫(如原虫和蠕虫)引起的介水传染病是与饮用水有关的对健康最常见、最普遍的威胁。

（三）土壤污染对健康的危害

土壤污染主要是通过植物、水等间接对人体健康产生危害。如土壤重金属污染对健康的危害主要通过农作物的富集而污染粮食,通过食物链的作用,人们摄入污染的粮食、蔬菜而影响身体健康。土壤中容易造成农作物富集并对机体危害较大的金属污染物有镉(Cd)、汞(Hg)、铬(Cr)、铅(Pb)等。一些有机氯农药在土壤中降解一半的时间要几年到几十年,并在作物体内富集,可长期影响作物和人体。农作物从土壤中吸收农药,在根、茎、叶、果实和种子中积累,通过食物、饲料危害人体和牲畜的健康。1955 年发生在日本的"痛痛病"事件,就是一起典型的由于镉污染河水、再用污染的河水灌溉农作物、人食用了污染的粮食而导致镉中毒的严重公害病。

三、可采取的健康防护措施

对公众开展有效的、有针对性的健康教育,调动公众广泛参与,使其认识到各种环境因素对身体健康的危害,才能使其对此加以重视,并主动改变不良的生活方式。

（一）针对空气污染的个体防护措施

1. 生活防护措施　老年人、儿童、孕妇及患有心、肺疾病的人群,在空气污染(雾霾)天气时,要避免户外活动,尽量减少出行,如果必须出门要采取戴口罩等防护措施;外出回来后应及时清洗面部及裸露的肌肤。一般来说,如室内没有吸烟、燃料燃烧、烹调油烟等污染源,在紧闭门窗的室内,其空气中颗粒物浓度通常比室外低 20%～30%,如室内有上述污染源,室内颗粒物浓度会比室外高。因此,在颗粒物污染天气时,应尽量关闭门窗,减少室外颗粒物进入室内,避免在室内吸烟,减少高温下煎、炒、炸等烹调活动,进行湿式清扫。避免室外锻炼的同时,也不宜在室内锻炼,以减少室内颗粒物悬浮和锻炼者污染物的吸入。

2. 口罩的佩戴　在大气颗粒物污染天气时,出行佩戴口罩是一个较好的个体防护措施,但并不是所有口罩都能防护颗粒物,只有对粒径小于 $2.5\mu m$ 的颗粒物具有阻挡效果的口罩才能有效防护。如 N95 口罩,经测试对 $0.3\mu m$ 的颗粒物的阻留效率可以达到 95% 以上,佩戴后可以阻挡 $PM_{2.5}$ 进入体内。佩戴时要与个人脸型匹配,贴合度好才具有防护效果。口罩是在一定条件下佩戴,也不是每个人都适合佩戴口罩。本身患有呼吸系统疾病的人配戴后呼吸阻力增大,可能会因为缺氧导致呼吸困难及症状加重。口罩也不适宜长时间佩戴,一方面口罩外部吸附了颗粒物等大量污染物,会造成呼吸阻力的增加,另一方面口罩内部也会吸附呼出气中的细菌、病毒等,如不注意及时更换,则会造成二次污染,需要经常清洗和消毒。儿童处在生长发育阶段,而且其脸型小,一般口罩难以达到密合的效果。因此建议选择正规厂家生产的适合儿童佩戴的防护口罩,而一些家长为孩子选择佩戴的布口罩,在防护 $PM_{2.5}$ 等细小颗粒物方面,是不足够的。但对于 6 岁以下的小宝宝,N95 及以上的口罩密封性好,容易导致孩子的呼吸不畅,因此戴纯棉口罩比较好。抵抗力弱的孩子应该尽量待在室内,防止患上呼吸道疾病。

3. 空气净化措施　空气净化器对污染物的净化具有针对性和局限性,不是所有的空气净化器都具有净化颗粒物的效果。污染天气下,室内选择对 $PM_{2.5}$ 颗粒物净化有效,最好每小时洁净空气量达到 $90m^3$ 以上的空气净化器,可有效降低室内 $PM_{2.5}$ 污染程度。空气净化器的实际净化效果还与房间面积、净化器的功率、运行时间等有关。同时,净化材料也有使用寿命,应根据污染程度和使用时间及时更换,避免造成二次污染。

静电式原理的空气净化器内部没有过滤网,但由于其净化原理和结构的特殊性,也需定期对静电部件进行清理。使用者可将静电部件取出,用清水或非腐蚀性清洁剂清洗静电部件,彻底晾干后再放入净化器。另外,静电原理的空气净化器在使用过程中静电模块会产生臭氧,其气味类似鱼腥味,长时间高浓度的臭氧同样会对人体产生危害。因此,在选择静电原理的空气净化器时,一定要注意说明书上的臭氧发生量要符合国家标准。

(二)针对饮水的防护措施

饮水是满足人体每日需水量的重要途径,饮水量、饮用水类型、饮水方式以及饮水习惯等都对人体健康起着至关重要的作用。我国现行生活饮用水卫生标准已实现与发达国家接轨,能够满足人民的饮水安全。

1. 白开水饮用的注意事项　白开水是自来水煮沸后自然冷却的凉开水,煮沸的过程能杀菌、减少饮用后产生肠道疾病的概率。水烧开后再沸腾 $1\sim2$ 分钟最佳,可有效杀灭水中的病原微生物,又能使水中的氯气及一些可挥发的有害物质被蒸发掉。但水沸腾时间不宜过长或反复加热,否则水中不可挥发的重金属离子和亚硝酸盐等含量会相应增加。凉开水的放置时间不宜超过 24 小时,以减少空气溶解在水中所带入的细菌对水造成的污染。

2. 更科学地喝水　建议每天多次适量饮水,不要豪饮,一次性大量饮水会加重胃肠负担。起床之后喝 250mL 的水,帮助肾脏及肝脏解毒。睡前也可以喝一杯,有助于降低因睡眠导致的血液黏稠度增加,但不宜喝得太多,以免频繁起夜。老年人肾脏功能减弱,体液平衡恢复较慢,同时口渴的感觉会比年轻人来得慢,当环境温度和湿度增加的时候,老年人因水分摄入不足所导致的风险增加,因此,老年人不应在感到口渴的时候才喝水,而应该主动喝水。

3. 桶(瓶)装水的使用　桶(瓶)装水的饮水安全问题不容忽视。使用次数超过限制的旧桶(瓶)和破桶(瓶)被回收,如果循环使用比较容易出现问题,包括细菌滋生等,对桶(瓶)装水造成新的污染。要购买正规厂家带有质量安全标志的桶(瓶)装水,看清生产日期,不买存放过久的桶(瓶)装水。桶装水开封或打开瓶装水瓶盖后,要注意在短期内喝完。

4. 净水器的使用　随着我国人群健康意识的提高,人们开始追求更高品质和更好口感的水,很多家庭选择了家用净水器,选择时应注意根据水质状况和个人需求选购适宜的净水器,比如饮用水更好的口感和去除气味儿,可选择以活性炭为净化原理的净水器;如果担心微生物,可选择超滤、纳滤、反渗透等功能或紫外线等技术进行消毒;如果想减少水垢,可选择反渗透、纳滤、离子交换树脂等技术的净水器等。滤芯是净水器的核心部分,要根据净水器使用时间长短进行更换,且要定期对家用净水器进行冲洗,注意净水器本身的卫生状况。

(三)针对新冠肺炎疫情的环境防护措施

经呼吸道飞沫和密切接触是新型冠状病毒两种主要的传播方式,但在特定条件下,也存在气溶胶传播风险。WHO 在 2021 年提出由于气溶胶能悬浮在空气中或漂浮至 1m 以外(远距离),如果在通风不良和/或拥挤的室内环境中停留较长时间,可能存在新型冠状病毒传播风险。美国疾病预防控制中心认为在相对封闭环境、暴露浓度高、暴露时间长等条件下,新型冠状病毒可通过气溶胶传播。

已经有研究及现场调查发现,新型冠状病毒可经酒店或居室卫生间使用马桶、排风扇等进行传播,因此,加强疫情下针对环境的健康防护措施非常有必要。除外出佩戴好口罩、少聚集、人与人保持足够的间距等,在酒店、居家时,要注意保持良好通风,但对于四周围合的天井或者三面大围合的天井,以及距离较近的握手楼(2m内),要避免在这个方向开窗通风。冲马桶时,需要盖上马桶盖,防止排泄物的病菌外溢。卫生间地漏要有存水弯,经常注意给地漏尤其是不常用的地漏注水,保持水封状态,防止气流通过上下层卫生间传播。此外,注水后可以对水封进行封堵(如使用塑料袋灌水扎紧,放在地漏上,加水封硅胶盖等),避免水封变干失效。

第二节 环境健康教育的方式

通过开展环境危害因素的健康教育与健康促进行动,来提高慢性病患者、高危人群、普通人群的相关知识知晓率、个人防护的依从率,从而预防环境危害因素对健康的影响。

一、政府重视、卫生行政部门加强指导

随着经济的发展,我国加大了对空气污染、水污染等的治理措施,卫生健康部门建立了包括空气污染对人群健康影响、生活饮用水质量、公共场所健康危害因素等全国性的监测系统,通过开展长期监测发现可能的环境危害因素,为行政部门采取有效的防控措施提供技术支撑。各级卫生行政部门开展了多种形式的健康宣教和健康促进活动,有力地提升了公众对于环境健康危害因素的意识。如在 2008 年的 10 月 15 日,原卫生部等部门联合举办首届中国环境与健康宣传周活动,宣传周活动的主题是水与健康。活动提出要积极组织开展宣传教育活动,使全社会了解饮水卫生安全的相关知识,及其对于减少疾病,保护健康的重要意义,倡导科学健康的饮水方式,提高公众自我保护意识和能力,群策群力做好饮用水安全保障工作。2019 年 9 月 16 日,国家卫生健康委在天津召开的健康环境促进行动大会上,提出要将促进健康融入全局,除了建立环境与健康调查、监测和风险评估制度外,还将普及环境健康知识,指导健康防护,提高居民环境健康素养纳入健康促进的重要环节。

1. 主要以通俗易懂,科普图文的形式体现,如环境危害因素健康教育读本、指南等,面向医疗卫生机构、环境健康研究院所、高等院校等相关专家征集,强调资料的准确性。

2. 与电视、报纸、广播电台、网络等媒体合作,增加健康教育的内容,如播放科教片,邀请有关专家普及环境健康危害常识,增加与观众的互动交流等。针对当前多媒体普及、受众面广的情况,充分利用政府部门、专业机构的微信公众号、微博等发表和推送内容丰富的科普文章和科普知识。

3. 由政府或各级行政部门指导,以官方网站、微博、微信公众号为重点,开辟健康教育的内容,增加环境危害因素对健康影响及相关健康防护措施的内容。

4. 举办多种形式的活动,如面向中小学生征集环境与健康绘画材料、录制小视频等。

二、环境健康教育融入社区

社区健康教育是以社区为单位,以社区人群为教育对象,以促进居民健康为目标,有组织、有计划、有评价的健康教育活动。针对环境危害因素,采取在社区举办讲座,提供宣传资料等方法,对居民进行有针对性的健康宣教,并提供个体防护和应对措施的有效指导。

1. 开展健康讲座　了解社区居民对环境危害因素的认知情况,针对热点问题不定期开展公益讲座,如雾霾对健康的影响,饮水安全等。围绕重要时段(如雾霾、热浪、寒潮、水污染等)、重点区域(托幼机构、中小学校、公共场所、社区等)、敏感人群(儿童、老年人、孕妇、有心肺功能隐患的人群等),从健康知识宣教、防护理念传播、健康行为生活等方面多层次实施,要注重人群文化水平及接受能力,根据实际情况,调整健康讲座内容。

2. 发放健康教育资料　健康教育资料的形式可以多样化,如在社区、学校、公共场所内制作宣传栏、黑板报,循环放映的显示屏等。也可将有关单位编写环境危害因素对健康影响的小册子、宣传画,或印有相关内容的日历、小扇子等发放给居民,内容包括污染天气或疫情下口罩的正确佩戴、空气净化器和净水器等使用注意事项等,让大家在日常生活中就能随时接触到环境与健康的相关内容,从多层次加强环境危害因素的健康防护干预。

3. 与义诊等其他形式相结合　环境危害因素的健康教育,可以与义诊、营养等与健康咨询活动相结合,利用媒体、宣传标语、社区医师等进行宣传,提高群众的参与热情,确保教育质量与效果。

三、充分发挥新媒体的作用

移动健康教育是利用移动互联媒介技术,以移动智能终端方便人们接受健康教育,促使其树立健康意识,养成良好的行为习惯和生活方式,以达到保持心身健康的目的。开展环境危害因素健康宣教,需要结合当代人们的生活和工作习惯,发挥移动互联网端的微信、微博等新型社交平台,开展有针对性教育。

目前,人们更多的是从简短的手机资讯中获取知识,接收信息。在健康教育中,可充分利用人们的这一知识需求,构建微信公众平台。通过公众号,公众号主体可在微信平台上开设多个栏目,发布疾病知识、健康保健知识、环境危害因素知识等,供人们阅读。实现与特定群体的文字、图片、语音、视频的全方位沟通、互动。

第三节　辐射防护健康教育

随着我国核能和核技术的快速发展,公众和媒体对核辐射事件健康影响的关注程度日益提高。但目前我国缺乏辐射与健康全面和广泛的科普宣传,公众对核辐射的认识存在误区,缺乏必要的防护知识容易造成心理恐慌。

在日常生活中,人们一谈到"辐射"就会联想到手机辐射、电脑辐射、WiFi 的辐射、电磁炉和微波炉的辐射、信号塔的辐射、高压电线网的辐射、诊断和治疗疾病时的辐射。其实,诊断和治疗疾病的辐射(属于电离辐射)与其他的辐射(非电离辐射)引起的生物效应是完全不同的。下面我们对辐射做一下简单的介绍,通过辐射以及防护的基本科普知识,为广大公众能够正确认识辐射,在利用辐射给我们带来便利的同时,能够科学地进行辐射防护。

一、辐射的概念与来源

(一)电离辐射和非电离辐射

辐射按照与物质的作用分类,可以分为电离辐射和非电离辐射。按辐射的本质和性质分类,可以分为电磁辐射和粒子辐射。

电离辐射是指能引起被作用物质分子发生电离的射线。电离辐射可分为电磁辐射和粒子辐射。

电磁辐射由相互垂直的电场和磁场,随时间变化而交变振荡,形成向前运动的电磁波。电磁辐射按波长主要分为:无线电波(0.1mm~3 000m)、微波(0.1mm~1m)、红外线(0.76μm~1mm)、可见光(0.38~0.86μm)、紫外线(10nm~0.38μm)以及X射线(1pm~10nm)和γ射线(0.1nm~1pm)。通常意义上有电磁特性的电磁波是指无线电波、微波、红外线、可见光、紫外线,为非电离辐射,只能引起分子振动、转动或电子能级状态的改变。而X射线和γ射线通常被认为是电离辐射,能引起物质分子发生电离。

粒子辐射是指一些组成物质的基本粒子,或者是剥去、部分剥去轨道电子的带正电的原子核,这些粒子具有运动能量和静止质量。粒子辐射通过消耗自己的动能把能量传递给其他物质。主要的粒子辐射有α粒子、β粒子(或电子)、质子、中子、负π介子和带电重离子等。

我们日常生活中使用的电脑、电器、手机和Wi-Fi等均属于电磁波,是非电离辐射。电磁波的频段在3Hz~3 000GHz之间。

(二)电离辐射的来源

1. 天然本底辐射 包括来自大气层外的宇宙辐射和来自地壳物质中存在的天然放射性核素产生的地球辐射。空气、水、土壤、植物、动物、人体、食物、纸张、机械和建筑物都具有放射性。照射水平的高低受地磁纬度、海拔高度、居室条件、膳食习惯、年龄和生理代谢等诸因素的影响。

2. 人工辐射 来自人类的活动、实践或核与辐射事件。人类的辐射实践活动涉及医药卫生、工农业生产、国防、能源等方面。医疗照射是最大的人工辐射源。

(三)电离辐射的种类和特点

电离辐射可分为带电与不带电两类,其中α射线和β射线带电,γ射线和中子不带电。特性包括以下几点。

1. 穿透特性 α射线 < β射线 < γ射线 < 中子。
2. 电离特性 α射线 > β射线 > γ射线 > 中子。
3. 质量 α射线 > 中子 > β射线 > γ射线。

我们平常说的X射线是人为产生,通常是由X射线管产生。利用电子加速器、直线加速器等产生的加速电子轰击由高原子序数物质构成的靶,产生高能量的X射线。

二、电离辐射的危害及影响因素

(一)辐射生物效应

电离辐射作用于机体后,将能量传递给有机体的分子、细胞、组织和器官所造成的形态结构和功能的变化,称为电离辐射的生物学效应。按其作用机制可分为确定性效应和随机性效应。

1. 确定性效应 一般是指电离辐射使一个器官或组织内足够的细胞被杀死或不能繁殖或不能发挥正常功能,从而引起器官的功能障碍。随着剂量的增大,被杀死的细胞增加,当剂量增加到一定水平(阈剂量)时,引起损害概率也上升到100%。超过阈剂量后,损害的严重程度将随剂量和剂量率的提高而增加。低于阈剂量照射时,因细胞丢失不多,不会引起组织和器官的可检查到的功能损伤。

确定性效应的特点包括:有剂量阈值,效应的严重程度与剂量成正比。

电离辐射所致的确定性效应中,主要有血液系统疾病、放射性白内障、射线所致寿命缩短,以及对胎儿、幼儿和生殖系统的影响等。

2. 随机性效应　指生物效应的发生概率与受照射剂量相关的效应。它不存在剂量阈值,例如遗传效应和辐射致癌效应。在辐射防护工作中通常所遇到的照射条件和剂量范围内,剂量与某一效应的发生概率之间存在着线性无阈的关系。

随机性效应特点包括:无剂量阈值,发生概率与剂量成正比,严重程度与剂量无关。

(二)电离辐射相关慢性病

放射性疾病是由于放射性元素对本人乃至后代带来的疾病。长期接触放射性物质的劳动者,如长期工作在核电站和长期接触X射线的劳动者,患上放射性疾病的可能性较大。放射性疾病的危害性很大,所以世界上很多国家都十分重视对放射性元素危害的防范,并将放射性疾病列入职业病病种之内。目前职业性放射性疾病的主要职业人群有放射诊疗从业人员、放射探伤工人、核工业接触核素的工作人员,放射性矿物(如含铀、钍等)开采者,另外稀土开采也会接触到微量的放射性物质,但发病概率都很小。

职业性放射性疾病包括:①外照射急性放射病;②外照射亚急性放射病;③外照射慢性放射病;④内照射放射病;⑤放射性皮肤疾病;⑥放射性肿瘤;⑦放射性骨损伤;⑧放射性甲状腺疾病;⑨放射性性腺疾病;⑩放射复合伤;⑪根据《职业性放射性疾病诊断标准(总则)》可以诊断的其他放射性损伤。

1. 慢性放射病(chronic radiation sickness,CRS)　机体在较长时间内连续或间断受到超当量剂量限值的电离辐射作用,达到一定累积剂量后引起的多系统损害的全身性疾病,通常以造血组织损伤为主要表现。

(1)慢性外照射放射病:人体长期反复受到超年剂量限值的X射线、γ射线或中子外照射,当累积剂量达到一定程度后,可发生以无力型神经衰弱综合征为自觉症状的慢性外照射放射病。

(2)慢性内照射放射损伤:慢性内照射放射损伤的特点:①慢性内照射放射损伤的首要危害因素是α、β粒子,特点是持续性、选择性,内照射原发放射损伤与继发损伤同时存在,交错发展,且内照射持续时间长,远期损伤效应比外照射明显;②不同放射性核素可引起相应靶器官的放射损伤,如亲骨性分布的核素(Ca,Sr,Ba,Ra,Y和Pu)对骨髓造血功能和骨骼的损伤严重,亲网状内皮系统分布的核素(如Ac,Th,Am,La和Ce等)对肝脏、脾脏和淋巴结等损伤,亲肾分布的核素(如U和Ru)可引起严重的肾损伤,如中毒性肾炎,肾功能不全和肾硬化等,亲甲状腺的放射性碘浓集在甲状腺内,引起腺体严重损伤。

2. 皮肤慢性损伤　慢性皮肤放射损伤,多见于放射工作人员长期受超剂量限值照射,或急性皮肤放射损伤的迁延。

慢性皮肤放射性损伤的表现包括以下几点。

(1)慢性放射性皮炎:多见于X射线诊断、治疗工作者的手部皮肤及指甲,尤其是手背皮肤。早期出现皮肤干燥、粗糙、汗毛脱落等。指甲可出现纵嵴、甲板增厚、变脆等。

(2)晚期放射性溃疡:溃疡创面常有少量脓性分泌物,肉芽面苍白,创口愈合十分缓慢。

(3)放射性皮肤癌:放射性皮炎是不可逆的病变,其损伤部位过度角化、萎缩,久之可转变为放射性皮肤癌。

3. 其他局部放射性疾病　几乎所有器官都可能受到照射引起损伤。如:放射性脑病、放射性脊髓炎、放射性口腔疾病、放射性肺炎、放射性甲状腺疾病、放射性骨损伤、放射性白内障等。

4. 电离辐射诱发的远后效应

(1)电离辐射诱发肿瘤:接受电离辐射后发生的与所受照射具有一定程度流行病学病因联系的恶性肿瘤,是照射后发生的重要的远期效应之一,属于随机性效应,主要包括白血病、甲状腺癌、乳腺癌、肺癌、骨肿瘤等。

(2)除恶性肿瘤以外的其他远后效应:①眼部一次性或短期内受到大剂量外照射,或者长期反复超过剂量限值的照射引起的放射性白内障;②胚胎发育过程中受到电离辐射引起的小头症及智力发育障碍、发育迟缓、致癌效应、癫痫;③辐射诱发的血液和性腺系统疾病,比如高色素性贫血、白细胞与血小板减少、再生障碍性贫血;④辐射诱发的性腺系统疾病,如放射性不孕症、放射性闭经;⑤电离辐射损伤亲代的生殖细胞遗传物质造成的遗传效应,使其遗传性状在子代中表现出来。

(三)影响电离辐射生物效应的主要因素

1. 与电离辐射有关的因素

(1)辐射种类:从电离辐射的物理特性来看,电离密度与射线的穿透能力成反比关系,并且是影响生物学效应的重要因素(表 8-1)。从生物效应的作用来看:α 射线和中子>β 射线>X 和 γ 射线。

表 8-1　射线的相关特性

射线种类(能量 2Mev)	在空气中的射程/m	每毫米行程上的离子对
α 射线	0.01	6 000
β 射线	1	60
γ 射线	100	0.6

(2)剂量:辐射剂量与生物学效应之间有一定的相依关系。在一定范围内,剂量愈大,效应愈显著,但不一定都是线性关系。

放射生物学中常用引起被照射机体死亡 50% 时的剂量作为指标衡量机体的放射敏感性,称为半数致死剂量(median lethal dose,LD50)。LD50 数值愈小,机体的放射敏感性愈高。

(3)剂量率:即单位时间内吸收的剂量。剂量率对于决定发生何种效应十分重要,一般情况下,剂量率愈大,效应愈显著。

(4)分次照射:分次照射使放射生物学效应减轻。各次照射间隔时间愈长,生物学效应愈小,这与放射损伤的修复有关。

(5)照射面积、照射部位、照射方式:当其他条件相同时,受照射面积越大,损伤越严重。

放射治疗正是运用这一规律,将全身照射时可以致死的剂量,局限于较小的面积(肿瘤部位)时,就可以降低对正常组织的损伤,而对局部的肿瘤细胞达到最大程度的损伤效果。

当照射剂量和剂量率相同时,机体受照射的部位不同,生物学效应亦不同。

从近期致死效应来看,腹部照射引起的后果最严重,其次为盆腔、头颅、胸部和四肢。如用 20Gy 的照射量作用于大鼠腹部,全部动物在 3~5 天内死亡;作用于盆腔只有部分动物死亡;作用于头、胸部则不发生急性死亡。

照射方式可分为外照射、内照射和混合照射。外照射可以是单向照射或多向照射,后者的效应大于前者,多向照射增强生物学效应的原因是组织接受的照射剂量较均匀。例如狗多向照射的绝对致死剂量为 5Gy,而单向照射的绝对致死剂量为 8Gy。而且多向照射引起狗的死亡时间亦较早。

2. 与机体有关的因素

(1)种系的放射敏感性:种系演化越高,机体组织结构越复杂,放射敏感性越高。

(2)个体发育过程中的放射敏感性:哺乳动物的放射敏感性因个体发育所处不同阶段而有差别,总的趋势是放射敏感性随个体发育过程而逐渐降低。

妊娠的最初阶段最敏感,在植入前期受照射最易引起胚胎死亡。胚胎的器官形成期受照射胚胎死亡较少,但是先天性畸形发生率较高。此后,胎儿组织的辐射抵抗力增高。

出生后的个体发育过程中,幼年比成年人的放射敏感性高,老年机体由于各种功能衰退,其耐受辐射的能力明显低于成年时期。

从远期效应看,在胚胎和胎儿期受照射,儿童发生癌症和白血病的危险度增加。

十日法规:对育龄妇女下腹部的 X 射线检查都应当在月经周期第 1 天算起的 10 天内进行,以避免对妊娠子宫的照射。

(3)不同组织和细胞的放射敏感性:在同一个体内,不同组织、器官的辐射敏感性有明显的差别。一种组织的放射敏感性与其细胞的分裂活动成正比,而与其分化程度成反比(表 8-2)。

表 8-2　组织和细胞的放射敏感性

组织、器官	辐射敏感性
淋巴组织、胸腺、骨髓、胃肠上皮、性腺和胚胎组织等	高度敏感
感觉器官、内皮细胞、皮肤上皮、唾液腺和肾、肝、肺的上皮细胞	中敏感
中枢神经系统、内分泌腺、心脏等	轻度敏感
肌肉组织、软骨、骨组织和结缔组织等	不敏感

(4)亚细胞和分子水平的放射敏感性:同一细胞的不同亚细胞结构具有不同的放射敏感性。细胞内不同生物大分子的相对放射敏感性顺序为:DNA＞mRNA＞rRNA＞tRNA＞蛋白质。

三、电离辐射防护措施

照射(辐射)可以分为职业照射、医疗照射、公众照射。职业照射是指除了国家有关法规和标准所排除的照射以及根据国家有关法规和标准予以豁免的实践或源所产生的照射以外,工作人员在其工作过程中所受到的所有照射。医疗照射是指患者(包括不一定患病的受检者)因自身医学诊断或治疗所受的照射、知情但自愿帮助和安慰患者的人员(不包括施行诊断或治疗的执业医师和医技人员)所受的照射,以及生物医学研究计划中的志愿者所受的照射。公众照射是指公众成员所受的辐射源的照射,包括获准的源和实践所产生的照射和在干预情况下受到的照射,但不包括职业照射、医疗照射和当地正常天然本底辐射的照射。

辐射防护指用于保护人类免受或者尽量少受电离辐射危害的要求、措施、手段和方法。辐射防护的目的是防止确定性效应的发生,把随机性效应的发生概率降低到可以接受的水平。

所有的辐射实践活动,均应遵循辐射防护三原则。这3项原则构成了辐射防护体系,这3项基本原则相互关联,任何一项不可偏废。

1. 辐射实践正当化　辐射实践对受照个人或者社会带来的利益足以弥补由该实践所致的辐射危害。

2. 限制个人剂量　意在使受照个人避免确定性效应的发生;限制其蒙受随机性健康危害的概率,使之保持在通常认为可被接受的水平。职业人群连续5年的平均有效剂量限值是每年不超过20mSv/a,而且任何一年的有效剂量不超过50mSv/a;公众的剂量限值是每年不超过1mSv/a。

3. 辐射防护最优化　考虑社会、经济因素后,个人受照剂量的大小、受照射的人数以及受照射的可能性均保持在可合理达到的尽量低水平。

无论是职业人群还是公众,都可以通过以下3种方法来减少照射剂量:①时间,暴露于射线的时间尽量短;②空间,离射线越远,吸收剂量越小;③屏蔽,非照射部位,尽可能屏蔽射线。

责任主体应该提高安全责任意识,按照国家有关规定,在建设机房的时候,要做好建设项目和环境的安全预评价工作,建设结束之后还要做验收评价。在实践中,责任主体要完善防护制度;给放射工作人员配备必要的放射防护、监测以及报警设备;制定详细的监测计划。做好工作人员的防护,健康体检,个人剂量监测等。定期培训,提高工作人员的防护意识,树立辐射安全文化素养。

(一)职业照射的个人防护

放射工作人员的个人剂量是判定职业性放射性疾病的重要依据,因此,在工作中放射工作人员必须佩戴个人剂量计。个人剂量的监测周期是至少3个月1次。放射工作人员的剂量限值是20mSv/a。放射工作人员每1～2年做1次健康检查。个人剂量监测数据和职业健康检查结果均需要建立档案,以备查。

职业危害较大的介入和核医学工作人员,诊断和治疗操作时,时间尽量短,距离尽可能长,在操作时必须穿戴防护用品,以免造成过量照射。放疗工作人员在工作中,需佩戴个人剂量报警仪。

(二)医疗照射的个人防护

对于去医院就诊的患者,如果拍胸片就能解决的问题,就不做CT。对于育龄期女性,要提醒是否怀孕,没有必要就不做射线检查,如果疾病治疗的需要,一定要做相应的防护。对于儿童,一定要做性腺的防护。

(三)公众照射的防护

氡是天然放射源,当房子装修的时候,屋内的氡浓度就会增加,我们只需开窗通风即可。

四、电离辐射防护的健康教育

电离辐射的特点是看不见、摸不着、嗅不到。电离辐射的这些特性让人无法感知和控制,所以,与一般的自然灾害相比,电离辐射的危害导致的心理恐慌要比辐射事件的实际危害更为严重,影响范围更加广泛。其次,由于公众对核与辐射知之甚少,大部分的认知来自日本广岛核爆炸、苏联切尔诺贝利事故和日本福岛核事故等灾难性事件。再次,核辐射导致的远后效应如辐射诱发白血病、甲状腺癌、后代畸形等,这让受影响的公众长期处于担忧之中。

因此,我们需要做好以下几点。

(一)媒体沟通、公众宣传与专业培训

1. 核事故暴露人群或者核电站周边居民 应通过电视、电台、报纸、网络以及现场讲座等多维的方式加强辐射相关科普,避免因缺乏核与辐射及其防护知识导致错误的行动,甚至引起恐慌,导致许多不可挽回的后果。

对于刚装修完房屋的公众,可以在社区宣传栏进行必要的宣传,告知其应尽可能地开窗通风,以降低放射性氡的浓度,减少氡子体对肺部的损伤。

2. 普通的患者 可以采用专业培训、现场讲座、在医院张贴宣传画以及发宣传单的方式宣传辐射安全知识,在遵守辐射防护三原则的前提下,告知其在做检查或者治疗的时候,应该主动要求进行必要的屏蔽防护,尤其是孕妇和儿童。

3. 放射工作人员 应该定期做专业的放射防护培训,提高辐射防护意识,避免职业性放射性疾病的发生。

(二)心理援助

心理援助是应急救援中医学救援工作的组成部分,在援助中应避免受助者再次受到创伤;应尊重当地民族习惯,尊重求助者人格和感情,并且严格保护求助者的个人信息和隐私。

(王 秦 郝述霞 中国疾病预防控制中心)

参考文献

[1] 郭新彪.环境健康学[M].北京:北京大学医学出版社,2006:126-150.

[2] 徐东群.雾霾与健康知识问答[M].北京:化学工业出版社,2013:12-28.

[3] 徐东群.异常天气与环境污染事件的认识与应对[M].武汉:湖北科学技术出版社,2016:77-124.

[4] 中国健康教育中心.基层健康教育工作手册——实用方法与技能[M].北京:中国人口出版社,2018:105-138.

[5] World Health Organization.Coronavirus disease (COVID-19):how is it transmitted? 2021[EB/OL].(2021-12-23).https://www.who.int/news-room/q-a-detail/coronavirus-disease-covid-19-how-is-it-transmitted.

[6] U.S.Centers for Disease Control and Prevention.Scientific brief:SARS-CoV-2 transmission.2021[EB/OL].(2021-05-07).https://www.cdc.gov/coronavirus/2019-ncov/science/science-briefs/sars-cov-2-transmission.html.

[7] CAO W,CHEN H,YU Y,et al.Changing profiles of cancer burden worldwide and in China:a secondary analysis of the global cancer statistics 2020[J].Chinese Medical Journal,2021,134(7):783-791.

[8] TORRE L A,SIEGEL R L,WARD E M,et al.Global Cancer Incidence and Mortality Rates and Trends—An Update[J].Cancer Epidemiology Biomarkers & Prevention,2016,25(1):16-27.

[9] 国家心血管病中心.空气污染与心血管疾病专家共识组.空气污染与心血管疾病专家共识[J].中国循环杂志,2021,36(1):14-21.

[10] 施小明.空气污染、气候变化与健康:从证据到行动[J].中华预防医学杂志,2019,52(1):1-3.

[11] 张森.微信公众平台在医院健康教育中的应用[J].管理.教育.教学,2019,17(6):298-299.

[12] 章蕾.基于微信公众号的移动健康教育研究[J].护理与康复,2018,17(8):84-86.

[13] 郭帆.建筑室内环境"健康要素"的思考——基于"新冠肺炎"的启示[J].重庆建筑,2020,19(199):23-25.

[14] 张寅平.室内空气安全和健康:问题、思考和建议[J].安全,2020,41(9):1-10.

[15] 苏旭.中国放射卫生进展报告[M].北京:中国原子能出版社,2011:71-83.

[16] 龚守良.医学放射生物学[M].4 版.北京:中国原子能出版社,2014:8-28,205-584.

[17] 涂彧,周菊英.放射卫生学[M].北京:中国原子能出版社,2014:24-36,70-90.

[18] 雷翠萍.核电站事故情况下的心理援助[J].中国辐射卫生,2017,26(4):458-460.

[19] 雷翠萍.核与辐射突发事件卫生应急中的危机沟通[J].中国预防医学杂志,2013,14(6):471-472.

第九章

慢性病健康教育与健康促进项目的
计划设计、实施与评价

项目是为实现某明确而特定的目标在一定范围、一定时间内需要完成的工作任务。具体到慢性病健康教育与健康促进项目,则是在一定范围、一定期限内通过开展健康教育与健康促进活动来实现预定的慢性病防控目标。

第一节　慢性病健康教育与
健康促进项目的需求评估

需求评估是开展慢性病健康教育与健康促进项目计划设计的第一步。在社区开展慢性病健康教育与健康促进项目时,首先需要了解目标人群是谁,存在哪些慢性病问题,与这些慢性病问题相关的行为是什么,影响行为改变的促进因素和障碍是什么,社区有哪些资源可以利用,社区可利用的健康传播渠道有哪些,居民最喜欢的传播渠道是哪些等。只有对社区及社区内目标人群进行全面细致分析,才可能制定出较为完善的慢性病健康教育与健康促进项目计划。

一、需求评估的内容

1. 目标人群　　目标人群是指项目活动的对象,即在某一特定地区,具有某一特定人口学特征的人群。项目拟解决问题发生在哪个特定人群中,这些人群就是一级目标人群。能够影响一级目标人群的信念、态度和行为的另一人群通常定为二级目标人群,他们跟一级目标人群有共同的利益关系。

开展慢性病健康教育与健康促进项目时,通常根据项目拟解决的问题、项目投资方的目的确定哪些人群是拟优先考虑的目标人群,哪些人群是高危人群或者需要广覆盖的社区内所有人群。为更好地有效利用资源,通常会根据年龄、性别、慢性病高危人群等因素细分项目目标人群开展项目工作。

2. 主要慢性病问题　　主要威胁社区人群的慢性病问题是哪些,这些健康问题在目标人群中是如何分布的? 比如哪个疾病的发/患病率较高,哪个疾病造成受累人群的生活和生命质量降低最严重,哪个疾病的防控最容易进行,哪个疾病危险因素最为普遍等,需要进行排序确定拟准备优先解决的慢性病问题。

3. 慢性病问题相关行为　慢性病健康教育的核心目标和落脚点需要找到可以改善慢性病问题的关键行为是哪些。确定主要慢性病问题后,需要进一步寻找引发慢性病问题的行为有哪些? 可能是饮食? 运动? 烟草使用情况? 饮酒习惯?

4. 确定相关行为改变的促进与障碍因素　行为的形成与改变受到很多因素的影响,包括个人、家庭、社区、环境和政策等多方面多层次的影响。1991 年,Dahlgren 和 Whitehead 构建健康决定因素的彩虹模型(图 9-1),该模型显示健康的决定因素总体上可分为个人先天遗传因素,个人生活方式,社会与社区网络,生活与工作条件,综合社会经济学、文化、环境条件等层面。这些因素逐层由外向内产生影响,并最终作用于个人的行为生活方式进而影响个人的健康状况。

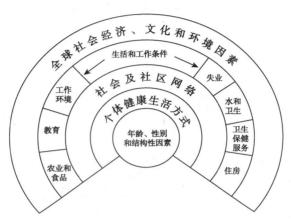

图 9-1　健康决定因素模型

对不同层级的影响因素逐一分析行为改变的促进因素和障碍因素,有利于确定慢性病健康教育与健康促进项目的干预策略及措施。

5. 确定可利用的资源　分析项目拟开展社区中现有资源,包括政策资源(是否有慢性病防控相关政策文件)、环境资源(有哪些对慢性病防控行为改变有利的自然环境、人文环境和物质环境)、相关部门资源(有哪些部门可以共同参与目标人群的慢性病防控服务)、传播资源(开展慢性病防控可以利用的渠道与平台有哪些)、人力资源(哪些人员可以一起参与到慢性病防控健康教育与健康促进项目中来)等,在前期筹备过程中可以头脑风暴列出尽可能全面的资源进行分析整理。

二、需求评估的方法

需求评估需要收集获取慢性病防控相关的资料信息。所需要的资料包括档案资料、流行病学问卷调查资料、定性访谈获得的资料。根据项目要求和实际情况确定需求评估方法,通常包括文献复习、定量调查和定性调查等。

在需求评估过程中,涉及目标人群、利益相关者、合作伙伴和健康教育工作者等,数据收集过程中需要特别注意坚持伦理原则,签署知情同意、获得相关审查委员会批准等。

三、格林模式(PRECEDE-PROCEED 模式)

目前,PRECEDE-PROCEED 模式是最具代表性、使用最为广泛的健康教育诊断模式,由美国著名健康教育学家劳伦斯.格林（Lawrence W. Green）主创（图9-2）。该模式有两个特点：一是从结果入手的程序，用演绎的方法进行推理思考，即从最终的结果追溯到最初的起因，先问"为什么"要进行该项目，然后再问"如何去进行"该项目，避免以主观猜测去代替一系列的调查研究分析诊断；二是考虑了影响健康的多重因素，包括影响行为与环境的社会因素等。

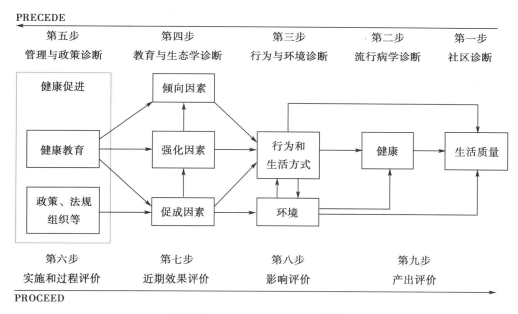

图 9-2　PRECEDE-PROCEED 模式

PRECEDE（Predisposing，reinforcing and enabling constructs in educational/environmental diagnosis and evaluation）模式可应用于问题分析，即诊断，指在教育/环境诊断和评价中分析并找出相关的倾向因素、促成因素和强化因素；PROCEED（Policy，regulatory and organizational constructs in educational and environmental development）侧重在实施过程与评价过程，指实施教育和环境干预中运用政策、法规和组织手段。该模式包括社区诊断、流行病学诊断、行为与环境诊断、教育与生态学诊断和管理与政策诊断5个方面的内容，是确定慢性病健康教育与健康促进项目计划设计的实际依据。

第二节　慢性病健康教育与健康促进项目的计划设计

　　一个完整的慢性病健康教育与健康促进项目无论周期长短都需要有科学、周密的计划设计。当项目需求评估完成后，一个项目计划的雏形就已经初步具备了。慢性病健康教育与健康促进项目的计划设计指针对确定的健康问题和目标人群，及与该健康问题相关的行为危险因素，在可获得的资源范围内，运用社区组织和行为改变理论，制定出一个能够改变组织和人群的行为，减少或消除不健康行为，促进养成健康行为，使主要健康问题得到解决的计划过程。项目计划设计通常包括背景、确定项目目标、项目范围、目标人群、内容与活动、监测与评价、项目进度、人员安排及经费预算等几部分内容。

一、项目背景

基于项目需求评估分析,概要说明开展慢性病健康教育与健康促进项目的必要性和可行性,包括开展该项目的政策背景、该健康问题的普遍性与严重性、解决该健康问题的紧迫性与必要性、当前开展该项目的前期工作基础与当前所具备的资源与条件等相关信息。

二、项目目标

任何一个慢性病健康教育与健康促进计划都必须有明确的目标,它是计划实施和效果评价的依据。项目目标通常分为总目标和具体目标。

(一)总目标

总目标是慢性病健康教育与健康促进项目计划立项的最终结果,是宏观的、长期的努力方向,如降低某疾病发/患病率,某健康问题发生率,改善健康状况等。总目标往往不是一个项目就能实现的,而是多个方面、多个项目共同工作才能实现的。

(二)具体目标

具体目标是为实现总体目标设计的、具体的、量化的指标。

1. 制定具体目标　需遵循 SMART 原则,也是具体目标所具有的 5 个特点。

(1)具体的(S-special):目标要清晰、明确,让考核者和被考核者能够准确理解目标。

(2)可测量的(M-measurable):目标尽可能量化,有明确的数据指标,使制定人与考核人有一个统一的、标准的、清晰的、可测量的标尺。杜绝在目标设置中使用形容词等概念模糊、无法衡量的描述。

(3)可实现的(A-achievable):目标通过努力可以实现,目标不能过低和过高,过低无意义,过高实现不了。

(4)相关的(R-relevant):设定的具体目标要与项目要达到的总目标相关,也就是具体目标是为实现总目标服务的。

(5)有时限的(T-time-bound):准备在多长时间内完成这个目标,不可能无限期地延长目标的完成时间。

2. 计划目标　需回答 4 个"W"和 2 个"H"。

Who——对谁?

What——实现什么变化(知识、信念、行为、发病率等)?

When——在多长时间内实现这种变化?

Where——在什么范围内实现这种变化?

How much——变化程度多大?

How to measure——如何测量这种变化?

健康教育与健康促进项目的具体目标一般分为过程目标与结局目标。

(1)过程目标:通常指慢性病健康教育与健康促进项目执行过程中需要完成的阶段性目标,比如项目在某时间段内某个地区出台多少某健康问题的相关政策,在某时间段内某个地区动员多少部门参与到某健康问题项目中,在某时间段内某个地区开展多少场次某健康问题相关培训,在某时间段某个地区开展多少场次某健康问题相关活动,某时间段内某活动/培训覆盖多少一、二、三级目标人群等。

（2）结局目标：通常包括教育目标、行为目标和健康目标。

教育目标通常包括知识目标、信念、态度、价值观、技能等方面目标，比如某时间段内某地区多少比例的某人群了解了哪些某健康问题相关核心信息；某时间段内某地区多少比例的某人群相信自己可以改变某健康问题的相关危险行为；某时间段内某地区多少比例的某人群更喜欢促进某健康问题的相关行为；某时间段内某地区多少比例的某人群认为促进某健康问题的改善更重要；某时间段内某地区多少比例的某人群掌握了某健康问题相关行为改变的技能等。

行为目标通常指影响某健康问题的某具体行为发生多大比例的改变。

健康目标是用来衡量目标人群健康状况变化的，是较长期的一个健康目标，对于一个短期计划而言未必需要制定健康目标。

三、项目范围与目标人群

项目范围通常根据项目拟解决的健康问题和项目人财物资源给予综合考虑确定。通常根据地方健康问题严重性、资源经济条件与项目拟解决的目标进行选择。

目标人群即项目干预的对象和项目活动要覆盖和涉及的人群，可细分为 4 级。

一级目标人群指项目直接干预的对象，是直接需要改变不健康行为的人群。如糖尿病自我管理健康教育与健康促进项目中一级目标人群是糖尿病患者。

二级目标人群是对一级目标人群采纳健康行为有重要影响的人，与一级目标人群有共同的利益关系，如配偶、兄弟姐妹、父母等。

三级目标人群是一级目标人群所信任的、对一级目标人群的信念、态度和行为有较大影响的人，如医疗卫生人员、教师、健康教育人员、朋友等。

四级目标人群是项目实施地区的政府相关部门或者有关单位的领导，他们可以出台支持政策，影响项目资源分配、项目环境改善的决策者和项目的资助者等。

四、干预内容与项目活动

确定慢性病健康教育与健康促进项目干预内容与活动时，通常以完成项目目标为活动设计目的，可围绕健康促进五大工作领域进行考虑，包括制定健康的公共政策、创造支持性环境、强化社区行动、发展个人技能和调整卫生服务方向 5 个方面。基于需求评估分析的政策、环境、资源等及人力物力资金等各个方面的分析，从个人、家庭、社区、社会等各个层级、各个部门、各种可利用的资源和平台以及与地方文化风俗习惯相关的节日等相结合进行综合考虑进行干预内容与活动的计划设计。

五、项目进度

项目进度是对每个项目活动的时间日程进行计划，可以提供项目整体的进度信息。制定项目进度时通常可以从准备阶段（需求评估）、项目计划设计阶段、项目实施阶段、项目效果评价阶段以及贯彻项目全过程的监测阶段等方面进行考虑。

项目进度通常可以采用甘特图进行制定。甘特图又称横道图，以图表形式展示项目活动及其活动起止时间的项目图示方法。甘特图可以简单明了展示项目进度信息，项目活动之间相互依赖关系，项目关键里程碑，项目概要任务等相关信息，是最为广泛使用的项目进度表示方法。

六、人员安排

开展项目工作需要考虑的最重要的资源是组建项目团队,项目负责人、各项活动负责人,各层级、各部门可利用的专家和相关人员可形成一个项目执行人力资源组织网络,是项目成功的重要保证。

七、监测与评估

监测与评估是慢性病健康教育与健康促进项目计划的重要工作内容和计划设计的关键环节,是进行慢性病健康教育与健康促进项目计划质量控制的重要措施。

从项目计划设计开始需要根据项目目标、项目进度安排、项目经费预算等项目计划内容及时进行小结与总结,监测与评估项目活动执行进展、项目经费执行情况和项目目标完成状况。

八、经费预算

根据可申请/筹集到的项目经费按照财务制度科学合理分项目活动分支出类别进行项目预算。

第三节　慢性病健康教育与健康促进项目的实施

慢性病健康教育与健康促进项目的实施是按照项目计划设计去开展慢性病健康教育与健康促进活动,实现项目计划目标和获取项目效果的过程,是开展慢性病健康教育与健康促进项目工作的主体部分。

实施慢性病健康教育与健康促进项目是很复杂的工作,也是复杂的过程,包括的内容很多,涉及的方面也很多。实施工作虽然是实践性很强的工作,但也需在理论的指导下进行。

慢性病健康教育与健康促进项目的实施理论把以健康教育中的传播、教育和干预活动为中心的复杂实施工作归纳为 5 个要素的 SCOPE 模式(Schedule,Control of quality,Organization,Person,Equipment and material),即时间表、质量控制、组织、人员和设备与材料。每项健康教育与健康促进项目活动的实施都需要涉及这 5 个要素,5 个要素之间也互相密切关联。在实施每个健康教育与健康促进项目活动前,需要有这 5 个要素组成的活动实施方案具体实施项目活动(图 9-3)。

一、时间表

时间表不仅是一个简单的时间计划,而是一个以时间为引线排列出的各项具体实施的工作内容、负责人员、检测指标、经费预算、材料设备场所等内容的一个综合执行计划表。时间的计划是一项经验与科学相结合的工作。首先要保证整体计划按时完成,在保证整体计划按时完成的前提下合理安排分项活动的时间。实际工作中许多活动是交叉进行的,在时间上是重叠的,除了考虑时间计划外必须考虑人员投入,以免力不从心,影响实施工作的完成。

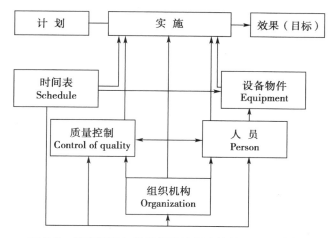

图 9-3　健康教育与健康促进计划实施的 SCOPE 模式

资料来源：田本淳《健康教育与健康促进实用方法》。

工作内容指各项具体的实施活动，如启动会、培训班、材料制作、传播活动、干预活动等，有些小活动可以在大的实施时间表之外另外计划。

负责人员为每项活动的具体负责人。

检测指标是检测该项工作是否完成的依据。如工作小组、专家团队是否建立，活动通知、活动总结等是否完成等。

经费预算为每项活动的估计费用。实施的过程评估时，经费执行率也是反映实施工作进展情况的一个指标。

材料设备场所指该项活动开展需要的场地物资等。

二、质量控制

实施工作开始后，需要使实施工作既按计划进行，又能保证实施工作的质量，即需要质量控制。在实施慢性病健康教育与健康促进项目计划时采用一定方法和手段，如采用过程评估和即时效应评估，对实施过程进行监测和评估，了解和评估实施的过程与实施效果，及时发现和解决实施过程中出现的问题，及时调整实施策略，调整人力、财力、物力资源的分配，调整进度，控制实施质量，保证计划的顺利实施，并取得预期的效果。

1. 质量控制的内容　对实施工作的质量控制主要靠监测来实现，监测其实也就是过程评估。包括对工作进程、活动内容、活动开展状况、目标人群知信行技能等变化的监测及经费使用情况等内容的监测。

对工作进程的监测主要指是否在计划的时间表内完成了项目活动。

对活动内容的监测主要是检查开展项目活动的内容和数量是否符合项目计划要求。

对活动状况的监测主要是对实施人员状况、目标人群参与状况和相关部门配合状况三方面进行监测。

对目标人群知信行技能等结果指标变化的监测可以及时了解项目活动开展的质量，必要时可调整干预策略。

对经费使用的监测有利于及时调整分项预算，控制整体预算，保证计划顺利实施。

2. 质量控制的方法　质量控制的方法通常包括记录与报告、现场考察和参与、定性定量调查和审计的方法等。

三、组织

实施项目活动时,领导机构、执行机构、协作机构的确立或建立是项目实施的基本保证。

慢性病健康教育与健康促进项目可能涉及一个单位、一个社区、一个县区、甚至全省或多个省、市、区。领导机构大部分为行政机构,可为项目实施工作提供必要的政策支持,协调相关部门,并研究解决执行中的困难和问题。

执行机构指具体负责实施、操作和运行项目计划,开展活动的机构。

协作机构指项目执行过程中利益相关部门的协调与参与可更好促进资源整合,项目效益最大化的社会其他部门。

四、人员

项目活动的实施需要具体人员执行才能实现目标,是实施活动五大要素中最重要的。选定人员应根据项目计划的具体内容确定,既要考虑人员的数量,又要考虑人员的专业能力。人员的数量以各部分工作有人负责和操作为准。

实施人员主要从执行机构中选定。应首先考虑具备实施项目计划相关的专业知识、专业技能、管理知识和时间经验的人员。选择实施工作人员时需要考虑实施工作每个方面的需要,可包括疾病防控、健康教育、医疗卫生、材料制作、财务等相关人员。

项目的实施过程是把计划分解并用具体方法实现项目计划目标的过程。为了成功完成这一过程,实施人员需要经过必要的培训。培训工作可以使实施人员熟悉项目的管理程序,掌握相关知识、技能与工作方法,以适应项目实施活动的需要。培训活动多采用参与式教学方法,包括头脑风暴、角色扮演、小组讨论、案例分析等方法。

五、设备与材料

项目的实施需要有一定的物资材料等的支持,如项目活动实施中所需要的仪器、设备、健康教育材料等。

实施慢性病健康教育与健康促进项目计划过程中使用好的健康教育材料是取得良好传播效果的必要工具。如何选择和制作适宜的传播材料是项目活动中的一项关键工作。尤其当今信息材料来源众多的健康传播材料中选择适宜的材料更需要特别注意传播材料的科学性、通俗性、权威性。制作健康教育材料时需要特别考虑分析目标人群的需求并确定核心信息,制定材料制作计划,形成材料初稿,进行材料预实验,材料生产发放与实用及材料评价等几个方面进行。

项目活动实施中需要使用的其他设备器材等物资需要提前做好计划,协调安排好,由专人负责管理等。

第四节 慢性病健康教育与健康促进项目的评价

慢性病健康教育与健康促进项目是否完成,是否达到了预期目标,项目完成的质量如何,项目设计是否合理,实施过程是否按计划进行,成本效益如何等这些内容都属于项目评价的部分。

评价就是比较,即把客观实际情况与原定计划进行比较,把实际结果与预期目标进行比较。评价是保证项目计划设计合理可行、实施成功并取得预期效果的关键措施,是重要的质量控制手段,可贯穿整个慢性病健康教育与健康促进项目活动的全过程。

一、评价的目的和意义

评价是慢性病健康教育与健康促进项目计划取得成功的必要保障,是一种改善计划、为决策者提供决策依据的管理工具。评价结果可以科学说明慢性病健康教育与健康促进项目计划的价值,可以向公众、社区、政府阐述项目效果,扩大项目影响,可以提高专业人员的理论与实践水平。主要目的包括以下几点。

1. 项目前期对项目目标人群与所处环境等进行的需求评估,可为制定活动目标、方法、策略和措施提供依据。

2. 评价可测量项目设计的合理性及可行性,发现项目设计的局限性和不足,为改进项目设计提供经验和依据。

3. 评价可了解项目执行进展情况,活动是否按计划实施,活动是否适合目标人群需求,人、财、物配置是否合理,经费使用进展如何等。

4. 评价可了解是否达到预期目标。

5. 评价可了解项目的成本效益,项目的社会价值如何。

6. 评价可总结项目的经验与不足,阶段性评价可为后续实施工作提供参考和依据,如果是项目完工的总结性评价则能为新的同类项目提供借鉴。

二、评价的类型

(一)形成性评价

1. 基本概念　形成性评价是慢性病健康教育与健康促进项目计划实施之前开展的诊断工作,通过收集信息,阐明健康问题的严重程度和影响健康问题的相关行为,发现开展干预活动的有利条件和障碍,以帮助决策,制定合适的干预措施,确保干预措施的合理性、可行性。

2. 评价指标　形成性评价常用指标一般包括项目计划的科学性、政策支持性、技术的适应性、目标人群对策略和活动的接受程度等,尽管形成评价不能绝对确保项目的成功,但确实慢性病健康教育与健康促进项目中重要的环节,能够评估项目目标是否明确合理、指标是否恰当、资源的种类和数量、资料收集方法是否可行等。高质量的形成评价能最大限度降低项目风险,为项目的顺利实施奠定基础。

(二)过程评价

1. 基本概念　过程评价在慢性病健康教育与健康促进项目活动过程中进行,贯穿项目计划设计和执行的全过程。过程评价是根据项目目标和项目计划,系统考察项目执行情况,与项目计划进行比较,有效监督和保障计划的顺利实施。过程评价也包括对计划形成过程的评价。

2. 评价指标　过程评价主要评估项目活动执行情况、项目活动的覆盖面、目标人群的满意程度、项目活动的质量、工作人员工作情况、项目资源使用情况等。主要指标包括项目活动执行率,项目活动覆盖率,项目活动暴露率,项目活动有效指数,目标人群对活动内容、形式、组织的满意度,经费执行率,工作人员参与活动自评等。

(三)效果评价

1. 基本概念　效果评价是对慢性病健康教育与健康促进项目活动成效的评估。可分 3 个层级进行评价,对目标人群个体层面、项目覆盖社区层面及政府层面。效果评价是针对目标人群慢性病防控相关知识、信念、态度、技能、行为及健康状况变化情况的评价,是针对慢性防控项目社区层面多部门协作、环境变化、卫生服务方向调整变化情况的评价,是针对政府出台调整政策变化情况的评价。

2. 评价指标　效果评价指标常用指标有:知识知晓率、信念持有率、态度改变率、技能掌握率、行为流行率、行为改变率、健康状况指标、环境/服务改善率、多部门参与率、新的政策/法规出台率等指标进行评价。

(四)成本-效益/果分析

健康教育的资源是非常有限的,为使有限的资源获得最大的社会效益和经济效益,对健康教育项目进行成本-效益/果分析是非常必要的。在制定计划、进行计划评价和决策时,进行成本-效益/果的科学分析,提供评价和决策依据,可以减少或避免决策失误造成的浪费或损失,更好地分配和利用卫生资源。

成本-效益/果分析是通过对健康教育项目所消耗的资源和健康收益的分析比较,确定项目价值的一种比较分析方法。既可以用于项目计划阶段对项目可行性的评估和方案比较选择,也可以用于项目评价阶段对其实际效益/果的评估。成本-效益/果分析技术性较强,要求也比较苛刻,往往建立在过程评价和效果评价的基础之上,只有规范的、稳定的、成熟的项目,才有条件进行成本-效益/果分析。

(五)总结评价

总结评价是对整个项目开展情况及成效进行全面、系统的总结性概括,是对形成性评价、过程评价、效果评价和成本-效益/果分析的综合性评价,全面反映慢性病健康教育与健康促进项目的成效与不足,为今后项目计划制定和项目决策提供依据。

三、评价的方法

确定评价指标后需明确收集哪些资料,怎么收集这些资料,常用的方法有以下几种。

1. 查阅档案资料　适用于需求评估,了解政策出台、文件颁布实施情况,也可用于过程评估。

2. 观察法　用于观察、记录目标人群的行为表现、态度,工作人员的工作态度及表现,结果可以量化,比较客观、准确,但比较费时费力。

3. 个人深入访谈　操作比较简单快捷,通过面对面的交谈,可以比较深入地探讨问题的深层原因,获取深层次的信息,但结果具有一定的主观性,不能代表总体。可用于了解访谈对象知、信、行方面的情况,项目执行情况、项目活动的质量及对项目活动的满意度。

4. 专题小组讨论　小群体面对面直接交流,交流比较充分,可获得及时的反馈和比较深入的信息,也可以发现新问题,但不能得出量的结果,得出的结论不能说明整体情况。专题小组讨论是一种快速评估方法,可以用来弥补定量调查的不足,可用于需求评估、效果评价。

5. 问卷调查　最常用于效果评价,了解被调查者的知识、信念、技能和行为水平,但对问卷设计和调查人员工作能力要求较高,问卷要求内容适宜,难度适中,问题简单明了,答案具体明确,调查过程规范统一,资料录入准确,还要有足够可支配的经费、时间和人员等。

四、评价的工作流程

1. 确定利益相关方　各利益相关方共同参与项目评估计划的讨论,获得利益相关方的领导支持、经费支持和技术支持等。

2. 制定评估计划　包括评估目的、目标人群、评估指标、评估方法、数据收集与分析、评估结果的应用等。

3. 调查人员选择和培训　确定参与评估的调查人员、数据录入人员或相关工作人员并进行统一培训,明确数据收集、数据录入的方法、步骤和技术要求等。

4. 进行资料收集　包括向目标人群进行情况说明、签署知情同意书、现场收集数据等。

5. 整理和分析资料　包括制定数据清理框架、数据分析框架、进行数据分析等。

6. 撰写评估报告　分背景、方法、结果、讨论等,整理项目经验与不足,提出项目建议和政策建议。

7. 结果反馈和应用　选择适当的发布渠道和形式,向各利益相关方和公众反馈评估结果,利用各种机会和形式宣传评估结果,进一步推广项目的经验和建议。

（杜维婧　中国健康教育中心）

参 考 文 献

[1] 李长宁,李英华.健康教育人员专业能力建设指南及解读[M].北京:人民卫生出版社,2021:77.

[2] 田向阳,程玉兰.健康教育与健康促进基本理论与实践[M].北京:人民卫生出版社,2016:46.

[3] WHITEHEAD M,DAHLGREN D.What can be done about inequalities in health?[J].Lancet,1991,338 (8774):1059-1063.

[4] 杨功焕.健康促进:理论与实践[M].成都:四川科学技术出版社,1999:271.

[5] 李涛.项目管理实务[M].北京:中国人民大学出版社,2019:23.

[6] 吕姿之.健康教育与健康促进[M].北京:北京医科大学出版社,2002:118.

[7] 田本淳.健康教育与健康促进实用方法[M].北京:北京大学医学出版社,2014:70.

[8] 胡俊峰,侯培森.当代健康教育与健康促进[M].北京:人民卫生出版社,2005:100.

第十章

高血压健康教育

高血压是一种由多种病因相互作用所致的复杂、进展性的心血管综合征。血压本质上是高血压的一个生物学标志，同一血压水平的患者发生相关并发症的风险不同，仅仅依据血压数值来判断疾病严重程度会存在一定缺陷，因此需要对高血压患者进行危险分层。近年来，随着对心血管病多重危险因素作用以及心、脑、肾靶器官保护的认识深入，高血压的划定标准也不断地调整。高血压健康教育的核心是帮助患者对高血压这一心血管综合征有全面的了解，能够用科学的方法和态度来进行自我管理。

第一节　高血压的流行病学

一、高血压的概念、临床表现和危害

（一）高血压的概念

血压是血液在血管内流动时，作用于血管壁的压力，它是保持血液在血管内流动的动力。由于血管分动脉、毛细血管和静脉，所以，也就有动脉血压、毛细血管压和静脉血压。通常所说的血压是指动脉血压。心室收缩，血液从心室流入动脉，此时血液对动脉壁产生的压力最高，称为收缩压。心室舒张，动脉血管弹性回缩，血液仍慢慢继续向前流动，但血压下降，此时的压力称为舒张压。收缩压与舒张压的差值称为脉压。

健康成人的正常血压水平应该小于 120/80mmHg，血压水平超过 140/90mmHg，称为高血压。临床上高血压可以分为两类，第一类是原发性高血压，是一种以血压升高为主要临床表现，而病因尚未明确的独立疾病，占高血压患者的 90%～95%；第二类是继发性高血压，这类疾病病因明确，高血压仅是该疾病的临床表现之一，占高血压的 5%～10%。如果能及时治愈原发病，继发性高血压的血压可能恢复正常。

（二）高血压的临床表现

伴随着血压水平上升，患者可能出现头晕、头痛、疲劳、胸闷、头部或肢体麻木等症状。症状的严重程度与血压水平并不平行，有一部分患者血压升高没有任何不适感受。临床上不能根据症状来推测血压水平或者指导降压治疗。

继发性高血压常常会伴有原发疾病的临床表现，例如皮质醇增多症导致的高血压会有满月脸、水牛背等伴随表现。

当高血压出现靶器官损害，也会出现相应的临床表现，例如当有心脏损害时患者会因心

肌肥厚、心力衰竭而表现出呼吸困难、下肢水肿等症状。

（三）高血压的危害

血压长期增高而未控制，会危害到全身多个器官系统。

1. 高血压危害动脉 由于高血压会使动脉壁弹性下降、血管损伤，血液中胆固醇和其他碎片容易沉积在冠状动脉、脑动脉、肾动脉或肢体动脉上，造成动脉粥样硬化、动脉腔狭窄，因而导致冠心病、脑卒中、肾脏病、肢体缺血或坏死。同时高血压也可引发血管中膜肌层变厚加速血管硬化、狭窄。

2. 高血压危害心脏 高血压病是冠心病的主要危险因素之一，高血压患者患冠心病的风险是健康者的2～4倍。长期血压增高，使心脏收缩时阻力增加，左心室心肌细胞逐渐发生肥厚。心肌肥厚不仅会进一步加重心肌缺血，出现心绞痛症状，最终还会导致心力衰竭。长期高血压患者与没有高血压的人相比，发生心力衰竭的风险至少增加6倍。

3. 高血压危害脑 高血压不仅引起动脉粥样硬化导致脑动脉狭窄，还会造成脑部小动脉血管增厚、变硬、迂曲，形成小血管瘤，导致脑梗死、脑血栓形成、脑出血而致瘫痪、语言障碍，甚至死亡；高血压也是引发老年性痴呆的重要原因之一。在我国高血压人群中，脑卒中/心肌梗死的发病比值约(5～8):1，而在西方约为1:1。也就是说，脑卒中仍是我国高血压人群最主要的心血管风险，预防脑卒中是我国治疗高血压的重要目的。

4. 高血压危害肾 肾脏的主要功能是排出人体内代谢的废物和调节体内液体容量，长期高血压同样会导致肾动脉、肾小球硬化使得肾功能逐步减退，表现为血肌酐、尿素氮水平等升高，以及出现蛋白尿和水肿。随着肾动脉硬化的逐渐加重，最终会出现肾功能衰竭。

5. 高血压病危害眼睛 严重高血压会导致眼底动脉硬化易引发出血，造成视力下降，甚至失明。

二、高血压的流行特点与分布特征

我国人群高血压的患病率仍呈升高趋势。2002年18岁以上人群高血压患病率为18.8%，到2015年已经升高到27.9%。

我国人群高血压流行有两个比较显著的特点：从南方到北方，高血压患病率递增；不同民族之间高血压患病率存在差异。藏族、满族和蒙古族高血压的患病率较汉族人群高，而回、苗、壮、布依族高血压的患病率均低于汉族人群。人群高血压患病率随年龄增加而显著增高，男性患病率高于女性。近年来青年高血压患病率也需重视，据2012—2015年全国调查显示：18～24岁、25～34岁、35～44岁的青年高血压患病率分别为4.0%、6.1%、15.0%。

我国高血压患者的知晓率、治疗率和控制率（粗率）近年来有明显提高，但总体仍处于较低的水平，分别达51.6%、45.8%和16.8%。

高钠、低钾膳食，超重/肥胖是我国人群主要的高血压危险因素。

第二节　高血压的危险因素

一、原发性高血压

参与人体血压调节的机制很多。原发性高血压的病因和发病机制虽然有一些假设得到了实验室和临床材料的支持,但至今未明。目前认为本病是在一定遗传易感因素基础上多种后天因素综合作用的后果,比较公认的发病机制涉及以下几个方面。

1. 遗传　国内调查发现,与没有高血压病家族史的患者相比较,双亲中一方有高血压病的,高血压病发病率增加 1.5 倍;双亲都有血压的,高血压发病率增高 2～3 倍。目前认为高血压是一种多基因遗传病,有 30%～50% 的高血压病具有家族遗传史。

2. 钠盐摄入过多　人群血压水平及高血压患病率与钠平均摄入水平呈正相关,而与钾盐摄入量呈负相关,甚至膳食钠/钾比值与高血压的相关性更强。钠潴留会使细胞外液量增加,心排血量增多;会使小动脉壁的含水量增多,外周血管阻力增加;而细胞内外钠浓度比值的变化引起小动脉紧张度增加,这些都可能是高血压的发生机制。体内有遗传性钠转运缺陷,从而对钠盐摄入敏感而导致血压升高的人群称为盐敏感人群,我国约 60% 为盐敏感人群。

3. 肾素-血管紧张素-醛固酮平衡系统失调　又称为 RAAS。不仅在血管上,脑、心、肾、肾上腺等组织器官中均存在完整的 RAAS 系统。这个系统中的血管紧张素Ⅱ(ATⅡ)是最关键因素,它通过与相应受体结合,促进血管收缩、醛固酮分泌增多、水钠潴留、交感神经活性增加,最终导致血压上升。ATⅡ在高血压的发生发展、靶器官组织重构以及出现并发症等诸多环节中都有重要作用。

4. 高胰岛素血症/胰岛素抵抗　高血压和高胰岛素之间的关系已经被认识了很多年。在 Framingham 研究中,约 50% 的高血压患者存在胰岛素抵抗。胰岛素抵抗时血压升高的机制可能是胰岛素抵抗带来的胰岛素水平升高可影响 Na^+-K^+-ATP 酶与其离子泵,促使细胞内钠、钙浓度升高,并使交感神经活性上升,促进肾小管对水、钠的重吸收,增加了血压对盐的敏感性等。

5. 神经、精神因素　患者在长期或反复精神紧张、焦虑、烦躁等情绪变化的刺激下,会导致交感神经活性增强,小动脉收缩,外周血管阻力上升,从而导致血压升高。流行病学研究显示,从事长期处于应激状态、需要注意力高度集中的工作、长期精神紧张、受噪声或不良视觉刺激者更容易患高血压病。

6. 其他　缺乏运动、失眠、过度吸烟、饮酒也会导致血压升高。

二、常见继发性高血压

常见的继发性高血压病因包括以下几点。

1. 肾脏疾病　肾脏疾病引起的高血压,是继发性高血压中最常见的一种。超过 90% 的慢性肾脏疾病患者会出现高血压,称为肾性高血压。各种原因引起的慢性肾脏疾病均会引起血压升高,根据病变部位主要可以分为以下两类:①肾实质性病变,如急性和慢性肾小球肾炎、慢性肾盂肾炎、糖尿病肾病、先天性肾脏病变、肾结核、肾结石等;②肾血管病变,如肾动脉和肾静脉疾病,包括肾动脉粥样硬化、肾静脉血栓等。

2. 内分泌疾病　最常见的导致血压升高的内分泌疾病是肾上腺疾病。包括:①原发性醛固醇增多症,醛固酮(激素)分泌过多引起的代谢异常,又称高醛固酮血症。一些患者缺乏典型临床表现,往往被误诊。②嗜铬细胞瘤,常发生在肾上腺髓质,通常为良性,也有一部分发生在肾上腺外。典型表现与儿茶酚胺突然释放有关,患者血压随之剧烈增高,往往伴有心悸、出汗、面色苍白等表现。③肾上腺皮质激素增多症也叫库欣综合征,由肾上腺皮质或垂体的增生或肿瘤引起。

甲状腺功能亢进或低下、类癌和绝经期综合征也可能出现血压升高。

3. 血管病变 如多发性大动脉炎、主动脉缩窄。动脉粥样硬化导致的肾动脉是继发性高血压常见的原因。

4. 药物 一些药物会引起血压升高，包括：①激素类；②麻醉剂与毒品；③影响交感神经系统的药物；④抗抑郁药；⑤抗肿瘤药物；⑥其他如非甾体消炎药、中草药等。

5. 阻塞性睡眠呼吸暂停低通气综合征（OSAHS） OSAHS不仅是继发性高血压的重要病因，而且是难治性高血压的常见原因之一。

三、高血压的危险因素分类

促进高血压发生的因素，称为高血压的危险因素。危险因素按照是否可以进行干预分为以下两类。

1. 不可控因素

（1）年龄：随着年龄增长，高血压的发病风险会增高。

（2）家族史：父母或其他近亲患有高血压，本人患高血压的可能性会更大。

（3）妊娠期高血压：女性在孕期出现血压增高，今后发生高血压的可能性会更大。

2. 可控因素

（1）饮食习惯：高钠饮食，高血压发病风险会增高。减少钠摄入可以预防控制高血压。

（2）运动量：久坐的生活习惯易出现高血压。多运动能预防高血压甚至使高血压降低，并有助于降低心脏病的发病风险。

（3）体重：体重增加会引起血压升高，保持健康体重可以预防高血压。

（4）其他因素：过量饮酒可引起高血压，精神过度紧张或长期工作注意力高度集中也容易出现高血压。

第三节　高血压预防健康教育

一、高血压预防健康教育目标

高血压预防健康教育目标主要是通过高血压预防健康教育计划和以科研证据为基础的健康教育材料的制作与传播，掌握能够预防高血压的生活方式知识与技能，了解高血压筛查的方法和必要性，达到预防高血压，减少与高血压有关疾病的发生和死亡。

二、高血压预防健康教育的基本内容和方法

1. 饮食管理 高血压防治饮食（dietary approaches to stop hypertension，DASH）是一种用于高血压防治的终身健康饮食方式。DASH饮食鼓励人们减少钠的摄入，吃多种富含钾、钙、镁等营养物质的食物，来帮助降低血压。通过遵循DASH饮食计划，血压在短短两周内就可能降低几个毫米汞柱（mmHg），随着时间的推移，血压可以降低8～14mmHg，从而显著降低高血压风险。

饮食管理中所强调的主要内容是限制钠盐的摄入，增加钾的摄入。我国居民的膳食中75.8%的钠来自家庭烹饪用盐，其次为高盐调味品。为了预防高血压和降低高血压患者的血压，钠的摄入量应减少至2 000mg/d（5g氯化钠）。所有高血压高危人群均应采取各种措

施,限制日常钠盐摄入量。主要措施包括:①减少烹调用盐及含钠高的调味品(包括味精、酱油);②避免或减少食用含钠盐量较高的加工食品,如咸菜、火腿、各类炒货和腌制品;③建议在烹调时尽可能使用定量盐勺,以起到警示控制的作用。

增加膳食中钾摄入量主要措施为:①增加富钾食物(新鲜蔬菜、水果和豆类)的摄入量;②肾功能良好者可选择低钠富钾盐替代盐。不建议服用钾补充剂(包括药物)来降低血压。肾功能不全患者更容易出现高钾血症,因此肾功能不全者补钾前应咨询医生。

2. 运动管理 运动有助于降低胆固醇和血压水平,从而有助于减重、降低心脏病的发病风险。有氧运动平均降低收缩压(SBP)3.84mmHg、舒张压(DBP)2.58mmHg。建议非高血压人群(为降低高血压发生风险)或高血压患者(为了降低血压),除日常活动外,每周4~7天,每天累计30~60分钟的中等强度运动(如步行、慢跑、骑自行车、游泳等)。运动形式可采取有氧、阻抗和伸展等,以有氧运动为主,无氧运动作为补充。运动强度须因人而异,常用运动时最大心率来评估运动强度,中等强度运动为能达到最大心率[最大心率(次/min)=220-年龄]的60%~70%的运动。但是,在开始运动计划前,建议先征得医生同意,尤其是在已患有高血压并且过去不经常运动的情况下。

3. 体重管理 推荐将体重维持在健康范围内(体重指数 BMI:18.5~23.9kg/m²,男性腰围<90cm,女性腰围<85cm)。建议所有超重和肥胖患者进行减重干预,控制体重,包括控制能量摄入、增加体力活动和行为干预。在膳食平衡基础上减少每日总热量摄入,限制高热量食物(高脂肪食物、含糖饮料和酒类等)的摄入,适当控制碳水化合物的摄入;提倡进行规律的中等强度的有氧运动、减少久坐时间。对特殊人群,如哺乳期妇女和老年人,应视具体情况采用个体化减重措施。减重计划应长期坚持,速度因人而异,不可急于求成。建议将目标定为1年内体重减少初始体重的5%~10%。

4. 压力管理 精神紧张可激活交感神经系统从而使血压升高。精神压力增加的主要原因包括过度的工作和生活压力以及病理心理状态,包括抑郁症、焦虑症、A 型性格、社会孤立和缺乏社会支持等。工作和生活中要及时调整身心状态,避免出现过度疲劳,保持心理平衡。必要情况下采取心理治疗联合药物治疗缓解焦虑和精神压力,避免因精神压力导致的血压波动。

5. 其他危险因素管控 吸烟和饮用含咖啡因的饮料会使血压短期升高。但是,对于咖啡因和吸烟在长期高血压中的作用仍然存在争议。不论吸烟是否对血压有影响,吸烟的确会增加心肌梗死和卒中的发病风险,戒烟的益处十分肯定。医护人员帮助戒烟需询问每位患者每日吸烟数量及吸烟习惯等,并应用清晰、强烈、个性化方式建议其戒烟;评估吸烟者的戒烟意愿后,帮助吸烟者在1~2周的准备期后采用"突然停止法"开始戒烟;指导患者应用戒烟药物对抗戒断症状,如尼古丁贴片、尼古丁咀嚼胶(非处方药)、盐酸安非他酮缓释片和伐尼克兰;对戒烟成功者进行随访和监督,避免复吸。

过量饮酒会增加高血压发生风险。任何形成的酒精对人体都无益处,如饮酒,以酒精量计算,成年人一天最大饮酒的酒精量建议不超过15g。不同品种酒含有15g酒精的酒量分别为高度白酒(52%计)30mL、白酒(38%计)50mL、葡萄酒(12%计)150mL、啤酒(4%计)450mL。

三、高血压的筛查

1. 成人全科门诊首次就诊的患者 应一律测量血压。成人推荐至少每年一次的血压测量。

2.筛选高血压易患人群　高血压易患因素主要包括正常高值血压、超重和肥胖、酗酒和高盐饮食。需对易患人群加强监测和预防管理。

第四节　高血压患者健康教育

一、高血压患者健康教育的目标

1.熟悉降低血压的目的　降低血压的目的不仅是为了减轻症状,更为重要的是减少高血压引起的重要器官的并发症,降低其致死及致残率,延长寿命及提高生活质量。

2.掌握高血压分类、分层和控制目标

(1)高血压分类:高血压定义为在未使用降压药物的情况下,非同日3次测量诊室血压,SBP≥140mmHg 和/或 DBP≥90mmHg。SBP≥140mmHg 和 DBP<90mmHg 为单纯收缩期高血压。患者既往有高血压史,目前正在使用降压药物,血压虽然低于 140/90mmHg,仍应诊断为高血压病。根据血压升高水平,又进一步将高血压分为 1 级、2 级和 3 级(表 10-1)。24 小时动态血压的高血压诊断标准为:平均 SBP/DBP 24h≥130/80mmHg;白天≥135/85mmHg;夜间≥120/70mmHg。家庭自测血压的高血压诊断标准为≥135/85mmHg,与诊室血压的 140/90mmHg 相对应。

表 10-1　血压水平分类和定义

分类	SBP/mmHg	DBP/mmHg
正常血压	<120 和	<80
正常高值	120~139 和/或	80~89
高血压	≥140 和/或	≥90
1级高血压(轻度)	140~159 和/或	90~99
2级高血压(中度)	160~179 和/或	100~109
3级高血压(重度)	≥180 和/或	≥110
单纯收缩期高血压	≥140 和	<90

注:当 SBP 和 DBP 分属于不同级别时,以较高的分级为准。

(2)高血压危险分层:高血压患者按心血管风险水平分为低危、中危、高危和极高危 4 个层次。不同层次参照患者的血压水平,伴随的危险因素、靶器官损害和临床并发症来进行划分。高血压患者的心血管综合风险分层,有利于确定启动降压治疗的时机,优化降压治疗方案,确立更合适的血压控制目标和患者的综合管理措施。

(3)血压控制目标

1)对于一般高血压人群来说,降压目标是<140/90mmHg。

2)能耐受者和部分高危及以上的患者,如合并糖尿病、冠心病、慢性肾脏病等可进一步降至<130/80mmHg。

3)不同人群血压控制目标有所不同,具体应在专业医生评估和指导下进行。

3.熟悉高血压靶器官损害的表现和危害。

4.掌握自我管理方法科学就医。

二、高血压患者健康教育的内容和方法

1. 如何正确测量血压　要求患者安静休息至少 5 分钟后开始测量坐位上臂血压，上臂应置于心脏水平。推荐使用经过验证的上臂式医用电子血压计，水银柱血压计将逐步被淘汰。使用标准规格的袖带（气囊长 22～26cm、宽 12cm），肥胖者或臂围大者（＞32cm）应使用大规格气囊袖带。首诊时应测量双侧上臂血压，以血压读数较高的一侧作为测量的上臂。测量血压时，应至少测量 2 次，间隔 1～2 分钟，若差别≤5mmHg，则取 2 次测量的平均值；若差别＞5mmHg，应再次测量，取 3 次读数的平均值记录。

老年人、糖尿病患者及出现体位性低血压情况者，应该加测站立位血压。站立位血压在卧位改为站立位后 1 分钟和 3 分钟时测量。

在测量血压的同时，应测定脉率。

血压计要定期检测，以保持其准确性。

2. 常用的测量血压的方法

（1）诊室血压：由医护人员在标准条件下按统一规范进行测量，是目前诊断高血压、进行血压水平分级以及观察降压疗效的常用方法。

（2）动态血压监测（ABPM）：使用自动血压测量仪器，测量次数多，无测量者误差，避免白大衣效应，可以测量夜间睡眠期间血压，有助于鉴别白大衣高血压和检测隐蔽性高血压，诊断单纯性夜间高血压（isolated nocturnal hypertension）。目前临床上动态血压监测主要用于诊断白大衣高血压、隐蔽性高血压和单纯夜间高血压，观察异常的血压节律与变异，评估降压疗效、全时间段（包括清晨、睡眠期间）的血压控制。

测量要求：①使用经过国际标准方案认证的动态血压监测仪，并定期校准；②通常白天每 15～20 分钟测量 1 次，晚上睡眠期间每 30 分钟测量 1 次。应确保整个检查期间 24 小时血压有效监测，每个小时至少有 1 个血压读数；有效血压读数应达到总监测次数的 70% 以上，计算白天血压的读数≥20 个，计算夜间血压的读数≥7 个。③动态血压监测指标：24 小时、白天（清醒活动）、夜间（睡眠）收缩压和舒张压平均值。

说明：动态血压监测患者不会在每次测量时都保证安静休息并保持适宜坐姿，因此不能因为动脉血压监测过程中的一个或几个测量值超过血压正常水平而诊断高血压。患者也不必为这些个别升高的血压监测值感到担心。

（3）家庭血压监测（HBPM）：由被测量者自我测量，也可由家庭成员协助完成，又称自测血压或家庭血压测量。HBPM 可用于评估数日、数周、数月，甚至数年的降压治疗效果和长时血压变异，有助于增强患者健康参与意识，改善患者治疗依从性，适合患者长期血压控制。HBPM 用于一般高血压患者的血压监测，以便鉴别白大衣高血压、隐蔽性高血压和难治性高血压，评价血压长时变异，辅助评价降压疗效，预测心血管风险及预后等。

说明：家庭自测血压所使用的血压计也需要定期进行准确度校正，使用正确的操作方法。初治或调整治疗方案的患者建议每天测量 1～3 次血压，血压控制平稳的患者建议每周测量 1～2 次血压。过度频繁的监测血压影响患者的正常生活，也容易导致患者精神紧张，可能导致血压的升高。精神高度焦虑患者，不建议家庭自测血压。

三、生活方式干预的原则和具体方法

生活方式干预是高血压患者降压治疗的基础，部分血压轻度升高的患者单纯经过生活

方式干预,血压即可恢复到正常水平。健康的生活方式不仅可以降低血压,还可以提高生活质量,预防并减少心脑血管疾病的发生。具体干预方式可参照上一节高血压预防健康教育。

四、药物治疗的原则及常见认识误区澄清

1. 药物治疗原则　常用的五大类降压药物均可作为初始治疗用药,建议根据特殊人群的类型、合并症选择针对性的药物,进行个体化治疗。应根据血压水平和心血管风险选择初始单药或联合治疗。一般患者采用常规剂量,老年人及高龄老年人初始治疗时通常应采用较小的有效治疗剂量。根据需要,可考虑逐渐增加至足剂量。优先使用长效降压药物,以有效控制 24 小时血压,更有效预防心脑血管并发症发生。对血压≥160/100mmHg、高于目标血压 20/10mmHg 的高危患者,或单药治疗未达标的高血压患者应进行联合降压治疗,包括不同药理机制降压药联合或单片复方制剂。

2. 常见几类降压药物的特点和适应证

(1)钙离子通道阻滞剂(CCB):常用药物如氨氯地平、硝苯地平、非洛地平等。钙离子通道阻滞剂类药物适合几乎所有患者,尤其是老年患者,其降压效果较强、同时可以和所有其他药物联合应用。对于预防脑卒中,钙离子通道阻滞剂亦显示出更大的优势,主要的不良反应包括下肢水肿、头痛、颜面潮红等。

(2)血管紧张素转换酶抑制剂(ACEI):常用药物为贝纳普利、培哚普利、福辛普利等。血管紧张素转换酶抑制剂类药物同样具有广泛的适应人群,尤其对于合并左心室肥厚、冠心病、陈旧性心肌梗死、糖尿病以及慢性肾脏病患者,可以有更为明显的益处。但需要注意,对于双侧肾动脉狭窄,明显的肾功能不全以及妊娠的患者禁忌使用。值得一提的是,轻度的肾功能损伤不是禁忌,可以在医生的指导下使用。其主要的不良反应为:干咳、过敏、高钾血症及致胎儿畸形。但应提到,即使出现干咳症状的患者大都可以耐受,如能耐受建议继续服用。

(3)血管紧张素受体拮抗剂(ARB):常用药物为氯沙坦、缬沙坦、替米沙坦、厄贝沙坦、奥美沙坦等。其主要适应证与禁忌证和血管紧张素转换酶抑制剂相似,特别是对合并 2 型糖尿病、蛋白尿、左心室肥厚、心房颤动等患者可作为首选用药,对于高血压合并心功能不全患者如对血管紧张素转换酶抑制剂无法耐受可换用血管紧张素受体拮抗剂。

(4)脑非肽酶抑制剂(ARNI):这是一种新型肾素血管紧张素系统拮抗剂,与 ARB 类药物合成共晶体。常用药物有沙库巴曲缬沙坦、沙库巴曲阿立沙坦酯等。降压效果较 ARB 类药物进一步增强,能预防心力衰竭减少肾功能损伤。禁忌证和 ARB 类药物一致。

(5)β 受体阻断剂:常用药物如美托洛尔、比索洛尔、卡维地洛、阿罗洛尔等。主要用于交感神经兴奋性增强的年轻患者,以及合并陈旧性心肌梗死、冠心病患者。需要注意的是,对于哮喘、严重心动过缓、严重心力衰竭急性期患者禁忌使用。而对于慢性阻塞型肺疾病(COPD)、糖尿病以及外周血管病患者不是禁忌。需要警惕的不良反应包括:心动过缓、疲乏、性功能障碍以及情绪抑郁。

(6)利尿剂:常用药物如氢氯噻嗪、吲达帕胺、阿米洛利等。主要适合高盐饮食人群以及老年人。当两种降压药物仍控制不好时,应联合使用利尿剂。服用时应注意检测电解质尤其是血钾水平,定期血糖、血脂以及尿酸水平。

(7)醛固酮受体拮抗剂:常用药物螺内酯、依普利酮。用于原发性醛固酮增多症,难治性高血压。不良反应有血钾升高,螺内酯还有男性乳腺发育、胀痛的不良反应。

(8)α-受体阻滞剂：常用药物为哌唑嗪、特拉唑嗪等。目前 α-受体阻滞剂不作为一线降压药物，主要用于合并前列腺增生的老年男性高血压患者或其他降压药物控制不佳时，可以考虑联合 α-受体阻滞剂。主要不良反应为体位性低血压，因此建议睡前服用。

(9)固定复方制剂：常用药物如氯沙坦氢氯噻嗪复方制剂、厄贝沙坦氢氯噻嗪复方制剂、缬沙坦氢氯噻嗪复方制剂、缬沙坦氨氯地平复方制剂等。固定复方制剂相当于同时服用两种降压药物，降压幅度较大，适合中度以上(如>160/90mmHg)高血压，每日服用一种药物方便患者，尤其是上班族患者，可以显著提高依从性。

3. 药物治疗的常见认识误区

(1)高血压一旦得了就必须终身服药：这个想法是导致很多患者不愿意服用降压药物的直接原因。高血压是慢性病，大多数患者需要常年服药，但并不是绝对不能停药的。只进行生活方式干预血压就可以在正常范围的患者是不需要服药的。已经服用降压药物的患者，如果在特定的时间段(如夏天)单纯生活方式干预时血压一直在达标范围，可以暂时停用降压药物，但停药后要继续规律监测血压。如果血压升高要及时恢复药物治疗。

(2)过分担心药物的不良反应：各种药物都存在一定程度的不良反应，降压药物也不例外。降压药物是相对安全的药物。服药后及时告知医生出现的不适症状，及时监测肝肾功能和其他相关指标，及时调整治疗是保证安全用药的最佳方法。如果过分担心药物的不良反应，血压很高也拒绝药物治疗，高血压所带来的心脑肾等重要脏器的损害会远远超过服药带来的损害。

(3)血压正常后可自行停药：降压药需长期服用，即使血压控制在了理想的范围内，降压治疗也不可停止，这样才能长期控制血压，预防并发症的发生。所有降压药都只有在服药期间才有效。如果血压刚降到正常就停药，那么血压还会恢复到治疗前的水平。出现低血压或血压水平偏低时要及时复诊，遵照医嘱减少或停用降压药物。

(4)没有症状就可以不吃药：高血压患者症状的轻重与血压高低程度不一定成正比，有些患者血压很高，却没有症状；相反，有些患者血压仅轻度升高，症状却很明显。这是每个人对血压升高的耐受性不同，加上脏器损害程度有时候与血压高低也不一定完全平行。因此，不应凭自我感觉来估计血压的高低，更不能用这种感觉来指导服药。

(5)血压降得越快、越低才越好：有一些患者刚吃了几天降压药就来找医生换药，原因是认为没有达到预期的效果，他们所谓的预期效果就是降压越快越低越好，这种观点也不正确。高血压是一个长期的缓慢过程，人体对此具有一定的调节能力，可以逐渐适应(故而有些患者并没有不适的感觉)，所以除了高血压急症以外，降压治疗应缓慢进行，1～3 个月内逐渐达到目标血压即可，不能操之过急。过快降低血压会导致重要脏器血流灌注不足，会感到头晕、心悸等不适，并可诱发脑梗死等严重后果。

五、定期评估靶器官损害

在高血压病患者中，评估是否有靶器官损害是高血压管理评估的重要内容，特别是检出无症状性亚临床靶器官损害。早期检出并及时治疗，亚临床靶器官损害是可以逆转的。建议患者每年至少进行一次靶器官损害评估。

1. 心脏　左心室肥厚(LVH)是心血管事件独立的危险因素，常用的检查方法包括心电图、超声心动图(UCG)。心电图简单易行，可以作为 LVH 筛查方法，常用指标有：Sokolow-Lyon 电压(SV1＋RV5)和 Cornell 电压-时间乘积。心电图和动态心电图(Holter)可以检测出心房颤动。超声心动可以检测出心脏结构和功能改变,是最常用的心脏检查手段之一,其评价的左心室质量指数(LVMI)可用于检出和诊断 LVH,LVMI 是心血管事件的强预测因子。其他评估高血压心脏损害的方法有:胸部 X 线检查、运动试验、心脏同位素显像、计算机断层扫描冠状动脉造影(CTA)、心脏磁共振成像(MRI)及磁共振血管造影(MRA)、冠状动脉造影等。专科医生会根据患者的症状表现选择适合的评估方法。

2. 肾脏 肾脏损害主要表现为血清肌酐升高、估算的肾小球滤过率(eGFR)降低,或尿白蛋白排出量增加。微量白蛋白尿已被证实是心血管事件的独立预测因素。高血压患者,尤其合并糖尿病时,应定期检查尿白蛋白排泄量,监测 24 小时尿白蛋白排泄量或尿白蛋白/肌酐比值。eGFR 是一项判断肾脏功能简便而敏感的指标。血清尿酸水平增高,对心血管风险可能也有一定预测价值。

3. 大血管 动脉粥样硬化是高血压主要的大动脉损伤表现。可以应用彩色多普勒测定颈动脉内膜中层厚度(IMT),IMT 可预测心血管事件,如果出现粥样斑块,心血管事件的风险会进一步增加。大动脉僵硬度增加也可以预测心血管风险。脉搏波传导速度(PWV)增快是心血管事件和全因死亡的强预测因子。踝臂血压指数(ankle-brachial index,ABI)能有效筛查和诊断外周动脉疾病、预测心血管风险。

4. 眼 眼底检测发现的视网膜动脉病变可反映小血管病变情况,高血压伴糖尿病患者的眼底镜检查尤为重要。常规眼底镜检查的高血压眼底改变,按 Keith-Wagener 和 Barker 四级分类法,3 级或 4 级高血压眼底对判断预后有价值。近来采用的眼底检查新技术,可观察和分析视网膜小血管的重构病变。

5. 脑 头颅磁共振或 CT 检查有助于发现脑腔隙性病灶、无症状性脑血管病变(如颅内动脉狭窄、钙化和斑块病变、血管瘤)以及脑白质损害,但不推荐用于靶器官损害的常规临床筛查。经颅多普勒超声对诊断脑血管痉挛、狭窄或闭塞有一定帮助。如果怀疑患者存在认知功能障碍,可以采用简易精神状态量表来进行评估。

六、特殊人群的血压管理

1. 老年高血压
(1)启动治疗:65~79 岁的普通老年人,血压≥150/90mmHg 时推荐开始药物治疗,≥140/90mmHg 时可考虑药物治疗;≥80 岁的老年人,SBP≥160mmHg 时开始药物治疗。
(2)降压目标:65~79 岁的老年人,首先应降至< 150/90mmHg;如能耐受,可进一步降至<140/90mmHg(Ⅱa,B)。≥80 岁的老年人应降至<150/90mmHg。

2. 儿童和青少年高血压
(1)建议从 3 岁起测量血压。选择合适尺寸袖带对准确测量儿童血压至关重要,多数≥12 岁儿童可使用成人袖带。
(2)儿童高血压的诊断根据 3 次非同日的血压水平进行,3 次 SBP 和/或 DBP 均≥P95 时诊断为高血压;但一次的 SBP 和(或)DBP 达到 2 级高血压分界点时,即可诊断为高血压。
(3)对 1 级高血压,强调积极的生活方式干预,对 2 级高血压的药物治疗从小剂量和单一用药开始,个体化调整治疗方案和治疗时限。

3. 妊娠期高血压
(1)对于妊娠期高血压患者,降压治疗的目的是预防心脑血管意外和胎盘早剥等严重母儿并发症。美国妇产协会指南建议缩压≥160mmHg 和/或舒张压≥110mmHg 应启动降压治疗。如未并发器官功能损伤,酌情将收缩压控制在 130～155mmHg,舒张压控制在 80～105mmHg;若并发器官功能损伤,则收缩压应控制在 130～139mmHg,舒张压应控制在 80～89mmHg;血压不可低于 130/80mmHg,以保证子宫胎盘血流灌注。我国高血压指南推荐血压≥150/100mmHg 时启动药物治疗,治疗目标为 150/100mmHg 以下(Ⅱb,C)。如无蛋白尿及其他靶器官损伤存在,也可考虑≥160/110mmHg 时启动药物治疗(Ⅰ,C)。

(2)与此同时妊娠合并轻度高血压时,仍然强调非药物治疗,并积极监测血压、定期复查尿常规等相关检查。

4. H 型高血压

(1)合并同型半胱氨酸(HCY)增高的高血压称为 H 型高血压,相比没有高同型半胱氨酸血症的高血压病患者,H 型高血压更容易发生脑卒中。

(2)已经有研究表明补充叶酸可降低血浆同型半胱氨酸浓度,降低脑卒中风险。

七、高血压急症和亚急症的应对方案

1. 高血压急症　高血压急症是指原发性或继发性高血压患者,在某些诱因作用下,血压突然和显著升高(一般超过 180/120mm Hg),同时伴有进行性心、脑、肾等重要靶器官功能不全的表现。一部分高血压急症并不伴有特别高的血压值,如并发于妊娠期或某些急性肾小球肾炎的患者,但如血压不及时控制在合理范围内会对脏器功能产生严重影响,甚至危及生命,需要引起高度重视。并发急性肺水肿、主动脉夹层、心肌梗死者,即使血压仅为中度升高,也应视为高血压急症。

2. 高血压亚急症　高血压亚急症是指血压显著升高但不伴靶器官损害,患者可以有血压明显升高造成的症状,如头痛、胸闷、鼻出血和烦躁不安等。相当多的患者有服药依从性不好或治疗不足的问题。血压升高的程度不是区别高血压急症与高血压亚急症的标准,区别两者的唯一标准是有无新近发生的急性进行性的严重靶器官损害。

3. 应对方案

(1)患者出现突发血压升高要及时就诊。

(2)患者突然出现血压升高并伴有以下症状之一时,要在第一时间送到相应的综合或专科医院就诊。症状包括突发意识丧失或意识障碍;剧烈的头痛、喷射样呕吐;剧烈的胸闷、胸痛;剧烈的背痛;视物模糊或偏盲、复视;肢体或言语不利。

(3)高血压急症的治疗:初始阶段(1 小时内)血压控制的目标为平均动脉压的降低幅度不超过治疗前水平的 25%。在随后的 2～6 小时内将血压降至较安全水平,一般为 160/100mmHg 左右。如果可耐受这样的血压水平,在以后 24～48 小时逐步降压达到正常水平。

(4)高血压亚急症的治疗:在 24～48 小时将血压缓慢降至 160/100mmHg。没有证据说明紧急降压治疗可以改善预后。许多高血压亚急症患者可通过口服降压药控制。

八、高血压患者健康教育的实施和案例

患者,男,47 岁,主因"发现血压升高 5 年,加重 1 天"就诊。患者 5 年前体检发现血压升高,150/100mmHg。当时检查未见明显异常。后低盐饮食,锻炼身体。血压控制在 140/90mmHg 左右,未服药。未规律监测血压。1 天前工作时自觉头晕,测血压 190/110mmHg。休息 10 分钟后复测,血压 180/110mmHg,脉搏 92 次/min。今日就诊。发病来饮食睡眠好,大小便正常,患者近 5 年来体重无明显增加,工作压力偏大,没有时间运动,

夜间睡眠可。平时饮食清淡,近1周来每日大量进食咸鱼。既往糖尿病多年,未治疗。6年前胰腺炎。不吸烟,偶饮少量啤酒。父亲患高血压。

查体:T 36℃,P 80次/min,R 16次/min,Bp:170/90mmHg;BMI为29.4kg/m²;双侧脉搏对称。听诊双肺呼吸音清,未闻及干湿啰音,心尖抬举样搏动,心尖搏动点位于第5肋间左锁骨中线上,叩诊心界向左下扩大,心律齐,心尖部可闻及1/6级收缩期杂音,余各瓣膜听诊区未闻及杂音,腹饱满,双下肢不肿。

辅助检查:血常规+血沉正常;尿常规正常;糖化血红蛋白:10%,明显升高;空腹血糖8.57mmol/L明显升高;血肌酐Crea:103μmol/L正常;血尿酸UA:460μmol/L轻度升高;甘油三酯TG:2.02mmol/L轻度升高;低密度脂蛋白胆固醇LDL-C:2.82mmol/L轻度升高;高密度脂蛋白胆固醇HDL-C:0.88mmol/L降低;同型半胱氨酸HCY:17.42μmol/L升高。

双肾动脉未见狭窄。

双肾上腺未见占位病变。

双侧颈动脉内膜轻度增厚,左颈动脉可见混合回声斑块。

Holter:平均心率71次/min,昼夜节律正常。

超声心动UCG:左室舒张末内径4.9cm,左室收缩末内径3.1cm。室间隔厚度1.2cm,左室后壁厚度1.2cm。LVEF(Teich法)65%。

患者情况分析如下。

1. 患者中年男性、有高血压家族史。

2. 患者BMI为29.4kg/m²,超重,平时缺乏运动、工作压力大,近期大量进食高盐食物。

3. 患者合并糖尿病、高脂血症、超声心动发现左心室肥厚,颈动脉粥样硬化斑块。已经出现高血压的靶器官损害和临床并发症。

4. 患者5年前血压升高,停药后未监测血压,1日前血压升高达到180/110mmHg。

5. 患者已经达到高血压3级,极高危,需要尽快启动药物治疗,并进行生活方式干预。还需要规律监测血压,定期评估靶器官损害。治疗糖尿病和高脂血症。

患者健康教育重点包括以下几点。

1. 帮助患者了解血压升高的危害,告知患者的血压控制目标。

2. 指导患者进行血压监测、记录。

3. 指导患者减少盐摄入。

4. 指导患者规律服药。

5. 指导患者如何控制饮食、减轻体重、调整压力,在血压稳定后指导患者运动。

6. 指导患者规律复诊,评估靶器官损害,治疗伴随疾病。

患者转归(6周后)后情况。

1. 患者血压控制到130/80mmHg,服用两种降压药并服用叶酸800μg/d。

2. 患者盐摄入量控制在6g/d以内。复查24小时尿钠排泄量95mmol/L。

3. 患者体重减轻1kg,已经开始每日规律运动。

4. 患者能自己规律监测血压。

5. 血糖已经经过治疗,空腹血糖6.9mmol/L,餐后血糖9.1mmol/L。

6. 患者愿意继续坚持目前的生活方式改变,并规律门诊就诊。

(韩晓宁 北京大学第一医院)

参 考 文 献

［1］中国高血压防治指南修订委员会.中国高血压防治指南（2018 年修订版）［J］.中国心血管杂志,2019,24
（1）:l-46.

［2］国家心血管病中心,国家基本公共卫生服务项目基层高血压管理办公室,国家基层高血压管理专家委
员会.国家基层高血压防治管理指南 2020 版［J］.中国循环杂志,2020,36(3):209-220.

［3］WHELTON P K,CAREZ R M,ARONOW W S,et al.2017 ACC/AHA/AAPA/ABC/ACPM/AGS/
APHA/ASH/ASPC/NMA/PCNA guideline for the prevention,detection,evaluation,and management
of high blood pressure in adults:executive summary:a report of the American College of Cardiology/
American Heart Association task force on clinical practice guidelines［J］.Hypertension,2018,71(6):
1269-1324.

［4］WILLIAMS B,MANCIA G,SPIERING W,et al.2018 ESC/ESH guidelines for management of arterial
hypertension［J］.Eur Heart J,2018,39(33):3021-3104.

［5］ROBERTS J M,AUGUSD P A,BAKRIS G,et al.Hypertension in pregnancy:report of the American
College of Obstetricians and Gynecologists' Task Force on Hypertension in Pregnancy ［J］.Obstet Gyne-
col,2013,122(5):1122-1131.

第十一章

糖尿病健康教育

糖尿病是一种终身慢性疾病,患者日常行为和自我管理能力是糖尿病能否控制良好的关键之一。糖尿病健康教育是指为了防治糖尿病而对人们进行教育的过程,通过有目的、有计划、有组织地传播糖尿病防治知识和信息,开展行为干预,帮助个人、群体和社区树立健康观念,学习糖尿病知识,掌握健康技能,提高糖尿病患者自我血糖控制能力,减少和延缓糖尿病及其并发症的发生和发展。

第一节 糖尿病的流行病学

一、糖尿病的概念、临床表现和危害

糖尿病是由遗传因素、免疫功能紊乱、微生物感染及其毒素等环境因素,以及精神因素等多种致病因素作用于机体导致胰岛功能减退、胰岛素抵抗等引发的以糖代谢紊乱为主的一组综合征。

我国采用 WHO 1999 年标准作为糖尿病的诊断标准,以静脉血浆血糖为依据,毛细血管血糖值仅作为参考(表 11-1)。根据糖尿病病因学分型体系,糖尿病共分为四类,即 1 型糖尿病、2 型糖尿病、特殊类型糖尿病和妊娠糖尿病,其中 2 型糖尿病最常见。

表 11-1 糖尿病的诊断标准

诊断标准	静脉血浆葡萄糖或 HbA_1c 水平
典型糖尿病症状	
加上随机血糖	≥11.1mmol/L
或加上空腹血糖	≥7.0mmol/L
或加上 OGTT 2h 血糖	≥11.1mmol/L
或加上 HbAc	≥6.5%
无糖尿病典型症状者,需改日复查确认	

资料来源:中华医学会糖尿病学分会. 中国 2 型糖尿病防治指南(2020 年版).

注:OGTT 为口服葡萄糖耐量试验;HbA_1c 为糖化血红蛋白。典型糖尿病症状包括烦渴多饮、多尿、多食、不明原因体重下降;随机血糖指不考虑上次用餐时间,一天中任意时间的血糖,不能用来诊断空腹血糖受损或糖耐量减低;空腹状态指至少 8h 没有进食热量。

糖尿病是一种慢性进展性疾病,除1型糖尿病起病较急外,2型糖尿病早期轻度高血糖时常无临床自觉症状。血糖明显升高者可出现"三多一少"的典型症状,即多尿、多饮、多食、体重下降。有时也可表现为反复感染或感染迁延不愈(泌尿系感染、生殖道感染、皮肤疖肿、肺结核等)、伤口不易愈合、皮肤瘙痒、反应性低血糖、视物模糊等。

糖尿病的危害主要在于其严重的并发症,包括糖尿病视网膜病变、糖尿病肾脏病变、糖尿病神经病变等微血管病变和冠心病、脑血管病、糖尿病足等大血管病变。上述并发症是患者致盲、致残和致死的主要原因,严重影响患者身心健康和生活质量,为社会和家庭带来沉重的经济负担。

二、糖尿病的流行特点与分布特征

近年来我国成人糖尿病患病率显著上升,是世界上糖尿病患者最多的国家,最新的流行病学调查结果显示,根据美国糖尿病协会(ADA)诊断标准,中国成年人总糖尿病患病率为12.8%,糖尿病患者总数约为1.298亿。糖尿病发病日趋年轻化,男性多于女性(男性为7 040万,女性为5 940万),经济发达地区患病率明显高于不发达地区,但农村人群患病率增长快速。肥胖和超重人群糖尿病患病率显著增加,肥胖人群糖尿病患病率升高了2倍。我国2010—2013年1型糖尿病流行病学研究显示,中国全年龄段1型糖尿病发病率为1.01/10万人年,其中0~14岁儿童发病率为1.93/10万人年,15~29岁人群发病率为1.28/10万人年,30岁及以上人群发病率为0.69/10万人年,是目前全球1型糖尿病患病率较低的国家之一。但在过去20年间,15岁以下儿童发病率增加近4倍,新诊断的成人1型糖尿患者数也有明显增加的趋势。

糖尿病前期人数较糖尿病患者数更为庞大,糖尿病前期患病率为35.2%,是全球糖尿病前期人数最多的国家。

第二节　糖尿病的危险因素

一、成人2型糖尿病的危险因素

成人2型糖尿病的危险因素包括可改变和不可改变的危险因素。不可改变的危险因素包括年龄、家族史或遗传倾向、种族、妊娠糖尿病史或巨大儿生产史、多囊卵巢综合征、宫内发育迟缓或早产等。可改变的危险因素包括糖尿病前期、代谢综合征、超重、肥胖、抑郁症、饮食热量摄入过高、体力活动减少、使用可增加糖尿病发生风险的药物、致肥胖或糖尿病的社会环境等。

二、儿童和青少年2型糖尿病的危险因素

儿童和青少年(≤18岁)罹患2型糖尿病的危险因素包括:超重(BMI大于相应年龄、性别的第85百分位)或肥胖(BMI大于相应年龄、性别的第95百分位);一级或二级亲属中有2型糖尿病;存在与胰岛素抵抗相关的临床状态(如黑棘皮征、高血压、血脂异常、多囊卵巢综合征、小于胎龄儿);母亲怀孕时有糖尿病史或被诊断为妊娠糖尿病。

三、妊娠糖尿病的危险因素

妊娠糖尿病是指妊娠期间发生的不同程度的糖代谢异常,但血糖未达到显性糖尿病的水平,占孕期糖尿病的 80%～90%。危险因素包括:有妊娠糖尿病史、巨大儿分娩史、肥胖、多囊卵巢综合征、一级亲属糖尿病家族史、早孕期空腹尿糖阳性者和无明显原因的多次自然流产史、胎儿畸形史及死胎史、新生儿呼吸窘迫综合征分娩史等。

四、1型糖尿病危险因素

1 型糖尿病是一种自身免疫性疾病,其病因是胰岛 β 细胞被破坏导致的胰岛素绝对缺乏。1 型糖尿病有明显的基因易感性,人类白细胞抗原(HLA)DR 和 DQ 位点的基因类型与 1 型糖尿病显著相关。但仅有 30%～40% 的同卵双胞胎同时发病提示环境因素也是 1 型糖尿病的重要危险因素。目前研究提示生命早期营养、环境卫生、肠道菌群等都与 1 型糖尿病有关,但目前尚无定论。

第三节　糖尿病预防健康教育

一、糖尿病预防健康教育目标

糖尿病预防是指在一般人群和糖尿病前期人群中开展健康教育,提高人群对糖尿病防治的知晓度和参与度,倡导合理膳食、控制体重、适量运动、限盐、控烟、限酒、心理平衡的健康生活方式,提高社区人群的糖尿病防治意识,旨在控制糖尿病的危险因素,预防糖尿病的发生。

二、糖尿病预防健康教育的基本内容

(一)提高糖尿病及其危险因素认识水平

糖尿病尚不能根治,但可防可控。联合国已确定每年 11 月 14 日为世界糖尿病日,要求动员各方力量,积极开展糖尿病防治。然而,全国糖尿病知晓率、治疗率和控制率仅为 38.6%、35.6% 和 33.0%。面对糖尿病发展迅速,而患者对其认识严重不足的严峻事实,积极开展糖尿病宣传教育,提高全社会对糖尿病的认识,已成为刻不容缓的任务。在对大众进行糖尿病预防健康教育时,不能单纯灌输知识,需要让大众认识到糖尿病是遗传和环境因素共同引起的,可以通过控制糖尿病危险因素,改善糖尿病发病有关的不良环境因素,减少糖尿病发生和发展的风险。

(二)掌握糖尿病危险因素的控制方法

糖尿病预防的健康教育应强调饮食、运动和体重管理,并定期随访及给予社会心理支持,以确保患者的生活方式改变能够长期坚持;同时密切关注其他心血管危险因素(如吸烟、高血压、血脂异常等),并给予适当的干预措施;定期对高危人群进行筛查。

1. 饮食管理　通过制定饮食计划、调整膳食中各种营养素的比例、限制饮酒等方案,提供均衡营养的膳食,使个体达到并维持理想的血糖水平,并控制个体血脂异常和高血压等。

2. 运动管理　根据目标人群的特点制定运动方案进行规律的运动,有助于个体降低血

糖、增加胰岛素敏感性,控制体重和调节血脂。长期坚持运动,还可以降低糖尿病的发病率、预防骨质疏松,延缓衰老。需要注意的是,在运动计划开始前个体应进行全面医学评估和运动能力评估,告知运动中可能出现的不适及应对方法,保证运动管理的安全性。

3. 体重管理　通过饮食管理、运动管理和行为治疗,超重和肥胖人群在强化行为干预(6个月内≥16次,约每2周1次)后BMI可达到或接近24kg/m²,或体重至少下降7%,并使体重长期维持在健康水平。体重管理可以延缓糖尿病前期患者向2型糖尿病发展,同时能够改善超重和肥胖的2型糖尿病患者的血糖水平。

4. 戒烟　吸烟与糖尿病、糖尿病大血管病变、糖尿病微血管病变、过早死亡的风险增加相关。2型糖尿病患者戒烟有助于改善代谢指标、降低血压和减少尿蛋白。应劝告每一位吸烟的糖尿病患者停止吸烟或停用烟草类制品,减少被动吸烟,对患者吸烟状况以及尼古丁依赖程度进行评估,提供咨询、戒烟热线、必要时加用药物等帮助戒烟。

5. 精神状况评估　对存在焦虑/抑郁等心理疾患以及疾病相关性精神紧张者,应进行精神状态评估,必要时予以非药物或药物干预。重症患者建议请精神心理科医生协助治疗。

6. 血压、血脂、动脉粥样硬化性心血管疾病并管理　对于没有明显糖尿病血管并发症但具有心血管危险因素的2型糖尿病患者,应采取降糖、降压、调脂(主要是降低LDL-C)及应用阿司匹林治疗,以预防心血管疾病的发生。

(三) 不同类型糖尿病的筛查

1. 2型糖尿病

(1)筛查的年龄和频率:对于成年糖尿病高危人群,宜及早开始进行糖尿病筛查。对于儿童和青少年糖尿病高危人群,宜从10岁开始,青春期提前的个体则推荐从青春期开始。首次筛查结果正常者,宜每3年至少重复筛查一次。

(2)筛查的方法:对于具有至少一项危险因素的高危人群应进一步进行空腹血糖或任意点血糖筛查。其中空腹血糖筛查是简单易行的方法,宜作为常规的筛查方法,但有漏诊的可能性。如果空腹血糖≥6.1mmol/L或任意点血糖≥7.8mmol/L时,建议行口服葡萄糖耐量试验(oral glucose tolerance test,OGTT)评估空腹血糖和糖负荷后2小时血糖。同时也推荐采用中国糖尿病风险评分表(表11-2),对20~74岁普通人群进行糖尿病风险评估。该评分表的制定源自2007—2008年全国14省、自治区及直辖市的糖尿病流行病学调查数据,评分值的范围为0~51分,总分≥25分者应进行OGTT。

表 11-2　中国糖尿病风险评分表

项目	评分
年龄/岁	
20~24	0
25~34	4
35~39	8
40~44	11
45~49	12
50~54	13

续表

项目		评分
	55～59	15
	60～64	16
	65～74	18
BMI/(kg·m^{-2})		
	＜22	0
	22～23.9	1
	24～29.9	3
	≥30	5
腰围/cm		
	＜75(男)或＜70(女)	0
	75～79.9(男)或 70～74.9(女)	3
	80～84.9(男)或 75～79.9(女)	5
	85～89.9(男)或 80～84.9(女)	7
	90～94.9(男)或 85～89.9(女)	8
	≥95(男)或≥90(女)	10
收缩压/mmHg		
	＜110	0
	110～119	1
	120～129	3
	130～139	6
	140～149	7
	150～159	8
	≥160	10
糖尿病家族史		
	无	0
	有	6
性别		
	女	0
	男	2

资料来源:中华医学会糖尿病学分会．中国 2 型糖尿病防治指南(2017 版)．

2. 妊娠糖尿病

(1)高危人群筛查:第一次产检即应筛查血糖,如果空腹血糖≥7.0mmol/L 和/或随机血糖≥11.1mmol/L,或 75g OGTT 2h 血糖≥11.1mmol/L,无三多一少症状者不同日(应在 2 周内)重复测定,可诊断妊娠期显性糖尿病。具有妊娠糖尿病高危因素者,如第一次产检评价血糖正常,则于孕 24～28 周行 75g OGTT,必要时孕晚期再次评价。

(2)非高危人群筛查:建议所有未曾评价血糖的孕妇于妊娠 24～28 周进行 75g OGTT 评价糖代谢状态。

三、糖尿病预防健康教育的方法

健康教育的方式可以是媒体宣传,如电视、广播、互联网、宣传栏和新媒体,集体教育,如大课堂式、小组式,也可以是个体教育。大众传播可以短时间扩大知识知晓覆盖面,但受众参与程度低,集体教育、小组式或个体化形式的针对性更强,后三者参与度逐步提高。

(一)媒体宣传——电视、广播节目等

通过播放专题访谈、公益广告、科普宣传片等方式向范围广泛的社会大众传播糖尿病预防健康教育知识、广泛传播健康生活方式理念,使广大民众认识糖尿病,了解其危害,做到及早发现、及早治疗。如在候诊区循环公益广告,集体教育和个人教育开始前为受众播放宣传片,在社区广播中播放疾病防治广播剧、专家访谈和科普知识等。

(二)纸媒宣传——海报、横幅、标语、宣传栏、电子屏和印刷资料等

利用社区服务场所开展健康教育也是基层工作经常使用的一种传播方式,如小卖部、村委会、邮局周边、医院、乡镇卫生院、村卫生室等目标人群常去或接受社区服务的场所,可以通过张贴海报、展示服务标识、发布电子屏、发放宣传印刷材料来宣传提供什么服务、有什么优惠措施、电话与联系人等帮助信息。如免费测血糖、血压的活动海报,合理膳食宣传栏和体重管理登记册等。

(三)社交媒体宣传——微信、微博、APP

社交媒体的主要用途在于增加与他人的互动,促进、分享和获取健康讯息。患者可以通过网上论坛、聊天室和即时讯息分享经验,或向临床医生进行在线咨询。医务人员可以通过小视频对糖尿病防控重点和口号进行宣传,进行咨询服务,还可以通过公众号传播糖尿病防治信息、食谱、运动建议,也可开发小程序进行食物热量、升糖指数等测量供公众使用,也可以用于普通公众之间的健康经验交流。

(四)群体教育——糖尿病教育大讲堂、演讲、小讲座

大课堂教育指以课堂授课的形式由医学专家或糖尿病专业护士为患者讲解糖尿病相关知识,每次课时 1.5 小时左右,患者人数在 50～200 人不等,主要针对糖尿病缺乏认识的患者以及糖尿病高危人群。此法可与名人效应相结合,邀请名人或社区意见领袖,如村支书,来参加传播活动,在大多数情况下,会吸引更多的观众或听众,也会造成强大的社会影响力。

讲座前要做好相应的准备工作,如背景板、海报、宣传单、展板、宣传册、签到表、效果评价问卷等。讲座中注意现场的掌控,灵活运用培训方法,突出重点,关注讲座对象的反馈,适时纠正存在的问题,以保证讲座的顺利完成。有条件可以在讲座前后结合讲座内容进行简单的测试。可准备一些健康传播实物,如限盐勺、控油壶等,既可用来演示讲座中相应的内容,也可以作为礼物送给参加讲座者,也是后续健康行为形成的支持性工具。

小讲座(小讲课)为小规模培训,一般不超过 30 人,时间控制在 30 分钟内。将课程设计成一个个主题明确的小模块,并在讲授过程中辅以提问等互动环节,采用启发式教学,尽量调动培训对象的积极性,吸引其注意力并激发其听讲与思考的兴趣。如在讲课过程中培训者可以随时就某个部分做一个小结、提出问题请大家思考;穿插使用示教、练习等方法;注意:在给患者或家属讲解并演示整个操作过程后,必须让患者或家属当场重复一遍操作过程,即反示教,以确保患者或家属回到家中可以独立完成操作。讲授过程中可适当使用讲义、教材和挂图、模型、影像等教学辅助设备。比如如何测量血压、血糖。

（五）个体教育——技能示范和入户访谈

个体教育是指糖尿病专业护士与患者进行一对一的沟通和指导,适合一些需要重复练习的技巧学习。例如:自我注射胰岛素、血糖自我检测。其好处是能根据个别患者的需要,特别设计教育内容,以确保教育效果;容易建立患者与医护之间良好的信赖关系。但这种教育方法耗费时间较多,每次教育的时间需要 30 分钟左右,每天能教育的患者人数较少,同时,由于护理人员数量有限,使得这种形式的教育还不能在医院广泛开展。

入户访谈是指健康教育工作人员到居民家中通过面对面交流的方式,进行信息收集和知识传播等活动。入户访谈既是了解目标人群健康需求、探寻问题背后原因的常用方法,同时也是向老百姓传播健康知识、培养健康技能、解读卫生健康政策的有效途径。入户访谈时,工作人员和居民直接接触,亲切自然,有助于客观收集资料,获取真实、准确的一手信息,健康信息的传播效果也相对较好。

第四节　糖尿病患者健康教育

一、糖尿病患者健康教育的目标

糖尿病健康教育是对糖尿病患者开展健康教育,糖尿病患者一旦确诊即应接受糖尿病患者教育。教育的目标是使患者充分认识糖尿病,加强病情监测,促进合理治疗和科学用药,提高管理率,预防并发症,促进康复;掌握糖尿病的自我管理能力,支持决策制定、自我管理行为、问题解决和与医疗团队积极合作,最终改善临床结局、健康状况和生活质量。接受糖尿病健康教育的患者,血糖控制优于未接受教育的患者,拥有更积极的态度和较好的糖尿病自我管理行为。

二、糖尿病患者健康教育的基本原则

糖尿病患者教育的基本原则是通过建立完善的糖尿病教育和管理体系,达到糖尿病治疗的近期和远期目标。体系推荐如下。

1. 糖尿病患者在诊断后,应接受糖尿病自我管理教育,掌握相关知识和技能,并且不断学习。

2. 糖尿病自我管理教育和支持应以患者为中心,尊重和响应患者的个人爱好、需求和价值观,以此指导临床决策。

3. 糖尿病自我管理教育是患者的必修教育课,该课程应包含延迟和预防 2 型糖尿病的内容,并注重个体化。

4. 糖尿病自我管理教育和支持可改善临床结局和减少花费。

5. 当提供糖尿病自我管理教育和支持时,健康教育提供者应该考虑治疗负担、患者自我管理的自我效能和社会与家庭支持的程度。

6. 医护工作者应在最佳时机为糖尿病患者提供尽可能全面的糖尿病自我管理教育。

7. 在规范化的专科糖尿病教育护士培养基础上,为患者提供糖尿病自我管理教育。

三、糖尿病患者健康教育的内容

1. 治疗和管理糖尿病及并发症的基本知识 对疾病的发生、症状、治疗方法、并发症以及预后充分了解,增加患者治疗的主动性和依从性,有助于达到个体化治疗的目标。

2. 病情观察及自我监测 观察和规律监测血糖、糖化血红蛋白、血压、血脂、尿微量蛋白尿。可以反映治疗效果,指导治疗方案,减缓和预防多种并发症发生。帮助患者理解定期监测的重要性以及如何监测。

3. 培养科学就医和自我管理方法 在充分评估的基础上,帮助患者认识自身问题,制定适合患者的切实可行的自我管理处方,为患者提供可用资源的长期支持。

四、糖尿病患者健康教育的方法

糖尿病患者健康教育方法与糖尿病预防健康教育方法基本相同,但需要在其基础上,增加针对不同教育目标的多种教育形式。如集体教育的联谊活动、个人教育的门诊咨询、小组讨论的同伴教育等。

1. 公众健康咨询、门诊咨询 可根据健康主题日或者针对辖区重点健康问题、群众普遍关心的热点问题确定主题,如世界糖尿病日多学科义诊活动等。需要特定时间、场地、专业技术人员,并且需要提前进行宣传和通知。通常辅以印刷品、纪念品宣传。门诊咨询是基层医生在接诊过程中为目标人群提供健康问题评估、解答健康问题、提供针对性的健康信息和具体建议的过程,以帮助人们作出适宜于自身的健康决策。通常伴随就诊过程,根据患者个体情况解决 1 个问题,但咨询时间有限,常为非计划健康教育过程。

2. 小组讨论和同伴教育 根据项目或工作要求,选择 6~10 名符合特定条件的目标人群组成一个小组,在主持人的引导下,对有关的话题进行深入、自由、自愿讨论的一种定性研究方法,可用于需求评估、核心信息确定、传播材料预试验、效果评估等环节,也可用于小组学习、健康知识和健康技能交流。如糖尿病自我管理小组,小组成员相互提问、探讨、交流,激发小组成员的参与意识和学习兴趣,趣味性强,记忆深刻,学习效果好。

每组主持 1 人,记录员 1~2 人,成员背景、疾病程度和疾病知识储备程度不能差距过大。每次讨论 1 个议题,时间不超过 1 小时,讨论环境相对安静、封闭。座位排列应为圆圈形(O 形)或马蹄形(U 形),大家要相互看得见。可以结合图片、视频、食物模型等媒介开展教育活动。

同伴教育是小组讨论的特殊形式,是自我管理的主要教育方法。需要培养一批同伴教育者或健康教育志愿者,他们最好有自我健康行为体验(如规律测血糖、注射胰岛素等),并在目标人群中有一定声望,让他们去联络目标人群形成同伴教育小组,通过定期沟通与小组活动,传播健康信息,改变行为习惯。

3. 联谊活动 建立糖尿病患者俱乐部,组织患者夏令营、交流会、演讲比赛、知识竞赛、烹饪比赛、时装表演、健身操表演、运动会,以及世界糖尿病日的咨询活动等丰富多彩的活动,寓教于乐,使医患之间、患者之间建立起相互信赖和支持的网络。

4. 远程教育 可通过手机或互联网传播糖尿病自我管理健康教育相关资讯。包括演讲、讨论、电话咨询、媒体宣传等。远程教育具有便捷、个体化和保密性的特点。对于交通不便的偏远地区、时间或者身体条件不允许前来当面咨询者,或心理问题的电话咨询尤其适用远程教育。远程教育针对的目标人群明确,可以进行电话回访,回访者有选择性地提出问题,并及时解决患者问题,是患者居家自我管理的便捷指导方式。

5. 个体强化教育 在住院治疗、患者出院时、门诊医疗中开具患者健康教育处方,发放健康传播材料,对患者进行个体化健康指导和生活方式干预。与患者进行一对一的沟通,针对患者的健康问题和需求提供针对性的健康指导,特别是督促遵医嘱用药及血压自我监测、血糖自我监测、胰岛素注射、健康食谱制定等操作技能指导。通过电话、微信等方式也可以实现个体化教育的目的。

五、糖尿病患者教育流程

无论是何种教育方法都应是有计划、有程序地进行,才能确保糖尿病教育的效果。应根据现有条件,书面制定符合当前糖尿病管理标准的糖尿病管理流程和常规,并努力按照计划和工作流程落实和实施。糖尿病管理流程示意图见图11-1。

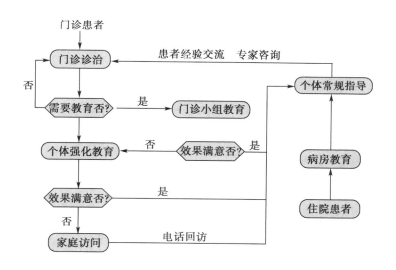

图 11-1 糖尿病管理流程示意图

资料来源:郭晓惠,沈犁.中国糖尿病护理及教育指南[R].
北京:中华医学会糖尿病学分会护理及糖尿病教育学组,2009.

1. 个体教育和小组教育工作流程 流程中包括对教育对象的基本评估,确定需解决的问题,制定有针对性的目标及计划、实施的方案以及效果评价,如图11-2。

2. 大课堂教育流程 见图11-3。

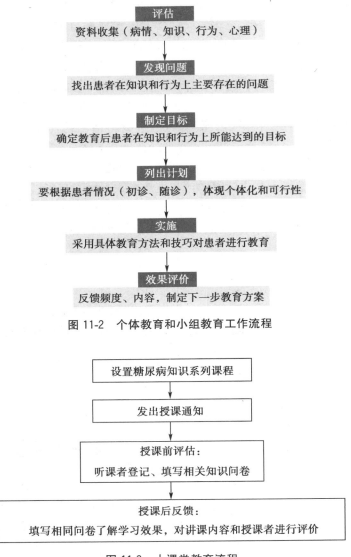

图 11-2　个体教育和小组教育工作流程

图 11-3　大课堂教育流程

六、糖尿病自我管理

糖尿病自我管理指患者为应对病情所采取的行动和选择,包括使用一系列技能、知识和应对策略。自我管理的任务包括:医疗行为管理,定期服药或医学检查、改变膳食和其他高危行为、使用仪器;角色管理,建立和保持在社会、工作、家庭和朋友中的角色,正常参加工作与人相处;情绪管理,处理和应对疾病带来的情绪障碍。

1. 自我管理教育和支持者　强调多学科团队每个糖尿病管理单位应有一名受过专门培训的糖尿病教育护士,设专职糖尿病教育者的岗位,以保证教育的质量。最好的糖尿病管理模式是团队式管理。糖尿病管理团队的基本成员应包括:执业医师(普通医师和/或专科医师)、糖尿病教员(教育护士)、营养师、运动康复师、患者及其家属。

2. 自我管理教育和支持者的关键时间点　包括:诊断时;每年的教育、营养和情感需求的评估时;出现新问题(健康状况、身体缺陷、情感因素或基本生活需要)影响自我管理时;需要过渡护理时。

3. 自我管理教育的方法和注意事项

(1)确定患者教育内容,编写患者教育材料;为患者设计糖尿病教育课程。

(2)针对糖尿病患者的管理情况与糖尿病管理小组的其他成员交流,以全面解决患者问题;必要时向患者推荐其他专业医护人员,以便提供进一步的教育、咨询、社会服务或家庭护理。

(3)记录患者接受糖尿病教育的情况、各项指标结果,通过使用问卷来观察行为目标改善的结果。

(4)成立健康自我管理小组,具体方法见"糖尿病患者教育的方法-小组讨论和同伴教育"。

七、糖尿病健康教育文档管理

1. 糖尿病教育记录　记录每次对患者进行教育和指导的情况,以便全面掌握每位患者接受教育的总体情况(表 11-3)。

表 11-3　健康教育记录表

		首次教育	随访指导	随访指导	随访指导	随访指导	随访指导
日期							
教育内容	饮食						
	运动						
	注射						
	监测						
	服药						
	低血糖						
	DM 足						
教育方式	评估						
	反馈						
	讲解						
花费时间/min							
教育者签字							

备注:在教育内容和教育方式对应空格处打√。

资料来源:郭晓惠,沈犁. 中国糖尿病护理及教育指南[R]. 北京:中华医学会糖尿病学分会护理及糖尿病教育学组,2009.

2. 活动记录表　对于一个完整的健康教育项目或活动来说,"痕迹"管理相当重要。完整的档案资料能够提供项目的动态变化,便于总结和比较。在项目或活动实施过程中,一定要注意记录各项工作和活动,并留存相关资料,以便在后期进行总结或迎接督导评估时能够收集到完整的资料数据。注意收集活动照片,资料真实,杜绝造假。活动登记表可以在如下样表基础上增减内容(表 11-4)。

表 11-4 健康知识活动记录表

讲座时间:	讲座地点:
授课老师:	
讲座主题:	
讲座对象:	
参加人数/人:	使用多媒体讲解: 是 否
使用辅助教具: 是 否	有互动环节: 是 否
健康教育资料发放数量: 小册子: 份; 海报/招贴画: 份; 单页: 份; 折页: 份; 实物材料: 个	
讲座小结:	
存档材料请附后 □教案 □图片材料 □印刷材料 □影音材料 □签到表 □其他材料	
填表人(签字): 填表时间: 年 月 日	

资料来源:李长宁,程玉兰.基层健康教育工作手册实用方法与技能[M].北京:中国人口出版社,2018:54.

八、糖尿病患者健康教育案例

糖尿病的教育和指导应该是长期和及时的,特别是当血糖控制较差、需调整治疗方案时,或因出现并发症需进行胰岛素治疗时,必须给予具体的教育和指导。而且教育应尽可能标准化和结构化,并结合各地条件做到"因地制宜"。

联合国糖尿病日是由 WHO 和国际糖尿病联盟于 1991 年共同发起的,定于每年的 11 月 14 日,其宗旨是引起全球对糖尿病的警觉和醒悟。联合国糖尿病日设定"蓝色圆环"作为疾病预防标识,将世界人民紧紧联系在一起,表达抗击糖尿病的决心。世界糖尿病联盟呼吁世界糖尿病日在各国纪念性建筑上点亮蓝色灯光,开展全球范围内的糖尿病宣传教育活动。

为深入宣传健康中国理念,呼吁全社会关注糖尿病防治工作。中华医学会糖尿病学分会于 2010 年举办"联合国糖尿病日暨蓝光行动",目前"蓝光行动"已成为我国最大规模公益活动之一。该活动得到了政府部门、学术团体、医疗机构、社会组织、媒体、企业、公众的大力支持。每年 11 月 14 日前后,围绕活动主题全国将举办糖尿病筛查义诊、科普教育讲堂等形式多样的宣传活动,全国参与城市达到 200 个,并在全国 150 座城市标志性建筑物例如万里长城、东方明珠、广州"小蛮腰"点亮蓝色灯光,受益人群达到上千万,提高了全社会对糖尿病的关注和认知,推动了我国糖尿病防治事业的进步。

(潘 琦 邓明群 北京医院)

参 考 文 献

[1] 纪立农,陈莉明,郭晓惠,等.中国慢性疾病防治基层医生诊疗手册(糖尿病分册)2015 版[J].中国糖尿病

杂志,2015,23(8):673-701.

[2] 中华医学会糖尿病学分会,国家基层糖尿病防治管理办公室.国家基层糖尿病防治管理指南(2018)[J]. 中华内科杂志,2018,57(12):885-893.

[3] 中华医学会糖尿病学分会,国家基层糖尿病防治管理办公室.国家基层糖尿病防治管理指南(2022)[J]. 中华内科杂志,2022,61(3):249-262.

[4] 中华医学会糖尿病学分会.中国2型糖尿病防治指南(2017年版)[J].中华糖尿病杂志,2018,10(1): 4-67.

[5] 中国糖尿病前期临床干预专家组.中国糖尿病前期临床干预专家共识(征求意见稿)[J].药品评价, 2019,16(7):3-12.

[6] 中华医学会糖尿病学分会糖尿病教育与管理学组.中国2型糖尿病自我管理处方专家共识(2017年版) [J].中华糖尿病杂志,2017,9(12):740-750.

[7] 中华医学会糖尿病学分会.中国2型糖尿病防治指南(2020年版)[J].中华糖尿病杂志,2021,13(4): 315-409.

第十二章

冠心病健康教育

第一节 冠心病的流行病学

一、冠心病的定义和分类

冠状动脉性心脏病是指由冠状动脉痉挛、冠状动脉粥样硬化狭窄或者阻塞导致冠脉供血不能满足心肌需求,导致心肌细胞暂时或者持续缺血缺氧,甚至坏死、功能障碍的病生理变化的心脏病,简称冠心病,也叫缺血性心脏病。冠状动脉是为心脏心肌细胞提供氧气和营养的动脉血管,主要包括三大分支:左前降支、左回旋支和右冠状动脉。

冠心病按照临床特点分为以下几类。

1. 无症状型冠心病(隐匿型冠心病) 无明显临床症状,但心电图存在缺血的异常表现,可进展为心绞痛及心肌梗死。

2. 心绞痛 是冠状动脉粥样硬化狭窄或痉挛病变导致心肌急剧而暂时性缺血缺氧,引起胸部不适感或胸痛症状,休息或服用硝酸甘油可缓解,不伴心肌酶的显著性升高。

3. 急性心肌梗死 是指由冠脉粥样硬化斑块破裂出血,形成血栓完全或几乎完全堵塞血管,导致心肌长时间的严重损伤,伴随心肌酶明显升高、心电图显著变化的一系列的严重临床表现。

4. 缺血性心肌病 指由于长期慢性心肌缺血导致心肌局限性或弥漫性纤维化,致心脏功能受损,引起心脏扩大或僵硬、慢性心力衰竭、心律失常等一系列临床表现。

5. 猝死型冠心病 为缺血心肌局部发生电生理紊乱引起的严重心律失常所致的突然死亡。

二、冠心病的流行趋势及特征

冠心病是当今社会导致国民生产力丧失最重要的疾病,是全球最主要的死亡原因之一,我国冠心病的患病率和死亡率也呈逐年上升的趋势。冠心病多见于40岁以上中老年人,男性高于女性。近年来45岁以下人群发病率呈逐渐上升趋势。年轻患者男性比女性多,但绝经后以及年龄超过60岁的妇女,其风险几乎与男性相等。根据《中国卫生和计划生育统计年鉴(2017)》报告从2012年开始农村地区急性心肌梗死死亡率明显升高,并大幅超过城市平均水平。男性冠心病死亡率始终高于女性。

三、冠心病的临床表现及并发症

1. **临床表现** 冠状动脉粥样硬化病变的狭窄程度、部位决定了表现和严重程度。管腔狭窄<50%时,心肌供血一般不受影响,狭窄达到50%～70%时,静息时心肌供血不受影响,在诱发因素或心脏耗氧量增加即可引起心肌缺血症状。常见诱发因素:冷空气刺激,大量吸烟,情绪激动,生气、悲伤或高兴,过度体力活动或运动也是最常见的诱发因素,如快走上坡、爬楼梯、重体力劳动、饱餐后,用力排便等。冠心病的临床表现多样,起病隐蔽,具体症状如下。

心绞痛的典型表现为:发作性胸骨后压榨性疼痛,压迫感、沉重感、灼烧感、发闷或紧缩感,可放射至心前区和左肩、左上臂内侧、无名指或至颈、咽、下颌部。持续数分钟到十几分钟,几乎不超过半个小时,休息或用硝酸酯剂后消失。

心肌梗死的典型症状为:胸口剧烈疼痛,有濒死的感觉,疼痛可放射至单臂或双臂,颈部、下颚、肩部和背部,休息或服用硝酸甘油不能缓解,常伴有呼吸困难、脸色苍白、出汗等。部分患者表现不典型:上腹痛、恶心、呕吐、打嗝,多为右冠梗死;无痛性心肌梗死,多见于糖尿病患者。

其他临床表现:①心律失常;②心力衰竭;③发热。

2. **急性心肌梗死并发症** ①乳头肌功能失调;②心脏破裂,多发生在第一周,死亡率极高;③栓塞,1～2周多见;④室壁瘤,以左室心尖部多见,可引发心功能衰竭、室性心律失常及血栓;⑤梗死后综合征,10%发生率,发生于数周至数月内,为心包炎、胸膜炎、间质性肺炎导致的发热、胸痛,喘憋等不适。

第二节 冠心病的危险因素

流行病学研究已经确认冠心病是由不可改变因素和可改变因素等多个危险因素共同作用的结果,是冠心病防治提供的重要基础。

一、不可改变因素

不可改变的危险因素包括以下几点。

1. **年龄** 40岁后发病率明显增加,50岁以后进展较快,然而受其他因素的影响,近年来发病有年轻化的趋势。

2. **性别** 男性发病率>女性,我国男女发病率比例约为2:1,同等程度的动脉粥样硬化病变,女性发病比男性晚10年,但50岁以后,女性由于雌激素水平明显下降,发展较快,迅速赶上男性。

3. **家族遗传史** 家族一级亲属中男性55岁前、女性65岁前发生的心血管病称为早发心血管病家族史,其患冠心病风险伴随终身。

二、其他可控危险因素

其他可控危险因素主要包括以下几点。

1. **高血压** 高血压为冠心病最为明确而独立的危险因素。高血压是促进动脉粥样硬化发生、发展的重要因素,长时间会造成严重心脏损害,血压升高会加速斑块破裂脱落、血栓形成引发急性冠脉事件。高血压患者患冠心病概率是血压正常者的 4 倍。积极降压治疗可显著降低冠心病发生和心血管病死亡。

2. 吸烟　烟草中含有烟碱等众多具有强烈的促进动脉内血栓形成的作用，并且促进大量炎症因子释放加速形成动脉粥样硬化。每天吸烟 20 支以上可使冠心病风险增加 2～7 倍。大量吸烟可导致冠心病急性发作。大量冠心病患者来自二手烟的暴露，女性对于烟草的危害更加敏感，女性和儿童是二手烟最大的受害者。

3. 血脂异常　血脂是血浆中脂类物质的总称，与相应的蛋白结合形成脂蛋白存在于血液循环中。临床常用的血脂成分检测项目是总胆固醇(TC)、甘油三酯(TG)、低密度脂蛋白-胆固醇(LDL-C)、高密度脂蛋白-胆固醇(HDL-C)。最实用的血脂异常临床分类为：①高胆固醇血症(TC 或 LDL-C 增高)；②高甘油三酯血症(仅 TG 增高)；③混合型高脂血症(TC 或 LDL-C 增高合并 TG 增高)；④低 HDL-C 血症。

血浆脂质水平升高后胆固醇便进入动脉壁，导致动脉粥样硬化病变形成，而高密度脂蛋白能促进胆固醇从血管壁外运转化为胆固醇酯，从而起到防止斑块形成的作用。长期控制血胆固醇于合适水平，可预防动脉粥样硬化，减少冠心病的发生。

4. 糖尿病　糖尿病是以胰岛素抵抗和胰岛素绝对缺乏导致血糖升高为特征的一种代谢紊乱疾病，是最重要的冠心病传统危险因素之一。糖尿病患者的冠心病发病率显著高于非糖尿病患者，其严重度和预后均是最差的，绝大多数糖尿病患者死于以冠心病为主的心血管并发症。因此，患有糖尿病者被认为等同于患有冠心病。

5. 超重与肥胖　随着大量廉价美味的高热量食品摄入增多以及对体力要求越来越低的工作生活方式导致肥胖患者数量不断攀升，冠心病风险随之增加，甚至能抵消掉其他危险因素控制所带来的冠心病方面的获益。肥胖人群的高血压、血脂异常、胰岛素抵抗，系统性炎症和血栓性疾病、蛋白尿和糖尿病进展以及冠心病心血管事件的发生率显著增加。

体重指数(BMI)，通过体重(kg)除以身高的平方(m²)计算得出，是用来衡量体重是否超标的重要指标之一。我国健康成年人体重指数范围应该在 20～23.9kg/m²，BMI≥24.0kg/m² 定义为超重，≥28.0kg/m² 则属于肥胖。达到并维持健康体重有助于显著改善血压、低密度脂蛋白胆固醇，甘油三酯和血糖水平。

此外，体脂率及其分布影响冠心病的风险，内脏脂肪增加的腹型肥胖者冠心病风险显著升高。腰围增高也会增加冠心病风险，WHO 推荐将腰围作为衡量冠心病风险的重要指标。中国健康成人腰围标准：男性＜94cm，女性＜80cm，男性≥102cm，女性≥88cm 则应立即开始减重行动。

6. 体力活动不足　久坐行为模式以及体力活动不足是导致冠心病和糖尿病的高危因素。适宜的有氧运动可降低安静时的血压，改善心肺功能，同时调节紧张情绪。控制体重依赖于适量的运动加合理膳食。

7. 不合理膳食　日常膳食钠盐摄入量过高和高血压、心血管病死亡关系密切。中国人群钠盐摄入量普遍较高(平均为每日 10.5g)，特别是北方人群，远高于 WHO 或我国营养学会的推荐量(每日 5g)。同时含钾食物摄取不足也会增加冠心病发病风险。

脂肪占热量摄入的比例高，而粗制全谷类食物、水果蔬菜明显不足，使罹患冠心病的风险显著增加。反式脂肪酸作为常用的食品添加成分会损伤内皮细胞功能，加重胰岛素抵抗、炎症和心律失常的发生，长期食用增加冠心病风险。

含糖饮料及人工甜味剂饮料、精制米面、饱和脂肪酸及加工肉类食品(培根、火腿、热狗、腊肠、香肠等)均会加重冠状动脉粥样硬化进展。

8. 代谢综合征及其他疾病 腰围超标,甘油三酯升高(＞150mg/dL,随机),血压升高,血糖升高,及高密度脂蛋白胆固醇降低(男性＜40mg/dL;女性＜50mg/dL),同时存在 3 项者即被诊断为代谢综合征。此外,慢性肾脏病、透析或肾移植患者,女性过早绝经(40 岁之前),病理产科相关病史如子痫前期,妊高征等均增加 10 年内冠心病心血管病患病及死亡风险。

9. 酗酒 大量饮烈酒增加心脏负担,直接损害心肌,使胆固醇代谢减慢,甘油三酯升高,加速动脉粥样硬化进展及血小板聚集,导致血栓形成,增加冠心病患病及死亡风险。

10. 精神心理因素 工作时间长,频繁加班,心理需求高,遭遇不公平待遇以及工作关系紧张均是早发心血管疾病的危险因素。社会经济地位低下(包括低教育水平,低收入水平,工作及居住环境差等),缺乏社会支持,易怒,焦虑或其他精神异常均会增加冠心病及急性心肌梗死后死亡的风险。经历急性精神应激事件期间发生急性冠脉综合征屡见不鲜。此外,精神心理因素也影响着患者对治疗以及改善生活方式依从性。

第三节　冠心病预防健康教育

一、冠心病预防目标人群和风险评估

动脉粥样硬化最早可发生于儿童时期,发展到致病性粥样硬化的过程要十几年,甚至几十年,患者出现冠心病的临床症状时,冠状动脉硬化病变的程度已到中、晚期,因此冠心病的预防需要从幼年开始,坚持不懈。

2011 年《中国心血管病预防指南》基于我国人群队列研究的结果,提出了适合我国人群的冠心病 10 年发病风险评估流程图(图 12-1)。心血管病总体风险评估和危险分层是预防和控制心血管病的必要前提,有助于防治人员对患者进行健康教育和患者自我健康管理,有助于提高患者的预防意识和依从性。

二、冠心病预防的内容与方法

冠心病是一种可以通过健康的生活方式来预防或推迟发生的疾病,针对尚未发生心血管病的人群,根据个体所具备的危险因素分级采取的干预措施称为一级预防。具体内容方法如下。

(一)认知行为改变

冠心病预防应从患者的认知行为改变开始。首先,认识到冠心病是一种可以预防的慢性疾病,尽管它对健康危害严重,但只要通过积极调整生活方式和遵循药物治疗严格控制其危险因素,就能延缓其发生进展以及并发症的出现。其次,健康生活方式的改变效能取决于个体(思维、观念、经历、性格、知识结构及环境)、社会关系(配偶、亲属、同事)以及专业医疗保健人员(医生、护士、心理学、营养学、心脏康复、运动医学专家)的共同努力,应保持定期良好的沟通交流。再次,要制定个体化具体可行的目标和计划,树立长期执行力和自我监督力。最后,绝大多数健康生活方式的转变过程需要心态平和、行为连续、循序渐进、日积月累,要求短期剧变式的自我预期往往导致行为调整失败。

符合下列任意条件者，可直接列为高危或极高危人群，无须进行ASCVD危险评估：
极高危：ASCVD患者（包括有症状的PAD患者）
高危：（1）糖尿病患者（年龄≥40岁）
（2）单个危险因素水平极高者，包括：①LDL-C≥4.9mmol/L（190mg/dL）或
TC≥7.2mmol/L（280mg/dL）；②3级高血压；③重度吸烟（吸烟≥30支/d）

↓ 不符合者，根据下表评估ASCVD 10年发病风险

危险因素[a]（个）		血清胆固醇水平分层（mmol/L）		
		3.1≤TC<4.1 或1.8≤LDL-C<2.6	4.1≤TC<5.2 或2.6≤LDL-C<3.4	5.2≤TC<7.2 或3.4≤LDL-C<4.9
无高血压	0~1	低危（<5%）	低危（<5%）	低危（<5%）
	2	低危（<5%）	低危（<5%）	中危（5%~9%）
	3	低危（<5%）	中危（5%~9%）	中危（5%~9%）
有高血压	0	低危（<5%）	低危（<5%）	低危（<5%）
	1	低危（<5%）	中危（5%~9%）	中危（5%~9%）
	2	中危（5%~9%）	高危（≥10%）	高危（≥10%）
	3	高危（≥10%）	高危（≥10%）	高危（≥10%）

↓ ASCVD 10年发病危险为中危且年龄<55岁者，评估余生危险

具有以下任意2项及以上危险因素者，定义为ASCVD高危人群
• 收缩压≥160mmHg或舒张压≥100mmHg
• 非HDL-C≥5.2mmol/L（200mg/dL）
• HDL-C<1.0mmol/L（40mg/dL）
• BMI≥28kg/m²
• 吸烟

图 12-1　动脉粥样硬化性心血管病发病风险评估流程图

注：[a] 危险因素包括吸烟、低 HDL-C 及男性≥45 岁或女性≥55 岁。本危险分层方案重点在于促进多重危险因素的综合评估，积极采取预防措施，特别是生活方式干预。对单个危险因素的控制应以相应指南为准。ASCVD 为动脉粥样硬化性心血管疾病，PAD 为周围动脉疾病，TC 为总胆固醇，LDL-C 为低密度脂蛋白胆固醇，HDL-C 为高密度脂蛋白胆固醇，BMI 为体重指数。1mmHg＝0.133kPa。

（二）精神心理干预

缓解压力的办法包括：合理安排一天的时间；适应环境、保持乐观豁达的心态；每天坚持适量运动、休息和娱乐等。

当出现持续较长时间的明显的抑郁、焦虑或非理性敌意情绪，应及时寻求心理治疗包括药物或心理疏导。

（三）规律恰当的体力活动

1. 运动方式　有氧运动和抗阻运动相结合可以非常有效地降低冠心病风险。有氧运动是最为安全的运动形式，可以增加心脏负荷能力，改善心肺功能。抗阻运动主要是锻炼肌肉的力量和肌肉的耐力，再增加身体机能，改善糖尿病患者的血糖控制以及降压作用方面具有健康获益，从而减低冠心病风险。运动的形式可根据个体的喜好及运动环境和条件来决定，但运动量要根据个体的健康状况来决定。中低强度的运动在控制血压，改善心肺功能方面较高强度运动更有效，且重在长期坚持。对于工作忙碌的年轻群体，每周 2 次较大强度的运动更为适合。

2. 运动强度　推荐成人每周最少应参加累计 150 分钟的中等强度或 75 分钟的高强度

有氧运动,也可等量的中等和高强度运动的组合,见表 12-1。即使达不到推荐运动量,也建议尽可能进行一定量的中等或者高强度的运动。

表 12-1　常见运动的强度示例

强度	代谢当量	行为举例
久坐行为	1～1.5	坐,半卧位,躺;看电视
低强度	1.6～2.9	慢走,做饭,轻家务劳动
中强度	3.0～5.9	快走(4.8～6.5km/h),骑自行车(8～15km/h),交谊舞,瑜伽,娱乐性游泳
高强度	≥6	跑步,骑自行车(≥16km/h),单人网球,往返游泳

资料来源:DONNA K A,ROGER S B,MICHELLE A A,et al. 2019 ACC/AHA guideline on the primary prevention of cardiovascular disease[J]. Circulation,2019,140(11):e596-e646.

尽量减少久坐的生活方式,久坐者的初始运动可以从较低强度(如慢走)和短时间开始,逐渐增加到推荐的水平。如果条件允许,最好能在健康保健专业人员指导下制定体力活动锻炼的方案,并进行运动过程中的测评监督指导。

(四)戒烟

预防青少年开始吸烟和帮助吸烟者戒烟是预防冠心病的重要措施,包括杜绝二手烟暴露。吸烟行为具有成瘾性,戒烟者存在大量戒烟困难及复吸率高的情况,应采取行为干预联合药物治疗方案,最大程度保证戒烟成功率,并减弱神经内分泌紊乱对心血管系统的损害。推荐戒烟的一线用药:盐酸伐尼克兰、盐酸安非他酮、尼古丁替代治疗。此外积极寻求社会关系支持,并且建议寻求经过严格烟瘾治疗培训的专业人士的帮助。

(五)营养

1. 健康饮食特征　健康饮食不仅针对预防冠心病,同时能够改善其他危险因素负担,包括肥胖、高胆固醇血症,糖尿病及高血压。其内容特征是:保证蔬菜、水果、豆类,坚果,全粒谷物,以及鱼类摄入;以富含单不饱和脂肪和多不饱和脂肪代替饱和脂肪类食物;低盐低胆固醇含量的饮食;健康饮食模式还应最大限度地减少含糖饮料、加工肉类,精制碳水化合物(精米或精面),避免摄入含反式脂肪酸的食物。

2. 推荐食物及饮食类型　在评估饮食的健康促进和疾病防治功能时,综合性饮食模式比单一食品更能对健康产生显著性影响,以地中海式饮食模式作为典型性饮食类型或习惯,显示出对健康的有益影响,具有该饮食模式特征人群的整体心血管事件和死亡率显著低于其他地区。

以地中海式饮食模式为例,强调每日摄入丰富的水果,蔬菜,坚果,豆类,全谷物食品,鱼肉和菜籽油、橄榄油烹调;适量饮酒(大多数为葡萄酒,最好与餐同时)以及少吃红肉、奶制品和饱和脂肪酸。该饮食搭配模式中的食物成分所含有的大量维生素 A、维生素 C 和维生素 E 这类抗氧化剂,能够抵消自由基对细胞的破坏,是防治心血管病的重要营养成分,同时降低血低密度脂蛋白胆固醇水平。

3. 避免饮酒　我国心血管病一级预防指南建议避免饮酒,以降低心血管病及死亡风险。任何形式的酒精对人体都无益处。

(六)控制体重

体重指数(BMI)是目前最常被推荐用于评价成人体重超标和制定减重方案的指标,最好在专业人士指导下进行,采取包括限制热量等综合性生活方式干预措施,推荐方案是在 6 个月及以上的时间帮助减肥者严格遵循低热量饮食要求(如每日摄入热量为 1 000～1 500kcal,但也应遵循个体化原则),并且循序渐进地增加体力锻炼。推荐高强度体力锻炼的患者(200～300min/周),监测 BMI(至少每周 1 次)。此外,腰围也应作为心脏代谢风险较高人群的测量项目,可以在一定程度上对冠心病风险进行补充性评价,特别是对于腹型肥胖人群。

在生活方式干预仍无法达到理想效果的情况下,可以在医生指导下采取药物和减肥手术。需要注意的是,对于减重治疗应给予谨慎的态度和个体化方案,特别是对于年龄偏大者,因尽量避免带来不良影响,例如肌肉流失和营养缺乏症等。

(七) 相关疾病的控制与目标

1. 血脂　早期检出存在血脂异常的患者并监测这些患者血脂水平是有效防治冠心病的重要措施。建议 20 岁以上的成年人至少每 5 年测量 1 次空腹血脂(包括 TC、LDL-C、HDL-C 和 TG);40 岁以上男性和绝经期后女性每年进行血脂监测。而冠心病高危人群,应每 3～6 个月测定 1 次血脂。

血脂异常的治疗原则:①LDL-C 是调脂治疗的首要干预靶点,非 HDL-C 可作为次要干预靶点;②坚持治疗性生活方式改变是血脂异常治疗的基础措施,其内容包括饮食结构的调整、控制体重、体育锻炼、戒烟和限制饮酒。

关于降脂药物治疗的适应人群及目标:①中危(10 年冠心病风险 7.5%～20%)LDL-C 水平降低 30% 以上;②高危(10 年冠心病风险≥20%)LDL-C 水平应降低 50% 以上;③40～75 岁伴有糖尿病患者应接受中等强度目标的降脂治疗;④20～75 岁 LDL-C≥4.9mmol/L(190mg/dL),需要服用最大耐受剂量的降脂治疗;⑤糖尿病合并多重危险因素的患者应接受 LDL-C 降低 50% 以上的目标降脂治疗。

各种血脂成分合适水平的建议应参照《中国成人血脂异常防治指南(2016 年修订版)》提出的中国人群血脂水平分层标准。

2. 血糖　将血糖严格控制在正常范围内,糖化血红蛋白也应降至 7% 以下。针对冠心病死亡风险的降低,可以通过以下三方面进行干预。

(1)饮食方面:推荐地中海式饮食以及植物食物为主的健康饮食模式。不以迅速减重为目标,避免饮食不当引起的低血糖或血糖剧烈波动以及营养缺乏。

(2)运动方面:有氧和无氧运动(抗阻运动)的结合较之单一方式更有利于血糖控制。对于年龄较大以及合并症较多患者,推荐简单的行走运动即可。

(3)药物干预:二甲双胍目前被广泛证实可以在有效控制血糖的同时显著改善冠心病预后,在尝试 3～6 个月的生活方式干预后血糖控制仍不达标者可考虑的一线降糖药物。

3. 血压

(1)血压监测:18 岁以上健康成人至少每 2 年监测 1 次血压,35 岁及以上成人至少每年监测 1 次血压;高血压易患人群(正常高值人群、超重或肥胖、高血压家族史、年龄≥55 岁、高盐饮食或过量饮酒)至少应每半年测量 1 次血压,心血管门诊患者应常规接受血压测量,以提高高血压的知晓率。高血压患者调整治疗期间每日至少测量 2 次血压,血压平稳后每周至少监测血压 2 次。并鼓励和指导患者进行家庭自测血压。

(2)高血压治疗:高血压病的控制首先应调整生活方式,包括限盐、增加体力活动、控制体重、心脏健康饮食类型、补充钾含量较高的膳食、限制饮酒。在此基础上,血压仍然高于

140/90mmHg,则应开始药物治疗。对于 10 年冠心病风险高于 10% 者,目标血压<130/80mmHg;合并慢性肾脏病者,目标血压<130/80mmHg;2 型糖尿病患者,目标血压<130/80mmHg;对于老年人控制目标可以略放宽,而对于极高危人群需要多种降压药物者,目标收缩压可以考虑定在<120mmHg(表 12-2)。

表 12-2　主要心血管危险因素的控制目标

心血管危险因素	主要心血管危险因素控制目标及心血管保护药物
血脂异常	• LDL-C <2.6mmol/L(100mg/dL)(高危患者);<1.8mmol/L(70mg/dL)(极高危患者,包括 ACS 或冠心病合并糖尿病) • TG<1.7mmol/L(150mg/dL) • 非 HDL-C <3.3mmol/L(130mg/dL)(高危患者);<2.6mmol/L(100mg/dL)(极高危患者) • 他汀类药物是降低胆固醇的首选药物,应用中等强度他汀类 LDL-C 未达标时,可加用依折麦布 5～10mg/dL 口服
高血压	• 理想血压:<120/80mmHg • 降压靶标:<140/80mmHg(无论高血压风险水平) 　　　　　　<150/90mmHg(老年高血压患者) • 所有患者接受健康生活方式指导,注意发现并纠正睡眠呼吸暂停;冠心病或心力衰竭合并高血压患者首选 β-受体阻滞剂、ACEI 或 ARB,必要时加用其他种类降压药物
糖尿病	控制目标:糖化血红蛋白≤ 7.0%
心率控制	冠心病患者静息心率应控制在 55～60 次/min 控制心率的药物首选 β-受体阻滞剂美托洛尔、比索洛尔、卡维地洛 伊伐布雷定适用于应用 β-受体阻滞剂后窦性心律>70 次/min 的慢性稳定性心绞痛患者
体重和腰围	体重指数维持在 18.5～23.9kg/m²;腰围控制在男≤90cm、女≤85cm

注:LDL-C 为低密度脂蛋白胆固醇;ACS 为冠状动脉综合征;TG 为甘油三酯;HDL-C 为高密度脂蛋白胆固醇;ACEI 为血管紧张素转化酶抑制剂;ARB 为血管紧张素受体拮抗剂;1mmHg=0.133kPa。

第四节　冠心病患者健康教育

一、冠心病患者健康教育的内容与方法

冠心病患者应遵循的健康原则:定期复查,科学使用药物治疗,养成良好生活习惯,进行适量运动,保持良好心态,学会自我救护。

(一) 必要的检查

1. 心电图　静息心电图是诊断冠心病基本诊断方法,心肌缺血会导致心电图上特异性变化。但当未发作心绞痛或心肌梗死时,心电图表现往往是正常的。

2. 心肌损伤标记物　心肌细胞缺血坏死后释放特有的物质入血,称之为心肌损伤标志物,是确诊心肌梗死的重要依据,临床常用指标为:肌红蛋白(MYO),肌酸激酶(CK-MB)以及肌钙蛋白(TnI/TnT),其中 MYO 是最早升高的(缺血后 1～2 个小时即可升高),而 TnI/TnT 则是心脏特异性最高的蛋白。当发生急性心肌梗死时,三项均升高,可用于与心绞痛

的鉴别。

3. 超声心动　绝大多数情况超声心动能清楚地显示心脏结构,还可以显示心肌的运动情况,当发生心肌缺血或心肌梗死时,超声心动可观察到局部心肌的运动异常,具有很高的诊断和鉴别诊断价值。

4. 运动负荷试验　适用于临床高度怀疑冠心病,但在安静状态下心电图正常的患者,通过实施标准化的适量运动方案,在可控范围内制造心肌氧耗增加情况,诱发患者出现心肌缺血的心电图或超声心动表现。但以下情况患者不适合做运动试验:①不稳定心绞痛;②心肌梗死急性期;③严重心律失常;④心功能不全;⑤血压过高(>180/110mmHg)。

5. 冠脉 CT 和冠脉造影

(1)冠脉 CT:多层螺旋计算机断层显像通过重建冠状动脉血管,诊断冠心病的准确率约为 70%,通过检测冠状动脉的钙化情况,对冠状动脉是否存在狭窄,以及狭窄的程度和部位具有预测价值。在接受搭桥术后患者可了解冠状动脉在治疗后的情况。总体而言冠脉 CT 阴性结果的预测价值较大,用于冠心病的排除诊断。

(2)冠脉造影:是诊断冠心病的金标准,即诊断冠心病最可靠的方法。可以确定冠状动脉的直径、走行、分布和形态,观察管壁是否光滑,血管壁弹性,是否有狭窄性病变及病变的程度、部位、长度、数量,是否有钙化、血栓、溃疡、动脉瘤、内膜夹层、病变特点等。该检查也是冠脉介入治疗的必经步骤。该检查属于有创检查方法,存在创伤及一定的风险,需要严格掌握指征。冠状动脉造影的指征主要有:接受内科治疗后,仍有心绞痛发作,明确冠状动脉病变的;有胸痛症状疑似心绞痛,但不能确诊者;急性心肌梗死,需行急诊冠脉造影和支架植入手术来挽救生命。

(二) 急救与治疗

1. 院前自我急救

(1)家中可备有或随身携带硝酸甘油等急救药品。

(2)当症状发作时,立即停止正在进行的活动,就近寻找安全安静的地方坐下保持休息状态。

(3)如明确发生或高度疑似心肌缺血,可以发作时舌下含服或嚼服硝酸甘油 1~2 片,如服药后症状缓解,应呼叫身边人,最好在他人陪伴下到医院寻求进一步诊治。

(4)如服药后症状持续不缓解或进行性加重,应迅速联系其他人或直接拨打急救电话"120"或"999",等待救护车的到来,就近到医院急诊。

2. 冠心病再血管化治疗　在发作急性心脏缺血事件(不稳定心绞痛、急性心肌梗死)后,尽早开通相关狭窄或闭塞的血管,恢复心肌灌注,对挽救心肌和心脏功能非常重要,称为冠心病再血管化治疗,也称心肌再灌注治疗。时间就是心肌,越早开通,开通率越高,病死率越低。在明确心绞痛或心肌梗死发作的 12 小时内完成病变冠脉的再血管化获益最大,如果超过 12 小时患者仍然有胸痛等症状及心电图持续改变,仍然是再灌注治疗的绝对适应证。冠脉再血管化治疗主要包括溶栓、经皮冠状动脉介入治疗(PCI)和外科冠脉动脉旁路移植术。近年来随着冠心病治疗技术的进步和普及,经皮冠状动脉介入治疗成为主要的治疗策略,但在基层医院因各种原因不能开展介入治疗并且转运耗费时间过长,溶栓仍然是一种快速简便经济易操作的再灌注治疗。而外科手术治疗对冠脉特殊病变或广泛病变情况下在改善预后方面更有优势,但风险相对最大。

(1)溶栓治疗:通过溶解动脉中的新鲜血栓使血管再通,从而部分或完全恢复心肌的血流灌注。有一定的出血风险,发病超过 24 小时特别是症状缓解者不应采取该治疗。

（2）经皮冠状动脉介入治疗:是目前应用最广泛的再灌注治疗手段,属于微创方法。从腕部或腿部血管插入一根细小导管,送至冠状动脉开口,注射在 X 光下能显影的造影剂后,如果发现有血管狭窄或堵塞,在病变出扩张球囊并植入支架,使因斑块而狭窄了的血管腔扩大,从而使冠脉血流恢复,心肌灌注得以改善。

对于大多数患者,血管狭窄程度超过 75% 是置入支架的一个原则。同时与病变（斑块）稳定性、形态、长度、分支情况有关,医生会根据患者个体情况决定。

介入术不需要全麻,只需要局部麻醉,整个手术过程患者是清醒的。在找到病变处植入支架或进行球囊扩张使病变血管再次通畅,恢复血流灌注,这个过程中可能会出现胸痛、胸闷、心慌、出汗等类似心绞痛发作的症状,属于正常现象,可以告知医生。

介入术后注意事项:①如果是下肢的股动脉入路,术后回病房后伸直插管侧下肢,避免弯曲,以预防静脉血栓形成和再出血;如果是上肢的桡动脉入路,需要平卧,减少使用以确保止血和伤口愈合;②穿刺部位术后会出现疼痛或局部血肿,属正常现象,如果疼痛肿胀严重要报告医护人员;③术后需多喝水以利于造影剂排出;④术后 1～2 天不要拿重物,不要进行体力活动。

介入治疗术后患者要开始规律的双联抗血小板治疗,以防止支架内血栓形成。出院后要定期复诊,目的是定期复查介入术后疗效,并尽早发现、处理新发生的症状和新出现的疾病,并调整治疗药物剂量及处理服用药物后出现的不良反应或副作用,以免延误病情,导致不良后果。

（3）冠脉动脉旁路移植术（冠脉搭桥术）:外科手术治疗主要是施行主动脉—冠状动脉旁路移植手术。该手术可以达到全部冠脉血管重建正常血流的治疗目标,是择期心脏外科最普遍的手术。创伤大于介入治疗。适合行冠脉搭桥术的情况:①左主干病变;②冠状动脉三支病变（左前降支、左回旋支和右冠）。当冠状动脉发生弥漫性病变,尤其是血管远端堵塞为主,严重心肌梗死导致心肌坏死广泛,有证据提示存活心肌较少者,该治疗效果不佳。此外,手术需要在全身麻醉条件下进行,需要评估患者麻醉风险及手术耐受性等问题。

总而言之,医生会结合患者的心脏功能和全身伴随疾病等情况来全面综合考虑、权衡利弊和进行效价比,为患者选择最佳的治疗方案。

3. 冠心病的常用药物治疗及其副作用监测

（1）硝酸酯药物:为心绞痛发作时缓解症状用药,如心绞痛发作时,可舌下含服短效制剂硝酸甘油 0.3～0.6mg（1～2 片）,通过唾液溶解而吸收,1～2 分钟即开始起作用,约半小时后作用消失,如药物不易被溶解,可轻轻嚼碎继续含化。每 5 分钟含服 1 次直至症状缓解,15 分钟内含服最大剂量不超过 1.2mg。长效硝酸酯药物用于减低心绞痛发作的频率和程度,每天用药时应注意给予足够的无药间期（8～10 小时）,以减少耐药性的发生。

应用硝酸酯类药物时可能出现头晕、头胀痛、头部跳动感、面红、心悸,继续用药数日后可自行消失。

（2）抗血小板药物:冠心病患者均应长期服用阿司匹林治疗,因存在禁忌证或不能耐受而不能服用阿司匹林者,可用氯吡格雷替代,接受 PCI 的患者,联合应用阿司匹林或氯吡格雷至少 12 个月;氯吡格雷不能耐受或者有明确抵抗者,用替格瑞洛或普拉格雷作为替代。

由于阿司匹林不可逆地抑制血小板聚集,它在降低血栓形成的同时也会增加出血风险,最常发生于消化道和高龄患者。在用药过程中及用药后,若有出血倾向,如皮肤出血点,鼻出血等,及时复诊,但不建议随意自行停药。

(3)β受体阻滞剂:常用的药物有美托洛尔、比索洛尔等。β受体阻滞剂会减慢心率、减弱心肌收缩力、降低血压以减少心肌耗氧量,增加心肌灌注,从而减少心绞痛发作和提高运动耐量。应用β受体阻滞剂治疗期间心率宜控制在 55~60 次/min。建议不要随意突然停药或者漏服。因食物能延缓此类药物吸收,故应在饭前服用。

若用药后患者出现有症状的严重心动过缓(心率<50 次/min),应减量或暂停使用,而非停药,否则易致心率反跳性增加,引起心肌缺血或心绞痛症状频发的风险。

(4)他汀类降脂治疗:该药可有效降低 TC 及 LDL-C 水平,延缓或逆转动脉粥样硬化进展,还改善冠状动脉的内皮细胞功能、抗炎、稳定斑块的作用,可以改善患者的长期预后。常用药物包括:阿托伐他汀、瑞舒伐他汀,普伐他汀、辛伐他汀等。

在用药过程中,需关注肝损害和肌损害。肝损害体现在转氨酶(ALT、AST)升高,升高 3 倍以上者需停药观察。肌损害表现为肌无力、肌痛和横纹肌溶解,但发生率较低,测定肌酸激酶(CK)升高 5 倍正常上限,应停药,如症状严重也应考虑停药。

(5)血管紧张素转化酶抑制剂(ACEI)/血管紧张素受体拮抗剂(ARB)治疗:同时具有心血管系统保护和降压作用,改善冠心病长期预后。对于冠心病患者该类药物的适应证包括:①慢性稳定性冠心病伴有左室收缩功能异常者;②冠心病合并高血压;③冠心病合并糖尿病、糖尿病肾病者。因此建议若无禁忌证,冠心病患者应长期将其作为二级预防用药。具有适应证但不能耐受 ACEI 治疗(部分患者可出现咳嗽)的患者,可服用 ARB 类药物。ACEI/ARB 的禁忌证:血管神经性水肿、妊娠;当出现低血压,血肌酐明显升高,双侧肾动脉狭窄和血钾升高时,应慎用 ACEI 药物。

此外,值得注意的是:急性心肌梗死后患者应保持大便通畅,不要用力排便,因用力排便时腹压增高,增加心脏耗氧和负担,应积极预防便秘,可用开塞露、缓泻剂等。

4. 用药依从性和计划性复诊

(1)提高用药依从性:治疗依从性低是阻碍实现治疗目标最重要的原因之一。冠心病用药及治疗方案相对复杂,因此推荐:①尽可能简化用药方案,可选择复合剂型药物;②将评价治疗依从性作为每次随访复诊的重要步骤与患者沟通依从性差的原因。

(2)计划性复查项目及其意义:患者出院后 2 周、1、3、6、9、12 个月应进行门诊随诊,以评估患者能否坚持用药,是否遵循健康行为调整,完善相关体格及实验室检查明确是否出现药物副作用,评价治疗后血脂、血压、血糖是否达标。

行 PCI 术后需要:术后 1 个月、3 个月、半年、一年时需要复查血常规、血糖、血脂、肝肾功能、凝血功能、肌酸磷酸激酶,心肌梗死患者还需要复查心脏超声以了解心功能的恢复状况,复查 24 小时动态心电图了解心律失常情况。术后半年左右复查冠状动脉造影,以了解有无支架再狭窄及新发病变。

(三)心脏康复

心脏康复是为冠心病患者在急性期、恢复期、维持期以及整个生命过程中提供生理、心理和社会层面的全面全程管理服务的专业体系,已被列为目前心血管疾病防治的最高级别推荐。

1. 康复的目标 短期目标为控制症状,减少卧床并发症和体能下降,减少残疾,恢复及提高患者的生理功能以及日常生活能力,促使患者尽早重返工作和社会角色;长期目标在于预防:控制动脉粥样硬化进展、预防和降低复发和死亡。

2. 康复的阶段和内容　参与心脏康复的冠心病患者将接受五大健康管理处方,包括运动处方、营养处方、心理处方、戒烟处方和药物处方。心脏康复可分为以下 3 个时期。

(1)Ⅰ期:院内康复。最早在入院 24 小时内即可开始。但需要患者自身病情相对稳定,从被动运动开始,逐步过渡到坐起、双脚悬挂床边、床旁站立,床旁行走,室内行走以及上一层楼梯。出院前会进行 6 分钟步行试验等客观检查评估运动能力以指导患者出院后的日常活动,为下一步康复计划提供依据。

(2)Ⅱ期:院外早期康复。一般在出院后 1～6 个月进行,介入或手术患者则于术后常规 2～5 周进行,由专业人员提供生活方式干预和工作指导。进行冠心病危险分层,低危患者与大多数成年人一样,可以在无监护条件下进行运动锻炼,中高危患者应延迟运动,或在专业人员监护下进行,形式包括有氧运动、抗阻运动、柔韧性运动,其中有氧运动是运动的基础。

(3)Ⅲ期:院外长期康复。针对冠心病发生 1 年后的院外患者。维持已形成的健康生活方式和运动习惯,继续运动康复和纠正危险因素,以及社会心理状态的恢复,坚持长期规范用药。此阶段的运动康复已可在家中自行进行。

3. 康复前的准备工作　在每一阶段开始前均应与康复专业人员进行充分沟通,适当学习了解相关运动常识技巧以及运动处方的实施,处于身心放松状态,保证其他冠心病二级预防治疗(包括生活方式干预和药物治疗)的充分实施。

4. 康复过程中的注意事项

(1)在运动康复过程中的预警信号:头痛、胸部不适,胸痛、头昏目眩、过度劳累、气短、出汗过多、恶心呕吐以及脉搏不规则等。

(2)如在运动中出现不适,应马上停止运动。停止运动后上述症状仍持续,特别是停止运动 5～6 分钟后,症状无缓解,应联系康复人员进行处理及密切监测。

(3)遵循运动处方非常重要,强度要求运动后不超过目标心率或并不感到费力或极度疲劳,并应注意运动时间和运动设备的选择。

(4)运动时热身运动和整理运动非常重要,可以保障运动安全性。

(5)在环境的变化后(如冷热、湿度、海拔等)运动水平可能需要进行调整,可以与专业人士及时沟通。

5. 康复期的睡眠管理　睡眠时间过少(每日不足 6 小时)以及睡眠质量差与血压升高有着密切相关性。在调整生活方式和心理精神因素后,顽固性失眠或急性期需要使用镇静安眠药,要短程、足量、足疗程。包括苯二氮䓬类(包括地西泮、三唑仑,艾司唑仑,劳拉西泮等)、非苯二氮䓬类(吡唑坦、佐匹克隆、扎来普隆等)或 5-羟色胺再摄取抑制剂。苯二氮䓬类药物连续使用不超过 4 周。一种抗催眠镇静药疗效不佳时可并用另两种镇静安眠药物,每种药物都尽量用最低有效剂量。但需要强调的是药物的使用应在专业医疗指导下使用,遇到用药相关问题应及时与医生沟通。

二、冠心病患者健康教育的实施

1. 病例简介　患者女性,69 岁,主因"突发胸痛 5 小时"入院。5 小时前情绪激动后前胸部疼痛,伴后背痛,诊断:急性心肌梗死,急诊行冠脉造影检查示:前降支近段 100％闭塞,右冠及回旋支 30％～40％狭窄,予以前降支植入支架一枚。既往:糖尿病 10 年,口服拜糖平,餐后血糖控制 9～10mmol/L。5 年前发现血低密度脂蛋白胆固醇升高,最高:3.5mmol/L,

后未规律监测及治疗。否认高血压,无饮酒史,有二手烟暴露史。BMI为23kg/m²。住院期间超声心动提示:左室前壁、心尖部运动幅度降低,左室轻度增大,左室射血分数45%,收缩及舒张功能降低。

2. 健康教育

(1)采取面对面的形式评估患者的家庭、教育、知识背景和理解接受能力,组织健康教育主题讲解,推荐如下:①心血管解剖、心血管疾病病理生理和心血管病症状;②体力活动、健康饮食和体重管理;③戒烟方法和戒烟后复吸干预;④心血管危险因素的行为管理;⑤心血管危险因素的药物管理;⑥心理和情绪自我管理;⑦日常生活指导;⑧回归工作指导;⑨心血管科手术治疗介绍;⑩心肺复苏技术。讲授方式为群体课堂授课,并在讲授过程中使用以问题为基础的健康教育模式(PBL),鼓励患者根据自身情况提出具体问题。然后以分小组形式进行讨论,由健康教育者(医生、护士、健康教育人员)对讲课要点以提问的方式进行知识强化,调动患者积极性进行有效参与。推荐加入冠心病患者微信群或关注冠心病健康指导公众号,方便日常学习和记忆相关知识。通过组织病友联谊会,有利于患者与健康教育者之间建立一定的情感联结。

(2)指导患者学会并强化日常自我管理。健康教育周期:在最初的12周中,每两周一次进行面对面或者电话、网络形式的随访,此后根据情况以"月"为单位,随访可达3年。具体实施方法如下。

1)给患者播放本人的冠脉造影和介入治疗视频,让其了解自身疾病的严重程度和危险性,在此基础上设立目标,包括短期目标和长期目标。

2)通过讲述和观看一些真实案例,强调坚持用药、运动、饮食依从性重要性。用药:讲授各种药物的作用,推荐选择防止漏服的特殊药盒装置,将每天应服药品按周天分类放置。家中备有硝酸甘油急救药时注意提醒存放条件及药品有效期。运动:患者病情相对高危,指导患者可先从慢走开始,逐步过渡到每日8 000~10 000步,如身体条件允许(一般为1年后)考虑进行每周2~3次有氧运动,运动时间逐渐增加。将运动形式及强度当量总结做成小卡片,发给患者方便记忆。饮食:建议指导健康饮食模式,推荐采取制定饮食体重、体脂表格,或打卡软件,每日记录饮食内容及效果。进行网络在线打卡,对于积极参与达标者给予一定的物质奖励。

3)复诊:通过倾听等心理学方法建立精神情感连接,强调定期复诊,明确定期复诊的重要性、内容并预约下次时间。

4)鼓励患者选择一位疾病恢复期伙伴(可以是家人、亲戚或朋友),积极参与患者的心脏康复。该患者的丈夫有长期吸烟史,将其作为患者的恢复期伙伴,有效减少患者二手烟暴露。

强化患者自我健康管理可参考"PRIDE"方案:选择问题(P),检视日常生活行为习惯(R),确定行为目标(I),制定个体化目标(D),建立奖励机制(E)。

(3)运用心理学方法疏导不良情绪及精神压力,提高患者战胜疾病的信心。鼓励倾听患者表达自己的精神压力、情绪反应等。国际上建议咨询时间45~90分钟。应用患者健康问卷-9项(PHQ-9)、广泛焦虑问卷7项(GAD-7)评估患者的焦虑抑郁情绪。使用SF-36、SF-12、达特茅斯生活质量问卷(dartmouth primary care cooperative,COOP)、明尼苏达心力衰竭生活质量问卷(minnesota living with heart pailure,MLWHF)进行患者生活质量评价。提出或者发现问题,针对性改善患者认知和提高自我管理效能。

　　(4)进行睡眠评估。每次健康宣教中我们都问诊了解患者对自身睡眠质量的评价,患者本身存在失眠、睡眠质量差的情况,我们继续确定失眠原因,可能原因包括心血管疾病各种症状所致、冠状动脉缺血导致、心血管药物所致、心血管手术后不适症状所致、因疾病发生焦虑抑郁、睡眠呼吸暂停以及原发性失眠。之后了解患者睡眠行为,纠正患者不正确的失眠认知和睡眠习惯,使患者睡眠质量有所改善。

　　在全面而细致的评估和针对性的指导治疗下,最终患者的心脏康复取得阶段性效果。

　　总结,由于冠心病患者群体存在一定共性,也必然有每个患者的个性特点,临床工作要在掌握基本原则的前提下,重视对每个患者的多方面评估,在此基础上制定并调整健康教育的侧重点,激励自我健康管理的积极性。

(吴　昆　北京大学人民医院
杜维桓　航天中心医院)

参 考 文 献

[1] 中国心血管病预防指南(2017)协作组,中华心血管病杂志编辑委员会.中国心血管病预防指南(2017)[J].中华心血管病杂志,2018,46(1):10-25.

[2] ARNETT D K,BLUMENTHAL R S,ALbert M A,et al.2019 ACC/AHA Guideline on the Primary Prevention of Cardiovascular Disease[J].Circulation,2019,140(11):e596-e646.

[3] PIEPOLI M F,HOES A W,AGEWALL S,et al.2016 European Guidelines on cardiovascular disease prevention in clinical practice[J].European Heart Journal,2016,37(29):2315-2381.

[4] 胡盛寿,高润林,刘力生,等.《中国心血管病报告2018》概要[J].中国循环杂志,2019,34(3):209-220.

[5] 中华医学会心血管病学分会,中国康复医学会心脏预防与康复专业委员会,中国老年学和老年医学会心脏专业委员会,等.中国心血管病一级预防指南[J].中华心血管病杂志,2020,48(12):1000-1038.

[6] IBANEZ B,JAMES S,AGEWALL S,et al.2017 ESC Guidelines for the management of acute myocardial infarction in patients presenting with ST-segment elevation[J].European Heart Journal,2018,39(2):119-177.

[7] PWF W,POLONSKY T S,MIEDEMA M D,et al.Systematic Review for the 2018 AHA/ACC/AACVPR/AAPA/ABC/ACPM/ADA/AGS/APhA/ASPC/NLA/ PCNA Guideline on the Management of Blood Cholesterol[J].Circulation,2019,139(25):e1144.

[8] 丁荣晶,胡大一.中国心脏康复与二级预防指南2018精要[J].中华内科杂志,2018,57(11):802-810.

[9] ANDERSON L,BROWN J P,CLARK A M,et al.Patient education in the management of coronary heart disease[J].Cochrane Database Syst Rev,2017,6(6):1-134.

第十三章

脑卒中健康教育

第一节　脑卒中的流行病学

一、脑卒中的概念、临床表现和危害

脑卒中即指急性脑血管病,分为缺血性卒中和出血性卒中。缺血性卒中是由于脑局部血液循环障碍所致的神经功能缺损综合征。出血性卒中包括脑出血和蛛网膜下腔出血。

根据脑卒中出现病灶的部位不同,可有多种临床症状,例如偏瘫、失语、感觉异常、眩晕,复视、意识障碍等,部分患者可仅表现为头晕、走路不稳、头痛、呕吐等。临床表现的轻重主要取决于病变部位和范围,预后与病因、发病严重程度、治疗时间及治疗方法等因素的影响。

由于脑卒中的发病率、致残率、死亡率和再发率均较高,严重影响患者的生活质量,给个人、家庭和社会带来沉重的负担,因此卒中的防治越来越受到重视。

二、脑卒中的流行特点与分布特征

近年来流行病学资料显示,在全球高致死疾病中,脑卒中排名第二,与心脏病及恶性肿瘤共同构成了人类的三大死因。就我国而言,尽管脑血管病防治工作已初显成效,但脑卒中仍是我国成年人致死和致残的首位原因,其死亡率明显高于其他疾病,并且发病率仍呈上升趋势。随着人们生活水平的提高,生活习惯的改变,生活环境的变化,导致脑血管疾病的危险因素持续增加,加之老龄化和城市化的影响,可能进一步提升我国脑卒中的发病率。据预测,2030 年我国脑血管病事件发生率将比 2010 年升高约 50%。

脑卒中的发病率、患病率和死亡率均呈现男性高于女性、农村高于城市的分布情况。近年来,我国脑卒中的发病与患病年龄明显呈年轻化趋势。脑卒中的地理分布调查显示除西藏地区外,其发病率和死亡率整体呈"北高南低、中部突出"的特点。此外,有研究表明,脑卒中的发病率和死亡率与社会经济情况、职业及种族等因素有关。脑卒中的发病还具有明显的季节性,冬春季发病率高。

第二节　脑卒中的危险因素

脑卒中的发病是多种危险因素共同作用的结果,流行病学研究证明,许多因素与脑卒中

的发生、发展有直接相关性。

脑卒中的危险因素从干预角度可被分为可干预和不可干预两类。不可干预因素主要是指人类生物学因素,如年龄、性别、种族、基因等无法人为改变的因素,可干预因素主要指可被纠正的危险因素。目前有研究显示,对于我国人群来说,高血压、糖尿病、血脂异常、心脏疾病、吸烟、酒精摄入、不健康饮食、腹型肥胖、体力活动不足、心理因素这十项可纠正的危险因素可解释 94.3% 的卒中病因,这表明脑卒中在一定程度上是可以预防的。

一、不可干预危险因素

1. 年龄　随着年龄的增长,脑血管病的发病率也相应升高,55 岁以后脑卒中的发病率明显增加。

2. 性别　流行病学资料表明,男性患脑卒中的发病率高于女性。

3. 种族　黑人较白种人发生卒中的风险高,中国人和日本人发生卒中的风险也较高。

4. 遗传因素　父亲或母亲有脑卒中史会增加子女的脑卒中风险,一些影响血管及凝血功能的遗传性疾病也会增加脑卒中的发生率。

二、可干预危险因素

(一)生活方式及行为干预

1. 吸烟　吸烟是脑卒中的一个重要危险因素,吸烟对脑血管的影响主要包括加速血管硬化、升高血浆纤维蛋白原水平、促血小板聚集等,直接增加脑卒中的发病风险。

2. 过量饮酒　啤酒、葡萄酒和白酒因所含成分不同对脑卒中的影响有差异,即使是同一种酒,饮酒量不同对卒中的影响也不相同。超量饮酒容易诱发心肌病、心房颤动和高血压等,增加发生心源性卒中的风险,也会增加脑出血发病的风险。

3. 不健康饮食　饮食能够影响脑卒中发病。高盐、高脂饮食易导致血压、血脂增高,增加动脉粥样硬化风险。水果与蔬菜的足量摄入能够降低脑卒中发病风险。

4. 体力活动不足　尽管身体活动量的增加与脑卒中风险降低之间关系仍不明确,但适量增加体力活动是脑卒中的保护因素。

5. 心理因素　社会心理压力以及焦虑、抑郁状态均会增加脑卒中风险。

(二)基础疾病干预

1. 高血压　高血压是脑卒中最重要的可干预危险因素。高血压会导致血管损伤,引起动脉粥样硬化,长期高血压会使脑小动脉持久收缩,导致血管壁变硬变脆。如果高压血流长期冲击,血管壁薄弱部位就会扩张变薄,极易导致脑出血。

2. 糖尿病　血糖异常对于颅内各级血管均有损伤,尤其是导致动脉粥样硬化及微血管管壁增厚、变性或管腔闭塞。脑卒中患者中 15%～33% 患有糖尿病,9.1% 的脑卒中再发可归因于糖尿病。

3. 血脂异常　高胆固醇血症、高密度脂蛋白胆固醇降低以及低密度脂蛋白胆固醇增高等是动脉粥样硬化的危险因素,从而使缺血性卒中发生的相对风险升高。

4. 心脏疾病　心脏病和脑卒中之间有着很密切的关系,一方面,心脏作为人体血供"发动机",对脑血流的灌注有重要作用。另一方面,一些心脏疾病也会形成栓子,造成脑栓塞。例如心房颤动使得心房内的附壁血栓脱落,进入体循环,从而成为导致心源性脑栓塞的重要原因,心房颤动可使患者的脑卒中风险较正常人升高 4～5 倍。

5. 肥胖　肥胖易导致高血压、高血糖及血脂异常,从而升高心脑血管病的发生风险。

除了上述证据充分且可控制的危险因素之外,还有其他危险因素,如高同型半胱氨酸血症、偏头痛、长期口服避孕药物、高凝状态、颈动脉狭窄、睡眠呼吸障碍、感染和炎症等。针对此类少见危险因素的干预,也可以降低卒中的发生率。

第三节　脑卒中预防健康教育

一、预防脑卒中健康教育的目标与原则

通过改变不健康的生活方式,早期发现并积极主动地控制各种危险因素,从而达到预防或延迟脑卒中发生的目的。

二、预防脑卒中健康教育的内容

针对脑卒中的健康教育人群,首先是既往未罹患过卒中的人群,特别是中老年人群,对其实施有针对性的宣传和教育对防止卒中的发生至关重要,这也是脑卒中一级预防的重点。

(一)生活方式的干预

干预人们日常生活中衣、食、住、行中的不良行为,以及消除由于社会、经济、文化等方面不良因素导致躯体或心理的疾病。

1. 吸烟　对所有人群均应严格禁烟,减少二手烟,特别是有卒中风险的人。

2. 饮酒　儿童青少年、孕妇、哺乳期女性以及慢性病患者不应饮酒。以酒精量计算,成年人如饮酒,一天最大饮酒的酒精量不超过 15g,相当于 50mL 白酒(38%计),或 150mL 葡萄酒(12%计),或 450mL 啤酒(4%计)。不建议通过饮酒来预防卒中的发生,包括葡萄酒在内,任何形式的酒精对人体健康都无益处。

3. 饮食　多吃蔬菜、水果,减少饱和脂肪酸的摄入,有助于降低卒中风险。减少钠摄入,增加钾摄入,有助于降低血压。推荐"地中海式饮食"来预防卒中。

4. 适当的运动　进行适当的体育锻炼降低卒中风险,健康成人每周应至少有 3~4 次、每次至少持续 40 分钟中等或以上强度的有氧运动(如快走、慢跑、骑自行车或其他有氧代谢运动等)。

(二)控制危险因素

1. 血压　35 岁以上人群每年至少要测量血压 1 次,有高血压和/或卒中家族史者应增加血压检测次数。高血压者应每月测量 1 次,以调整服药次数及药物用量,定期随诊。

2. 血糖　成年糖尿病高危人群应该尽早进行糖尿病筛查,无糖尿病危险因素人群应该在 40 岁后开始筛查。

3. 血脂　20 岁以上人群至少每 5 年监测 1 次空腹血脂。40 岁以上男性及绝经后女性每年进行血脂检查。对于心脑血管病高危人群,每 3~6 个月监测 1 次血脂。他汀类药物应用能够降低血脂,改善动脉粥样硬化,降低卒中发病风险,但是要注意肝功能及肌肉损伤的副作用。

4. 心脏病　对所有心脏病患者,需听从心内科专业大夫的指导意见,合理评估卒中风险,并指导合理用药。

5. 颈动脉狭窄　对于 40 岁以上卒中高危人群或有脑卒中病史的人群,应进行常规检查

颈动脉彩超,如发现颈动脉粥样硬化斑块或颈动脉狭窄,应确定斑块性质及狭窄程度。确诊的不稳定斑块患者,建议在生活方式改变的基础上,加用他汀类药物治疗。确诊的颈动脉狭窄(≥50%)患者应该给予他汀类药物及抗血小板治疗。确诊的颈动脉重度狭窄(>70%)且预期寿命大于 5 年者,如果出现脑缺血发作的临床症状,建议在有条件的医院进行颈动脉内膜剥脱手术治疗,如果不适合颈动脉内膜剥脱手术治疗患者,可以考虑做血管内支架成形术。

6. 高同型半胱氨酸血症　给予维生素 B_{12}、维生素 B_6 和/或叶酸的治疗,能够迅速消除高 HCY 血症,对于降低卒中的发生具有重要意义。

7. 体重　对于肥胖或超重者,降低体重可以减少患者脑卒中的风险。

(三)及时识别卒中症状

及时识别卒中症状,及早就诊,对卒中的预后至关重要。脑卒中可以通过"FAST"判断法早期识别:

F 即 face(脸),突然发现微笑时面部嘴角不对称。

A 即 arm(胳膊),突然发现一只胳膊的麻木或/和力弱。

S 即 speech(言语),突然发现说话时口齿表达欠清。

T 即 Time(时间),如果出现上述症状中的一项或以上,请明确记下发病时间,并立即到医院就诊。

(四)及时就诊

通过 FAST 方法判断疑似卒中患者后,切不可自行在家等待观察而延误病情,应及时送诊医院,越快越好。在卒中救治过程中,时间就是大脑,对于缺血性卒中患者,目前国际上通用的溶栓治疗时间窗为发病 4.5~6 小时(血管内取栓治疗时间窗可以放宽到 24 小时),一旦超出血管再通时间窗到达医院,将错过"黄金治疗时间",不利于患者的治疗及预后。

三、预防脑卒中健康教育的具体方法

对于中老年人群,有效的健康教育对于控制危险因素、防止脑卒中的发生具有重要意义。社区健康教育有多种方法,如社会动员、人际传播、社区媒介传播、结合社区服务宣传等,可根据实际工作中的具体情况选择合适的策略与方法。

对于脑卒中的一级预防,较常见的方法包括以下几种。

1. 社区人际传播　主要包括与社会相关组织(如当地医院)建立合作关系,开展脑卒中知识宣讲会、报告会;组织脑卒中社区知识竞赛等活动;成立健康自我管理小组等方法。此类方法能够较为有效、可靠地完成对人群的健康教育,但相对也存在人力投入较多、覆盖面较小的问题。

2. 社区媒介传播　如以社区广播、宣传栏、电子屏等为媒介进行健康教育和宣传,使社区人群了解疾病相关内容及相应预防重点,应用媒介传播速度快,覆盖面广,能够弥补人际传播受众较窄的缺点,但教育深度及准度会存在一定不足。

3. 结合社区服务宣传　如利用社区服务场所设立脑卒中科普知识展示台、张贴海报、播放宣传视频等,可快速覆盖较多人群,并有助于人群对科普内容的接受。

社区中老年人群是脑卒中预防的重要目标人群,进行健康教育时需明确健康教育重点人群、目标与核心信息,据此进一步进行具体的方案规划。可以结合使用多种方法以达到进行广泛而具体的健康教育的目的。

第四节　脑卒中患者健康教育

对已经发生过卒中的患者,采取相应的预防措施,防止卒中再发生,称为卒中的二级预防,针对卒中患者二级预防的健康教育非常重要。脑卒中患者实施健康教育的内容如下。

一、合理用药的健康教育

针对脑卒中用药,很多人可能存在以下认识误区。

1. 认为脑卒中是"老年病"　认为脑卒中只有老年人才会得,青年人根本不需要服药。事实上,青中年突发脑卒中的人并不少见。

2. 秋冬季输液能预防　这是个常见误区,实际上并没有任何科学研究证明每年定期输液可以预防卒中。

3. 卒中治疗后症状不会复发　认为卒中是"一锤子买卖",犯过一回,就不会再有第二回了。其实,相关研究数据显示,我国脑卒中患者第一年复发率为 $6\%\sim15\%$ 。

4. 过于迷信保健品　经常有患者咨询医生,吃什么保健品管用,甚至以保健品代替药品,耽误了治疗。事实上,任何保健品都无法替代科学合理的用药。

5. 卒中发生急性期在家里自行给药　一旦发生卒中,有的家属认为是脑血栓,在缺乏专业医生指导下,自行给患者服用所谓的"急救药",如速效救心丸、复方丹参滴丸、通栓丸及安宫牛黄丸等。这是欠妥当的,当务之急应是及时送诊。

6. 卒中患者好转后自行停药　有些卒中患者经过治疗后恢复良好,自认为再继续服用也效果不大,或者已经达到症状恢复预期了,在没有专业医生意见的前提下自行停药。这是极其错误的做法,罹患过卒中的患者,应在专业医师的指导下,准确评估卒中再发的风险,权衡风险和获益,长期规律科学的用药,特别是针对卒中危险因素,如高血压、糖尿病、动脉粥样硬化等治疗,需终身服用,切不可自行停药。

二、手术治疗的健康教育

对于大部分缺血性脑卒中和出血性脑卒中都是不需要手术干预的,也就是内科治疗仍是脑卒中的主要治疗方式。

对于存在明确血管狭窄所致的缺血性卒中,是否需要手术治疗和采取哪种手术方式均需听从专业的临床医生的意见。针对颈动脉颅外段严重狭窄所致的卒中有两种手术方式,一是微创技术实施的血管狭窄部位的支架治疗,二是开刀行狭窄血管的内膜剥脱术。针对颅内血管狭窄,内膜剥脱术技术不可行,仍以药物治疗为主,包括抗血小板聚集、强化他汀降脂、改善生活方式等。对于药物治疗效果差的患者,经专业医生评估后可考虑植入支架。

而针对出血性卒中,根据出血的部位、出血的量以及患者基本情况等综合判定是否需要手术干预治疗,一般情况下,幕上出血体积大于30mL,且伴有中线移位、脑疝形成或者幕下出血体积大于10mL可选择手术治疗,具体选择何种术式,需有专业的临床医生判定。

三、康复训练的健康教育

卒中康复是经循证医学证实的对降低致残率最有效的方法之一,是脑卒中组织化管理中不可或缺的关键环节。现代康复理论和实践证明,卒中后进行有效的训练能够加速康复进程,可以减轻障碍和改善功能,减少功能上的残疾,提高日常生活能力,使患者回归家庭、回归社会。

系统综合的康复治疗分为治疗性康复及预防性康复。治疗性康复是针对脑卒中后发生的肢体瘫痪、失语及构音障碍、吞咽障碍、心理康复等功能障碍进行干预治疗。需要强调的是,卒中后认知障碍以及痴呆的发生率较高,血管性痴呆是仅次于阿尔茨海默病的最常见的痴呆类型,卒中后早期认知功能损害的综合干预,可降低卒中的致残率。卒中后抑郁的发生率约为30%~50%,是影响患者预后的重要因素,因此,必须强调心理康复的重要性。针对预防脑卒中后深静脉血栓,坠积性肺炎等并发症,尽早进行预防性康复训练可减少并发症的发生。康复训练是一个持续的过程,需要患者及其家庭、社会的全面配合。

四、预防卒中复发的健康教育

罹患卒中后会留下后遗症,如半身不遂、言语不清、吞咽困难等,再发卒中后,后遗症和肢体残疾常比前一次卒中严重。需要强调的是,积极的预防和干预治疗,可以降低卒中后遗症的症状,并且能够很大程度减少卒中的再发。

缺血性脑卒中二级预防的关键在于对脑卒中病因的诊断及危险因素的认识,对卒中患者进行全面的风险评估及病因诊断,针对不同病因,并根据危险因素的多少和严重程度,对不同复发风险的患者进行分层,制定出具有针对性的个体化的治疗方案。

预防脑卒中复发应注意以下几点。

1. 警惕复发的早期症状　脑血管症状缓解后,若又出现头痛、头晕、说话不清、手指活动不灵、偏侧肢体麻木等症状时应及时就诊。

2. 控制危险因素　脑血管病复发和首次发作一样,受多种危险因素影响,如高血压、动脉硬化、心脏病、糖尿病、高脂血症等,应积极控制使其达标。

3. 避免复发的诱发因素　如情绪激动、过度用力劳累、气候变化、烟酒刺激等。因首次卒中近半数遗留不同程度的后遗症,如偏瘫、失语等,故应保持乐观情绪和良好的心理状态;要注意气候剧变等客观环境的影响,冬季气温骤降易使血管收缩、血压升高;夏季则出汗多、血液浓缩、黏滞度增加,可诱发脑血栓形成。

4. 建立合理的饮食习惯　注意饮食的营养结构,科学合理的安排饮食,戒除烟酒等不良嗜好。

5. 适当锻炼　结合自身情况,开展适当体育锻炼,增强体质。

五、患者健康教育的实施

(一) 临床个体病例介绍

主诉:刘某,男,64岁,突发言语不利,右侧肢体活动不能1小时。

现病史:1小时前做饭过程中突发言语不清,右手持筷子无力,右腿站立不稳,走路向右侧偏斜,家属呼叫120送至急诊。

既往史:既往高血压、糖尿病、吸烟。不规律口服降压药物和降糖药物,平素血压、血糖控制水平不详。否认心脏疾病、饮酒。否认药物过敏史。

神经科查体:血压180/100mmHg,肥胖体型,神清,构音障碍,双眼球活动可,右侧鼻唇沟浅,伸舌右偏。右侧肢体针刺觉较左侧减退,右上肢肌力Ⅴ级,右下肢肌力Ⅳ级,左侧肢体肌力Ⅴ级。左手指鼻试验欠稳。美国国立卫生院神经功能缺损评分(NIHSS)5分。

　　诊治过程:本患者根据临床表现和查体体征,高度怀疑是急性脑卒中可能,急诊给予开启卒中绿色通道。急诊查头颅 CT,未见出血征象;指尖血糖 12.4mmol/L;结合患者临床表现考虑急性缺血性卒中可能性大,同患者及其家属交代血管再通治疗(静脉溶栓)的获益及风险,同意静脉溶栓。根据患者体重,急诊给予重组组织型的纤溶酶原激活剂(发病到给药时间为 110 分钟),24 小时后患者言语不清、右侧肢体无力等临床症状明显改善,NIHSS 2 分,转入病房进一步诊治。该患者转入病房完善卒中病因检查,并给予抗血小板聚集、他汀降脂、控制血压、控制血糖、肢体语言康复训练后患者症状进一步好转。同时在住院期间,通过卒中预防宣传册、卒中诊治宣传册及卒中教育视频和床旁面授等方法,对该患者及其家属宣传教育卒中的相关知识,使其掌握卒中的基本知识,特别是增加患者用药的依从性和出院后生活方式的改变。2 周后出院时 NIHSS 评分 1 分。患者出院后定期门诊随诊,随访 3 年过程中,患者已戒烟,血压、血糖控制均达标,未发现明显药物不良反应,卒中未再复发。

(二) 该病例的启发

　　本例患者长期有高血压病、糖尿病、吸烟等动脉粥样硬化的危险因素且控制不佳,属于卒中高危人群,本次发病属典型的急性脑血管病事件,患者及其家属对卒中症状的正确识别及送诊及时,为患者良好预后奠定了坚实的基础。当患者出现 FAST 提示的症状时,当务之急是把患者送急诊室,切记不可等待观察,不可私自用药。

　　由于本患者发病后送诊及时,急诊开启卒中绿色通道,缩短了静脉溶栓的院内延迟时间。本例患者从静脉溶栓治疗中明显获益,再次强调发病时间窗内到达医院,对于卒中治疗预后的重要性。

　　本例患者入院后,对其实施具有针对性的健康教育,使患者及家属了解和掌握关于卒中的基本常识,充分调动患者及家属的积极性及依从性,出院后定期门诊随诊,戒烟、控制基础病达标,规律服用缺血性卒中二级预防药物,减缓卒中复发。

　　从预防角度看,健康的生活方式尤为重要,可以降低脑卒中的危险因素,适量身体运动、合理膳食、戒烟限酒、保持心理平衡可明显利于脑血管健康。控制高血压、糖尿病、血脂异常及肥胖等卒中可以改变的危险因素,对于防止脑卒中的发生极其关键。

(三) 预防脑卒中复发健康教育的具体方法

　　对已发生卒中的患者,有针对性地进行健康教育,指导患者进行科学合理的二级预防,是防止卒中再发,提高患者生活质量的关键内容。社区健康教育中,对于已发生卒中的患者不仅需要明确健康教育的重点,还需采取切实有效的措施。以下几类方法可作为应用参考:

　　1. 社区人际传播　已发生卒中的患者需要更为细致、切合自身实际情况的二级预防方案,因此可与当地医院等建立合作关系,开展义诊、疾病咨询等社区活动,根据患者自身情况,进行相应的健康教育。或可采用小组讨论的形式,患者之间互相帮助、互相教育,有助于患者增强自我管理的意识和能力。

　　2. 社区媒介传播　如建立社区脑卒中患者病友群,在群中日常发布二级预防小贴士,号召社区患者参与群中讨论等,以此方法提高患者的参与感,并在潜移默化中完善患者的观念。

　　3. 结合社区服务宣传　脑卒中患者需要定期随诊,社区访视或社区医生接诊过程中可进行二级预防相关知识的宣传工作,这种方式有利于患者的理解与接受。

　　脑卒中的二级预防对于降低疾病再发风险,提高患者及家庭的生活质量有着重要意义,脑卒中患者健康教育的方法多种多样,具体的方法选择还需在工作中进一步尝试、总结,以达到更完善、更有效的健康教育结果。

随着"健康中国"战略的实施,我国健康管理事业的发展和人民健康水平的不断提高,脑卒中作为严重影响我国居民健康的主要疾病之一,日益受到重视。对脑卒中救治必须关口前移,重点是卒中的发生。必须强调,培养良好的生活习惯,控制基础疾病的达标对预防卒中的发生至关重要,而一旦发生卒中后,及时有效的治疗,科学合理的用药对于改善卒中的预后和预防卒中的复发极为重要。

(孙永安 陈思蔚 金海强 北京大学第一医院)

参 考 文 献

[1] 吴江,贾建平.神经病学[M].3 版.北京:人民卫生出版社,2015:162-174.

[2] 孙海欣,王文志.中国 60 万人群脑血管病流行病学抽样调查报告[J].中国现代神经疾病杂志,2018,18(2):83-88.

[3] LIU M,WU B,WANG W Z,et al.Stroke in China:epidemiology,prevention,and management strategies [J].Lancet Neurology,2007,6(5):456-464.

[4] 王陇德,刘建民,杨弋,等.《中国脑卒中防治报告 2017》概要[J].中国脑血管病杂志,2018,15(11):56-62.

[5] 王陇德,刘建民,杨弋,等.《中国脑卒中防治报告 2018》概要[J].中国循环杂志,2019,34(2):105-119.

[6] 黄久仪,王文志.脑血管健康管理与脑卒中早期预防专家共识[J].中华健康管理学杂志,2017,11(5):397-407.

[7] KERNAN W N,OVBIAGELE B,BLACK H R,et al.Guidelines for the prevention of stroke in patients with stroke and transient ischemic attack:A guideline for healthcare professionals from the American Heart Association/American Stroke Association[J].STROKE,2014,45(7):2160-2236.

第十四章

慢性阻塞性肺疾病健康教育

慢性阻塞性肺疾病(chronic obstructive pulmonary disease,COPD)简称慢阻肺,是最常见的慢性呼吸系统疾病,它是以持续气流受限为特征的可以预防和治疗的疾病,慢阻肺与慢性支气管炎和肺气肿有密切关系,其气流受限多呈进行性发展,与气道和肺组织对香烟烟雾等有害气体或有害颗粒的异常慢性炎症反应有关。目前我国40岁及以上成年人慢阻肺患病率已超过10%,并有逐年增高的趋势,且慢阻肺常合并心血管疾病、骨质疏松症、抑郁焦虑状态、代谢综合征等并发症,已严重危害国民健康,造成巨大的社会负担和经济负担。因此,对慢阻肺患者开展有效的健康教育,帮助患者提高症状管理能力,改变不良生活方式,进行适当的功能康复锻炼,对改善患者的疾病状态和生活质量具有重要意义。

第一节　慢性阻塞性肺疾病的流行病学

慢阻肺是呼吸系统疾病中的常见病和多发病,患病率和死亡率均居高不下。最新的全国慢阻肺的流行病学调查显示,2012—2015年中国20岁及以上居民慢阻肺患病率为8.6%,其中20～39岁为2.1%,40岁及以上为13.7%;男性11.9%,女性5.4%;农村9.6%,城市7.4%。根据2015年普查人口估算,全国有9 990万名慢阻肺患者,其中男性6 840万,女性3 150万。

中国慢阻肺死亡人数众多。据全球疾病负担调查,慢阻肺是我国2016年第五大死亡原因,死亡率为64.10/10万,死亡人数为87.63万,占全球慢阻肺死亡人数的29.86%。且慢阻肺者因肺功能进行性减退,严重影响患者的劳动力和生活质量,造成巨大的社会和经济负担。在中国,慢阻肺疾病负担位居慢性疾病第4位。WHO关于病死率和死因的最新预测数字显示,随着发展中国家吸烟率的升高和高收入国家人口老龄化加剧,慢阻肺的患病率在未来40年将继续上升,预测至2060年死于慢阻肺及其相关疾患者将超过每年540万人。

我国慢性阻塞性肺疾病的流行特点主要包括以下几点。

(1)我国人群中慢阻肺患病率和死亡率呈现明显的年龄分布特征,随年龄增长而上升,40岁之后慢阻肺患病率明显上升,60岁之后死亡率持续上升。

(2)我国慢阻肺患者性别之间有明显差异,男性患病率高于女性,70岁及以上男性患病率为49.5%,女性患病率为23.0%,男性为女性的2.15倍,且死亡率男性高于女性。

(3)农村慢阻肺患病率和死亡率高于城市。根据2015年普查人口估算城市慢阻肺患者为 4 020 万,农村为 5 970 万。区域之间患病率不同,根据 2014—2015 年全国居民慢阻肺监测数据,中国西南地区慢阻肺患病率最高(20.2%),东北(15.6%)、华北(13.7%)和西北地区(13.6%)次之,中部地区最低(10.2%)。不同区域之间死亡率亦不同,西部地区死亡率较高,年龄标化死亡率高于中东部地区。

第二节 慢性阻塞性肺疾病的危险因素

一、吸烟及其他吸入性致病因素

1. 吸烟 吸烟是导致慢阻肺发病最主要的危险因素。香烟中含焦油、尼古丁和氢氰酸等化学物质,可损伤气道上皮细胞,使纤毛运动减退和巨噬细胞功能降低,导致气道净化功能下降;同时刺激黏膜下感受器,使副交感神经功能亢进,引起平滑肌收缩,导致气道阻力增加;以及腺体分泌增多,杯状细胞增生,支气管黏膜充血水肿、黏液集聚;香烟烟雾还可使氧自由基产生过多,诱导中性粒细胞释放蛋白酶,破坏弹力纤维,从而导致慢阻肺的发生。

2010 年全球成人烟草调查显示,全球归因于烟草暴露的疾病负担(包括二手烟暴露)占总疾病负担的 6.3%,因烟草而死亡的人均寿命要比自然死亡时间平均缩短 15 年。中国 15 岁以上人群总吸烟率为 33.5%,男性为 62.8%,女性为 3.1%;中国总吸烟人数达 3.58 亿(男性 3.42 亿,女性 1 639 万),是世界上吸烟者人数最多的国家。在中国城市男性中,开始吸烟年龄小于 20 岁的慢阻肺死亡风险为不吸烟者的 9.09 倍,开始吸烟年龄在 20~24 岁的慢阻肺死亡风险为不吸烟者的 3.89 倍,开始吸烟年龄在 25 岁及以上的慢阻肺死亡风险为不吸烟者的 2.89 倍;在农村男性中,各开始吸烟年龄组对应的慢阻肺死亡风险与此相似。慢阻肺死亡风险与每日吸烟量亦成正相关,城市男性每日吸烟量小于 15 支者,慢阻肺死亡风险为不吸烟者的 2.94 倍,每日吸烟 15~24 支的慢阻肺死亡风险为不吸烟者的 5.40 倍,每日吸烟 25 支及以上的慢阻肺死亡风险则为不吸烟者的 7.26 倍,农村男性的数据略低于此。

与此同时,二手烟暴露仍然会带来巨大危害。2010 年全球成人烟草调查数据推算出,中国约有 5.56 亿成年非吸烟者每周至少有一天接触过二手烟,加上 1.8 亿遭受二手烟暴露的儿童,全国约有 7.4 亿不吸烟者遭受二手烟的危害。广州生物样本库队列研究结果显示,中国不吸烟者发生慢阻肺的风险与自我报告家庭或工作场所中的二手烟暴露密切相关,中国现有人群中约有 190 万不吸烟者因二手烟暴露所致的慢阻肺而死亡。

2. 空气污染 空气污染是发展中国家又一个重要的致病因素,空气污染包括室内空气污染和室外空气污染。据 WHO 报道,全球每年因室内空气污染死亡人数达到 160 万人。室内固体燃料如燃煤产生的空气污染是慢阻肺重要的危险因素,可以使慢阻肺的发生风险增加至 2.8 倍;室内燃煤为主的非吸烟女性,由于暴露于 SO_2,可导致慢阻肺患病率增加至 1.8 倍。而我国农村慢阻肺的患病率高于城市,燃料导致的室内空气污染可能是重要原因之一。

中国室外空气污染物主要是由工业生产、机械加工、热电力、化工、生物燃料与化学燃料释放到空气里的有害气体与细小颗粒物(particulate matter,PM)的混合体。有研究结果显示,空气中 PM_{10}、SO_2、NO_2 污染物每增加 $10\mu g/m^3$,全因死亡率相应增加至 1.003 倍、

1.014 倍和 1.015 倍。空气污染会造成慢阻肺急性加重、肺功能下降和死亡。短期暴露于 PM_{10}，慢阻肺入院率上升 1%，死亡率也随之上升 1%；长期暴露（即慢性效应），慢阻肺死亡率则上升 10%。

3. 职业暴露和吸入性化学物质　呼吸系统是职业及环境有害物质进入机体的最主要途径，因此也最容易遭受气态毒物的损害。除了发展中国家落后生产方式普遍存在的职业有害因素（粉尘、毒物）外，中国还存在高科技生产带来的新的职业有害因素，如与微电子工业的快速发展有关的有机溶剂、金属化合物（如锑、锗、砷、硼、镉、磷）、氟化物（氟化氢）、铟及其化合物等中毒，这些职业性粉尘及吸入性化学物质不仅导致农民工尘肺病及呼吸道肿瘤的占比增高，同时也增加了患慢阻肺的风险。

二、老龄化

2021 年国民经济和社会发展统计公报显示，2021 年年末中国 60 周岁及以上老年人口 26 736 万人（比重 18.9%），其中 65 周岁及以上人口 20 056 万（比重 14.2%）。与老龄化密切相关的是人群健康状况和流行病学方面的变化，疾病负担逐渐从妇幼卫生和传染性疾患向慢性非传染性疾病转变。中国 60 周岁及以上老年人慢阻肺患病率为 15.5%，男性患病率显著高于女性，而且随着年龄增长患病率逐渐增加，年龄分布特征明显：≥70 岁人群慢阻肺患病率约是 40～49 岁人群的 6.96 倍，60～69 岁人群慢阻肺患病率约是 40～49 岁人群的 4.16 倍。

三、经济发展状况

慢阻肺患病和死亡情况与贫困程度存在正向关系。WHO 统计，90% 的慢阻肺致死病例发生在中低收入国家。中国慢性呼吸疾病也受地域间经济发展水平的影响，2012—2015 年中国肺部健康研究结果显示，整体农村地区慢阻肺患病率（9.6%）高于城市地区（7.4%），根据 2013 年 33 省（直辖市、自治区）疾病监测数据，地区经济发展程度越高、慢阻肺死亡率越低。

四、遗传因素

最明确的遗传病是 α-抗胰蛋白酶缺乏症，它是非吸烟者肺气肿的少见原因之一，并且增加吸烟者对慢阻肺的易感性。其他一些因素如微粒体环氧化水解酶、维生素结合蛋白、IL-1β、IL-1 受体拮抗剂、磷脂酶 A_2、基质金属蛋白酶 9 以及 ADAM-33 等基因多态性均与第一秒用力呼气量（FEV_1）的快速下降有关。

第三节　慢性阻塞性肺疾病预防健康教育

一、慢性阻塞性肺疾病预防的健康教育目标和形式

慢阻肺是最常见的慢性呼吸系统疾病，它是以持续气流受限为特征的可以预防和治疗的疾病，其气流受限多呈进行性发展，我国民众对其认知程度普遍较低，俗称"沉默的杀手"，因此，增强民众的健康意识、改善行为模式是预防慢阻肺发生、发展的关键。慢阻肺预防的健康教育目标是提高患者及其相关人员对慢阻肺疾病名称、危险因素、临床症状及疾病后果等的整体认知水平和自我处理疾病的能力，使患者更好地配合治疗，减少反复急性加重，维持病情相

对稳定,提高生活质量,增加运动耐力,改善健康状态,阻止疾病进展,降低病死率。

慢性阻塞性肺疾病预防的健康教育形式多种多样,医院内健康教育包括集体授课、发放健康教育手册、定期更新健康教育宣传栏、VCD 或视频宣教以及组织病友联谊会等;社区健康教育可以针对个人、家庭或社区群体,包括社区随访、社区专题讲座、社区办宣传栏等;随着互联网时代的到来及手持移动设备的迅速发展,QQ、微信、抖音等社交网络在人群中的普及,因此借助这些网络平台,将慢阻肺成员纳入,定期以文字、图片、音频、视频等形式发送有关慢阻肺的相关知识,指导、督促、帮助患者及其家属达成自我管理,同时互相交流心得,发挥同伴支持作用;近两年迅速发展的远程医疗可以收集、传输、整合个人健康信息并传至医生或医疗机构,医生可以实时监测信息并及时干预慢阻肺患者和高危人群,使患者在社区医院即可以得到专业的照护和指导,实现社区与三甲医院的资源共享和实时交流。

二、慢性阻塞性肺疾病预防健康教育的基本内容

1. 戒烟与控烟 戒烟是预防慢阻肺最重要的措施,在疾病的任何阶段戒烟都有助于防止慢阻肺的发生和发展。20 世纪 70 年代末,中国首次开展了覆盖 50 万人、历时 700 余天的吸烟流行情况调查。2006 年起,卫生系统开始创建全系统无烟活动,通过政策措施和各单位的努力,全系统 4 万余家机构的二手烟暴露情况得以根本改变。目前北京、上海、深圳等城市规定室内公共场所及公共交通工具全面禁烟,已基本达到《烟草控制框架公约》要求。

医疗机构开展戒烟劝诫、戒烟咨询、戒烟热线以及戒烟药物治疗,能有效提高慢阻肺患者的长期戒烟率。在吸烟者就医时,医生仅给予 3 分钟以下的简短戒烟建议,就会使戒烟率显著升高。戒烟门诊是医护人员开展烟草依赖诊治的良好平台,由专业医师给患者提供专业的戒烟干预。2017 年 WHO 戒烟与呼吸疾病预防合作中心开展的全国戒烟门诊调查显示,全国有 366 家省级认可的政府医疗卫生机构正在开设戒烟门诊,其中 230 家戒烟门诊设立在呼吸科,完成了 20 000 余例吸烟者戒烟干预。

2004 年,中国第一部戒烟热线开通。2015 年,中国开通全国专业戒烟热线(4008085531)提供戒烟咨询服务,同时全国公共卫生热线(12320)也提供戒烟咨询服务,使用戒烟热线咨询进行电话戒烟干预,干预 1 个月戒烟率为 27.4%,尝试戒烟率为 70.3%。2015 年中国更新了《中国临床戒烟指南》,使临床医生给予患者戒烟治疗时有据可依。

2. 空气污染 选择和开发绿色建筑装饰材料,是从源头控制室内空气污染的主要策略。改进厨房油烟清洁器和使用室内空气净化器等,可能降低不吸烟女性的慢阻肺发生情况。2002—2011 年,在中国南部 12 个农村进行的一项截至目前为止规模最大的论证控制室内空气污染能有效预防慢性呼吸疾病的前瞻性研究结果显示,经过炉灶改造和/或通风,室内空气质量显著改善。慢阻肺患者的肺功能下降有所减缓,与未改造炉灶或通风的患者 FEV_1 下降 35mL/y 相比,改造炉灶并通风的患者仅下降 18mL/y,只改造炉灶或只改造通风的患者 FEV_1 分别下降 23mL/y 和 21mL/y。同时,中国针对大气污染防控政策的全面实施,带动了清洁能源利用和产业结构调整,污染减排工作效果显著。

3. 职业暴露 控制职业粉尘暴露,采取有效措施降低施工场所的粉尘浓度和加强个人防护措施等,对于降低慢阻肺整体疾病负担也具有重要作用。

中国采取一级预防措施有效地保护仍从事粉尘作业但尚未患病的劳动者,相关措施包括积极采用有效的职业病防治技术、工艺、设备、材料,限制使用或者淘汰职业病危害严重的

技术、工艺、设备、材料,从源头上消除粉尘危害。中国已采取的二级预防包括开展粉尘作业人员的职业健康监护和医学筛查,及时发现可能受到损害的劳动者,早期脱离粉尘作业和早期治疗。

4. 肺功能的早期筛查 慢性阻塞性肺疾病全球倡议(global initiative for chronic obstructive lung disease,GOLD)建议年龄在40岁以上的人群,若有任何呼吸困难、慢性咳嗽、慢性咳痰、反复下呼吸道感染和/或有危险因素接触史,应该考虑慢阻肺的临床诊断,并进行肺功能筛查。2016年11月,国家卫生健康委对《国家慢性病综合防控示范区建设管理办法》进行修订,首次把"简易肺功能测定"列入国家慢性病示范区防治内容。肺量计是目前监测气流受限重复性和客观性最好的肺功能检查手段。肺功能检查中峰流速指标敏感性较好,但特异性较差,不能独立作为呼吸流速受限的确诊方法。肺功能检查可由经过培训的卫生从业人员在初级卫生保健机构中完成。肺功能检查要求仪器准确、操作质控合格。检查过程中应确保受试者进行最大的呼吸努力,以避免低估测量值。

5. 接种疫苗 GOLD指南推荐所有年龄≥65岁的患者使用PVC13和PPSV23肺炎链球菌疫苗。中国《慢性阻塞性肺疾病急性加重诊治中国专家共识(2017年更新版)》也推荐患者接种流感疫苗和肺炎球菌疫苗预防慢阻肺急性加重。如患者不能接种流感疫苗或疫苗配方中不包括当年流行病毒株,则在社区流感暴发时采用预防性治疗。由于流感疫苗和肺炎疫苗对慢性呼吸疾病的预防作用,北京、上海和深圳等地针对60岁及以上老年人提供低价或免费流感疫苗,上海疾病预防控制中心免费为60岁及以上的老年人接种肺炎疫苗。

6. 营养 慢阻肺患者有体重下降和营养不良的危险,因其静息呼吸能耗增加15%～25%;日常活动能耗较高;呼吸困难致热量摄取相对减少;炎症因子的分解代谢效应等,使得患者全身肌肉力量及用氧效率受影响,营养状况较差的患者预后不佳,因此推荐患者摄入平衡膳食,保证充足的热量摄入并结合锻炼,以防止和逆转营养不良及肌肉萎缩。但是应避免体重过度增加,肥胖患者应尽量达到正常的体重指数。研究显示单纯营养补充不能改善肺功能和运动能力。

7. 肺康复 慢阻肺致肺功能损害导致的患者劳动能力甚至生活能力缺失,呼吸康复作为药物治疗的辅助手段可改善机体功能。呼吸康复治疗包括组织管理、宣传教育、呼吸锻炼、家庭氧疗、心理治疗和回归社会等诸多方面的内容,治疗应个体化,康复治疗的目的是改善患者自理能力、生活质量和运动能力。精心设计综合康复计划并给出切合实际的期望改善值,能使重度慢阻肺患者适应自身生理限制。病情严重者需至少3个月的康复治疗才能获益,且需维持治疗。

运动方案应当是适于在家里、医院或福利机构进行的。因呼吸衰竭长期住院或久不活动导致的骨骼肌失用可通过逐渐增加锻炼而改善。必须教会慢阻肺患者在日常活动中储备能量和安排活动节奏的方法。

第四节 慢性阻塞性肺疾病患者健康教育

一、慢性阻塞性肺疾病患者健康教育的基本原则

(一)生活方式干预原则

慢阻肺早期综合防治非常重要,我国80%慢阻肺患者来自农村,年龄结构偏大,文化水

平相对较低,对患者进行健康教育、加强自我管理、改变不良生活习惯,则显得尤为重要。

1. 避免有害理化因素　劝告所有患者戒烟及避免二手烟,减少有害气体及颗粒的吸入。

2. 心理疏导　慢阻肺患者会产生焦虑、抑郁、烦躁等心理问题,多与患者及其家属沟通,减轻患者的心理压力。

3. 饮食调理　营养不良是慢阻肺常见的并发症之一,对患者的康复及预后起着决定性作用。给患者强调合理饮食的重要性,并制定合理的营养计划,有利于疾病康复。

(二)药物治疗原则

慢阻肺治疗药物主要包括支气管扩张剂、糖皮质激素、祛痰剂及抗菌药物等,向患者详细讲解常用药物的种类、剂型、作用机制、不良反应及使用注意事项,教育患者使用正确的治疗方法,遵从医嘱正确用药,不滥用药物。

(三)氧疗原则

发生低氧血症者,应给予持续低流量吸氧。长期家庭氧疗(LTOT)是给予患者1～2L/min、每天15小时以上的持续吸氧。LTOT不仅可以缓解呼吸困难等症状,同时对血流动力学、运动能力均产生有益影响,吸氧有助于降低肺循环阻力、减轻肺动脉高压和右心负荷。向患者讲授LTOT的重要性及注意事项,指导患者正确用氧。

(四)肺康复原则

肺康复包括有氧运动和呼吸功能训练。所有慢阻肺患者均可从规律的体育运动中获益;呼吸功能锻炼可以增加呼吸肌肌力,增强膈肌运动幅度,改善肺功能。向患者讲解呼吸功能锻炼的重要性、锻炼技巧及要领,使其掌握正确的锻炼方法,并长期坚持进行。

(五)无创正压通气(NPPV)原则

无创正压通气(NPPV)治疗慢阻肺引起的呼吸衰竭已取得肯定疗效,治疗成功率80%～85%。应用NPPV可使70%～80%甚至更多的慢阻肺患者免于气管插管,因此,对于慢阻肺急性加重合并呼吸衰竭的患者,应用无创通气进行治疗值得推广。

二、慢性阻塞性肺疾病患者健康教育的内容

慢阻肺严重影响患者劳动力及生活质量,健康教育作为慢阻肺综合性治疗手段之一越来越受到广泛关注。慢阻肺健康教育是通过有计划的社会教育活动,帮助人们了解影响健康的行为,自觉选择有益健康的行为生活方式,及时调整心态,消除或减少危险因素的接触,正确使用治疗方法,促进疾病康复,减少医疗费用消耗,提高生活质量。

(一)生活方式的干预

1. 避免各种有害理化因素　劝告所有患者戒烟及避免二手烟,减少甚至远离职业或者家庭暴露,停止从事易吸入粉尘、化学物质、有害气体及烟雾等的工作,选择和使用绿色建筑装饰材料,使用清洁燃料,改进厨房油烟清洁器和使用室内空气净化器,居家生活避免油烟刺激,不使用煤、木炭等做燃料或取暖,注意保暖,预防感冒,防止呼吸道感染。

戒烟相当困难但又最为重要,能延缓但非终止FEV$_1$的下降。同时应用多种策略最有效:设立戒烟日、行为纠正疗法、集体戒烟、尼古丁替代疗法(口香糖、透皮贴剂、吸入剂、锭剂、鼻喷雾剂)、伐尼克兰或安非他酮等药物的使用,以及医生鼓励等。

2. 心理疏导和支持　慢阻肺患者因患病时间长,病情反复,呈进行性加重且无法治愈以及高额的医疗费用等,会产生焦虑、抑郁、烦躁等心理问题,尤其抑郁,是慢阻肺患者主要

的心理障碍,会使患者产生悲观情绪,甚至性格发生改变,而心理问题又是慢阻肺患者治疗失败和导致死亡的重要原因。因此,在疾病早期,即加强与患者及其家属的沟通,给予鼓励和帮助,减轻患者的心理压力,增强患者战胜疾病的信心,对患者症状和生活质量的改善起到重要作用。

3. 饮食调理及营养支持　慢阻肺患者由于摄入减少,消耗增加,常常发生营养不良,患者多表现为消瘦、体重下降、倦怠乏力等,并伴有免疫功能低下。了解患者的饮食状况,制定合理的营养计划,鼓励、督促患者配合食疗,有利于疾病康复。若患者无心、肝、肾等脏器功能障碍,应制定出高热量、高蛋白、高维生素、少量多餐的饮食计划,并给患者强调合理饮食的重要性。具体来说,清淡、易消化、营养丰富的饮食如瘦肉、豆腐、蛋、奶、鱼、新鲜蔬菜及水果等更佳;还可适当增加摄入含游离脂肪酸丰富的食物,如植物油、海产和鱼类食品;多食水果、蔬菜,防止便秘、腹胀而加重呼吸困难;适当多饮水,有利于稀释痰液、促进痰液排出,保持呼吸道通畅;尽量减少高糖食物,防止二氧化碳产生过多,导致二氧化碳潴留。

(二) 药物治疗

慢阻肺的药物治疗包括稳定期治疗和急性加重期治疗。

1. 稳定期药物治疗

(1)支气管扩张剂:是现有控制症状的主要措施,可依据患者病情严重程度选用。

1)β_2 肾上腺素能受体激动剂:短效制剂如沙丁胺醇(salbutamol)气雾剂,每次 $100\sim200\mu g$,定量吸入,疗效持续 $4\sim5$ 小时,每 24 小时不超过 $8\sim12$ 次。长效 β_2 肾上腺素能受体激动剂有福莫特罗(formoterol)、沙美特罗(salmeterol)等,每日仅需吸入 2 次。

2)抗胆碱能药:短效制剂如异丙托溴铵(ipratropium)气雾剂,定量吸入,起效较沙丁胺醇慢,持续 $6\sim8$ 小时,每次 $40\sim80\mu g$,每天 $3\sim4$ 次。长效抗胆碱能药有噻托溴铵(tiotropium bromide),选择性作用于 M_1、M_3 受体,每次吸入 $18\mu g$,每天 1 次。

3)茶碱类药:茶碱缓释或控释片,0.2g,每 12 小时 1 次;氨茶碱,0.1g,每日 3 次。

(2)糖皮质激素:对高风险患者,有研究显示长期吸入糖皮质激素与长效 β_2 肾上腺素能受体激动剂的联合制剂可增加运动耐量、减少急性加重发作频率、提高生活质量。目前常用的剂型有沙美特罗/替卡松粉吸入剂、福莫特罗/布地奈德粉吸入剂。关于三联疗法,尤其是固定三联吸入治疗,Impact 研究和 Ethos 研究结果共同表明,固定装置三联吸入治疗与固定剂量双支扩剂治疗相比,对频繁和/或严重急性加重史的症状型慢阻肺患者死亡率的降低具有显著获益。

(3)祛痰药:对痰不易咳出者可应用。常用药物有盐酸氨溴索,30mg,每日 3 次;N-乙酰半胱氨酸,0.2g,每日 3 次;桉柠蒎胶囊,0.3g,每日 3 次。

2. 急性加重期药物治疗　慢阻肺急性加重是指咳嗽、咳痰、气短加重或痰量增多,或咯黄痰,或需要改变治疗方案。首先确定急性加重的原因及病情严重程度,决定门诊或住院治疗。

(1)支气管舒张剂:支气管舒张剂也是慢阻肺急性加重的一线基础治疗,用于改善临床症状和肺功能,推荐优先选择单用 SABA 或联合 SAMA 吸入治疗。住院患者目前首选雾化吸入给药,而门诊家庭治疗可采用 pMDI(压力定量气雾剂)＋储物罐或家庭雾化治疗。

(2)抗生素:当患者气短加重,咳嗽伴痰量增多、有脓性痰时,根据当地常见病原菌及其药敏结果积极选用抗生素治疗。门诊可用阿莫西林克拉维酸钾、头孢唑肟、头孢呋辛、莫西沙星等;较重者可应用第三代头孢菌素治疗。住院患者应当根据疾病严重程度和预计的病原菌更积极地给予抗生素治疗,如果找到确切病原菌,应根据药敏结果选用抗生素。

(3)糖皮质激素:在中重度慢阻肺急性加重患者中,全身使用糖皮质激素可改善肺功能、氧合状态和缩短康复及住院时间,推荐剂量为甲泼尼龙 40mg/d,治疗 5 天,静脉应用与口服疗效相当。与全身糖皮质激素相比,雾化 ICS 不良反应较小,可以替代或部分替代全身糖皮质激素。雾化吸入布地奈德(4~8mg/d)与静脉应用甲泼尼龙(40mg/d),在治疗慢阻肺急性加重中的疗效相当,可作为慢阻肺急性加重住院患者的起始治疗。

(4)祛痰剂:药物同稳定期。

(三)氧疗

慢阻肺稳定期氧疗以长期家庭氧疗(LTOT)为宜,对慢阻肺并发呼吸衰竭者可提高生活质量和生存率。对血流动力学、运动能力和精神状态均会产生有益影响。使用 LTOT 的指征为:①$PaO_2 \leqslant 55$mmHg 或 $SaO_2 \leqslant 88\%$,有或没有高碳酸血症;②PaO_2 55~60mmHg 或 $SaO_2 < 89\%$,并有肺动脉高压、心力衰竭所致水肿或红细胞增多症。一般用鼻导管吸氧,氧流量为 1.0~2.0L/min,吸氧时间为每日 10~15h。目的是使患者在静息状态下,达到 $PaO_2 \geqslant 60$mmHg 和/或使 SaO_2 升至 90% 以上。

慢阻肺急性加重期,发生低氧血症可鼻导管吸氧,或通过文丘里(Venturi)面罩吸氧。鼻导管吸氧时,吸入氧浓度与给氧流量有关,估算公式为吸入氧浓度(%)=21+4×氧流量(L/min)。一般吸入氧浓度为 28%~30%,应避免吸入氧浓度过高引起二氧化碳潴留。

(四)肺康复治疗

肺康复治疗包括有氧运动和呼吸功能训练。所有慢阻肺患者均可从规律的体育运动中获益。向患者讲述运动的重要性,使其正确认识运动对慢阻肺预后的影响,掌握切实可行的运动方法,如定量步行、慢跑、登高、太极拳等并能长期坚持。通过呼吸功能锻炼,可以增加呼吸肌肌力,增强膈肌运动幅度,改善肺功能。目前常用的呼吸功能锻炼的方法包括腹式呼吸、缩唇呼吸及坐式呼吸等,向患者讲解呼吸功能锻炼的重要性、锻炼技巧及要领,使其掌握正确的锻炼方法,并长期坚持进行。

典型的锻炼方案始于在活动平板上缓慢步行或在测力计上无负荷踏车数分钟。持续时间和锻炼负荷在 4~6 周内逐渐增加,直到患者能持续锻炼 20~30 分钟,不因气短而停止。极重度慢阻肺患者通常能达到以每分钟 1~2m 的速度步行 30 分钟,需每周维持进行 3~4 次锻炼,以保持适应性。在锻炼时监测 SaO_2,必要时给氧。日常活动如洗澡、穿衣和打扫卫生有助于锻炼上肢耐力,从这些锻炼中获益的还包括少量增加下肢力量、耐力及最大氧耗。

(五)无创正压通气(NPPV)

无创正压通气(NPPV)治疗慢阻肺引起的呼吸衰竭已取得肯定疗效,治疗成功率 80%~85%。慢阻肺急性加重早期及时应用 NPPV,可以防止呼吸功能不全加重,缓解呼吸肌疲劳,可使 70%~80% 甚至更多的慢阻肺患者后期免于气管插管,改善预后。

(六)临终关怀

对于病情极其严重尤其是有死亡风险的患者,日常生活状态应保持最低能量消耗。比如,可以把患者安排居住在底楼,少量多餐,不要穿系鞋带的鞋子。还应进一步考虑这些患者是否需要购买呼吸机,是否需要姑息性使用镇静剂,在病危时指派其委托医疗决策者。

三、慢性阻塞性肺疾病患者健康教育的目标

(一)掌握治疗和管理慢性阻塞性肺疾病及其并发症的基本知识

慢阻肺是以持续气流受限为特征的可以预防和治疗的疾病,对于有慢阻肺高危因素的人群,应定期进行肺功能监测,以尽可能早期发现并及时予以干预。但对于大多数患者,随着疾病进行性发展,会出现慢阻肺的并发症,因此,在积极治疗及控制慢阻肺的同时,应及早发现慢阻肺并发症,并予以相应治疗和干预。

常见慢阻肺的并发症包括以下几种。

1. 慢性呼吸衰竭　常在慢阻肺急性加重时发生,其症状明显加重,发生低氧血症和/或高碳酸血症,出现缺氧和二氧化碳潴留的临床表现。

2. 自发性气胸　不管是在慢阻肺稳定期还是急性加重期,如有突然加重的呼吸困难,并伴有明显发绀,患侧肺部叩诊为鼓音,听诊呼吸音减弱或消失,应考虑并发自发性气胸,通过 X 线检查可以确诊。

3. 慢性肺源性心脏病　由于慢阻肺肺脏病变引起肺血管床减少及缺氧致肺动脉收缩、血管重塑,导致肺动脉高压、右心室肥厚扩大,最终发生右心功能不全。

4. 其他　并存或影响疾病复杂程度,降低生活质量和生存率的并发症包括骨质疏松症、抑郁症、冠脉疾病、肺癌、肌肉萎缩及胃食管反流。这些疾病和慢阻肺、吸烟以及伴发的炎症反应之间的关系尚不完全明了,需引起高度重视。

(二)慢阻肺患者病情观察及自我监测

慢阻肺患者诊断明确,给予积极有效的药物治疗和有计划的健康教育后,患者病情观察和自我监测对疾病的预后及转归就显得尤为重要。目前可以通过生活质量评估、呼吸困难程度及活动耐力评估、用药依从性、心理状况评估及肺功能测定等方面进行综合判断。

1. 生活质量评估　慢阻肺患者的生活质量评估目前多采用慢阻肺患者生活质量评估问卷(CAT 评分)、慢性呼吸系统疾病问卷(CRQ)、临床慢阻肺问卷(CCQ)和圣乔治呼吸困难调查问卷(SGRQ)来进行。

(1)CAT 评分可用于评估慢阻肺对患者健康损害和生活质量的影响,适用于老年患者自测及临床常规检查,评分的分级与慢阻肺严重程度高度一致。

(2)慢性呼吸系统疾病问卷(CRQ)涉及呼吸困难、疲劳、对疾病控制感和情绪障碍四个方面,该问卷有良好的效度、信度和反应度。

(3)临床慢阻肺问卷(CCQ)是用来测量慢阻肺健康状况及评估健康相关生活质量的问卷,可预测慢阻肺患者的死亡率,是 GOLD2021 推荐使用的临床慢阻肺问卷之一。

(4)圣乔治呼吸困难调查问卷(SGRQ)是评价慢阻肺患者生存质量的调查表,分为临床症状、活动受限及疾病对日常生活影响三个方面,其可信性、可行性及敏感性均得到许多国家认可。

2. 呼吸困难程度及活动耐量评估　呼吸困难程度及活动耐量评估可采用呼吸困难量表评分(mMRC 评分)、6min 步行试验(6MWT)及运动心肺功能试验(CPET)来进行。

(1)呼吸困难量表评分(mMRC 评分)是用于慢阻肺严重程度分级的评分表,可了解引起呼吸困难的活动强度。

(2)6min 步行试验(6MWT)是评价患者运动耐力的方法,将步行距离划分为 4 个等级:Ⅰ级<300m;Ⅱ级为 300~374.9m;Ⅲ级 375~449.9m;Ⅳ级>450m,级别越低提示心肺功

能越差。

（3）运动心肺功能试验（CPET）是目前国际上普遍使用的、在特定运动负荷下对受试者心肺功能进行联合测试和综合评估的方法,可用于慢阻肺疗效评价和康复指导。

3. 用药依存性评估　教育患者设计并制定表格,记录患者的用药情况,包括药物种类、是否规律用药、是否正确遵从医嘱用药、有无滥用药品等,从而评估有效的健康教育对患者用药依从性的影响。

4. 心理状况评估　慢阻肺患者多合并焦虑、抑郁等心理问题,应及时对患者进行心理评估,症状自评量表（SCL90）是目前研究神经症、综合医院住院患者或心理咨询门诊应用最多的自评量表,从患者感觉、情感、意识、思维、行为直至生活习惯、人际关系和饮食等方面均有涉及,能准确表达患者心理障碍的严重程度及变化。

5. 肺功能检查　肺功能测定是临床评价慢阻肺情严重程度及疗效的客观指标,其中FEV_1/FVC及$FEV_1\%pred$是检测气道气流受限最敏感的指标,通过肺功能测定可客观评价慢阻肺的疗效。

（三）培养科学就医和自我管理方法

传统慢阻肺的健康教育及管理工作主要是在患者急性加重入院时进行,而慢阻肺患者急性加重住院治疗的时间比较短,大部分时间都处于慢阻肺稳定期,通常是居家或门诊诊治,因此,对患者进行健康教育、加强自我管理就显得尤为重要。建议医院开设慢阻肺健康教育门诊,或者对社区医生进行培训,医护共同参与帮助患者更全面评估病情,针对患者年龄、文化层次及疾病进展情况,实施规范化、个体化、一对一的管理办法,使患者明了慢阻肺的病理生理及临床基础知识,掌握治疗方法,提高药物及非药物治疗的依从性,把握恰当的就诊时机,培养慢阻肺患者良好的自我管理状况和治疗依从性,增强患者活动量,减少急性发作,缓解不良情绪,改善生活质量。

（王晓平　中日友好医院　徐菲亚　首都医科大学）

参考文献

[1] 王辰.呼吸与危重症医学[M].北京:人民卫生出版社,2016:9.

[2] GOLD Executive Committee.Global strategy for the diagnosis,management,and prevention of chronic obstructive pulmonary disease(2020 report)[A/OL].2020 Global Intiative for Chronic Obstructive Lung Disease, Inc. [2022-07-25]. https://goldcopd. org/wp-content/uploads/2019/12/GOLD-2020-FINAL-ver1.2-03Dec19_WMV.pdf.

[3] 葛均波,徐永健.内科学[M].8版.北京:人民卫生出版社,2013:1-3.

[4] WANG C,XU J,YANG L,et al.Prevalence and risk factors of chronic obstructive pulmonary disease in China(the China Pulmonary Health [CPH] study):a national cross-sectional study[J].Lancet,2018,391(10131):1706-1717.

[5] GBD 2016 Causes of Death Collaborators.Global,regional,and national age-sex specific mortality for 264 causes of death,1980-2016:a systematic analysis for the Global Burden of Disease Study 2016[J].Lancet,2017,390(10100):1151-1210.

[6] CHEN Z,PETO R,ZHOU M,et al.Contrasting male and female trends in tobacco-attributed mortality in China:evidence from successive nationwide prospective cohort studies[J].Lancet,2015,386(10002):1447-1456.

[7] YIN P,JIANG C Q,CHENG K K,et al.Passive smoking exposure and risk of COPD among adults in

China：the Guangzhou Biobank Cohort Study[J].Lancet，2007，370(9589)：751-757.

［8］中华人民共和国国家统计局.中华人民共和国 2021 年国民经济和社会发展统计公报［A/OL］.［2022-07-25］.http://www.gov.cn/shuju/2022-02/28/content_5676015.htm.

［9］中国医学科学院，中国疾病预防控制中心，中华预防医学会，等.中国慢性呼吸疾病流行状况与防治策略［M］.北京：人民卫生出版社，2018：6.

［10］中华医学会呼吸病学分会慢性阻塞性肺疾病学组，中国医师协会呼吸医师分会慢性阻塞性肺疾病工作委员会.慢性阻塞性肺疾病诊治指南（2021 年修订版）［J］.中华结核和呼吸杂志，2021，44（3）：170-205.

［11］中国医学装备协会呼吸病学专委会吸入治疗与呼吸康复学组，中国慢性阻塞性肺疾病联盟.稳定期慢性气道疾病吸入装置规范应用中国专家共识［J］.中华结核和呼吸杂志，2019，42（4）：241-253.

［12］Global initiative for chronic obstructive lung disease.Global strategy for the diagnosis，management，and prevention of chronic obstructive pulmonary disease(2021 REPORT)［R/OL］.［2022-07-25］.https://goldcopd.org/wp-content/uploads/2020/11/GOLD-REPORT-2021-v1.1-25Nov20_WMV.pdf.

［13］Global initiative for chronic obstructive lung disease.Global strategy for the diagnosis，management，and prevention of chronic obstructive pulmonary disease(2022 REPORT)［R/OL］.［2022-07-25］.https://goldcopd.org/wp-content/uploads/2021/12/GOLD-REPORT-2022-v1.1-22Nov2021_WMV.pdf.

第十五章

恶性肿瘤健康教育

恶性肿瘤是指机体在内因和外因的长期作用下,由正常细胞逐渐转化为具有过度增殖能力的异常细胞所引发的一组疾病,影响机体正常生理功能导致死亡。近 20 年来,随着人口老龄化、生活方式的转变、烟草消费量的不断增加,以及环境变化等因素,恶性肿瘤发病率及死亡率在全球范围内都呈现上升趋势。随着现代医学的技术进步与发展,人们对肿瘤的发生发展认识不断深入,以及治疗策略不断改进,美国癌症患者五年生存率已达 65% 以上,而我国癌症患者五年生存率仅 35%。因此,2016 年国务院办公厅印发《中国防治慢性病中长期规划(2017—2025 年)》,将提高总体癌症五年生存率作为防治工作主要目标。由此可见,恶性肿瘤的治疗也和高血压、糖尿病等其他慢性病一样,是可防、可治的疾病。通过健康教育普及健康知识,开展科普宣教等一系列切实可行的防控策略,将有助于我国肿瘤防治水平的提升,这必将有效遏制我国癌症负担日益增长的势头,为健康中国战略实施奠定良好基础。

第一节　恶性肿瘤的流行病学

一、恶性肿瘤临床表现和危害

恶性肿瘤大多没有包膜,生长迅速,容易侵及邻近组织器官,早期经血管、淋巴管和体腔发生远处转移。上皮来源的恶性肿瘤称为癌,间叶来源的恶性肿瘤则称为肉瘤。恶性肿瘤临床表现因其性质、发生部位和进展阶段的不同,临床表现亦多种多样。一般而言,肿瘤在早期症状很少或症状不典型,发展到一定阶段后才逐渐表现出一系列的症状和体征。临床表现主要分为局部症状、全身性症状和系统功能紊乱等三个方面。临床上根据原发肿瘤的大小以及向周围浸润的程度、有无区域淋巴结转移和远处转移,确定肿瘤的 TNM 分期,其为预后的重要标志物。

国家癌症中心发布的最新一期全国癌症统计数据报告指出,2020 年我国癌症新发病例 457 万人,死亡人数约 300 万人,即平均每天超过 1 万人,每分钟有 7.7 个人被确诊为癌症。因此,恶性肿瘤已成为危害人类健康的第一大杀手。然而,通过合理的预防干预,1/3 的癌症是可以预防的;通过早期发现,1/3 的癌症是可以得到治疗的;通过积极的综合治疗,剩下的 1/3 癌症可以达到缓解症状、延长生命的目的。

二、肿瘤的流行特点和分布特征

全国肿瘤登记中心的数据显示,我国的恶性肿瘤发病率和死亡率仍呈现增长趋势。肺恶性肿瘤、结直肠恶性肿瘤、胃恶性肿瘤、肝恶性肿瘤以及乳房恶性肿瘤是最常见的五大恶性肿瘤,占新发恶性肿瘤病例数的 57.4%;而死亡率最高的恶性肿瘤分别是肺恶性肿瘤、肝恶性肿瘤、胃恶性肿瘤、结直肠恶性肿瘤和食管恶性肿瘤,占全部死亡病例的 69.3%。恶性肿瘤的发病率和死亡率都随着年龄的增长而增加,并分别在 80~84 岁和 85 岁以上的年龄段达到高峰。一般来说,男性的发病率和死亡率均高于女性,但 20~49 岁年龄段的女性的发病率高于男性。其中男性发病率位居首位为肺恶性肿瘤,女性发病首位为乳腺恶性肿瘤。年龄标化发病率看,城市比农村地区高,但年龄标化死亡率却恰恰相反。从地区发病率来看,华南地区的恶性肿瘤年龄标化发病率最高,其次是东北地区和华东地区,年龄标化发病率分别为每 10 万人 204.3 例、188.4 例、186.5 例;最低的是西南地区,年龄标化发病率仅为每 10 万人 167.5 例。从地区死亡率来看,华中地区的恶性肿瘤年龄标化死亡率最高,其次是东北地区和华南地区,年龄标化发生率分别为每 10 万人 112.0 例、108.2 例、108.1 例;最低的是华北地区,年龄标化发生率仅为每 10 万人 94.5 例。

第二节　恶性肿瘤的危险因素

恶性肿瘤的发生是一个漫长的过程,是多因素参与的多阶段病理过程。与肿瘤发生相关的危险因素主要包括外在环境因素、机体生活方式和内在遗传因素。

一、环境因素

凡能诱发肿瘤的因素,统称为致癌因素。环境致癌物可分为化学、物理和生物三大类,其中以化学致癌物的种类最多。迄今为止,已证实的环境致癌物有 100 多种。例如,城市大气污染物苯并芘与肺癌发生密切相关,长期与石蜡油和焦油接触的工人易患皮肤癌,接触苯胺的工人易患泌尿道膀胱肿瘤,间皮瘤在很大程度上与工作相关的石棉暴露有关。

化学致癌物诱发的肿瘤有一定的部位和潜伏期。按致癌机制可分为直接致癌物、间接致癌物和助致癌物 3 类。影响面最广的是大气和水中的多环芳烃、石棉、砷、氯乙烯和食品中的致癌性很强的黄曲霉毒素等。电离辐射和紫外线辐射属于物理致癌因素,可能诱发白血病和多种实体瘤。

二、遗传因素

除环境致癌因素外,恶性肿瘤种族分布异常、癌的家族聚集现象、遗传性缺陷均易致肿瘤形成,提示遗传因素在恶性肿瘤的发生中起重要作用。换言之,癌症的发生、发展是多基因参与的多步骤过程。历经体细胞增生→间变→不典型增生→原位癌→浸润癌→转移癌,癌前病变是可逆的,是可以治愈的。实体瘤中与遗传相关的癌症总体占比约 5%~10%,其中某些癌症,如结直肠癌、乳腺癌、胃癌、甲状腺癌等癌症更容易受到遗传因素的影响。

三、行为因素

（一）吸烟

吸烟与多种癌症的发生相关，其中与肺癌的关系最为密切。吸烟年龄越早，吸烟量越大，发生肺癌的风险也越高。戒烟后患癌风险渐趋下降，5年后可保持在比一般人略高的水平。

（二）饮酒

饮酒与口腔癌、咽癌、喉癌、直肠癌有关。例如长期饮酒可导致肝硬化继而可能与肝癌有联系。

（三）饮食

腌制食品、咸菜等是胃癌的危险因素。黄曲霉素污染米、麦、花生、大豆等产生黄曲霉毒素，有致癌作用。烟熏、炙烤食品如熏肠、火腿等可含有致癌物质苯并芘。食品粗糙、长期缺铁、营养不足时发生食管癌和胃癌的危险性增加。饮食中硒浓度低、血硒水平低易发生恶性肿瘤。长期缺碘或碘过多与甲状腺癌的发生有关。食物热量过高，纤维素过少，特别是脂肪总摄入量过高，可使乳腺癌、结肠癌、前列腺癌发病率增加。

第三节　恶性肿瘤预防健康教育

一、目标和原则

（一）肿瘤预防健康教育目标

肿瘤预防健康教育目标主要为提高癌症防治核心知识知晓率；改变不良的生活方式，降低恶性肿瘤的发病风险；了解恶性肿瘤预防的干预措施，加强肿瘤高危人群的自我管理能力；规范恶性肿瘤筛查，深化人群对恶性肿瘤可预防的了解和重视，提高恶性肿瘤早期诊断率。

（二）肿瘤预防健康教育的原则

1. 科学性和可行性相结合的原则　科学性是指向受教育者准确传播科学的肿瘤预防知识，做到观点正确，有据可查。可行性是指肿瘤预防健康教育内容具体、切实可行。通过严谨的调查、客观的评估以及合理的干预以促进肿瘤预防健康教育的落实。

2. 规范性和时效性相结合的原则　规范性就是坚持遵循指南规范，依据肿瘤流行病和病因学等研究进展，正确合理的开展肿瘤预防健康教育。时效性是指由于对肿瘤发生发展认识的不断发展和更新，肿瘤预防健康教育知识和方式方法也要与时俱进。

3. 个体化和综合性相结合的原则　个体化原则是指从每一个受教育者的实际情况出发制定个体化的健康教育方案，综合性原则是指肿瘤预防健康教育要结合肿瘤发生的环境因素、遗传因素、心理精神因素和行为因素等多方面、多方位综合实施健康教育。

二、肿瘤预防健康教育内容

（一）基本知识

1. 肿瘤预防的定义　肿瘤预防是指通过降低肿瘤的发病率来降低肿瘤的死亡率。具体内容包括通过远离各种环境致癌风险因素，预防肿瘤发病相关的感染因素、改变不良生活方式,通过适当的运动、保持精神愉快以及针对极高危人群或者癌前病变采用一定的医疗干预手段来降低肿瘤的发病风险。恶性肿瘤的病因预防称为一级预防,通过筛查早期诊断肿瘤而提高肿瘤治疗效果称为二级预防。

2. 肿瘤预防的目的和意义   恶性肿瘤的发生是机体与外界环境因素长期相互作用的结果,因此肿瘤预防应该贯穿于日常生活中并长期坚持。肿瘤预防的根本目的是降低恶性肿瘤的发病率和死亡率,从而减少恶性肿瘤对国民健康、家庭的危害以及对国家医疗资源的消耗,减轻恶性肿瘤导致的家庭和社会的经济负担。

(二)肿瘤预防的健康教育内容

1. 保护环境   癌症预防必须全国人民和政府大力参与才能取得成绩。需要采取一定强制措施保护环境、严格食品安全卫生管理。

2. 戒烟   通过任何方式吸食或使用烟草都会致癌,90% 的肺癌是由烟草引起的。吸烟间接引起口腔癌、鼻咽癌、喉癌、食管癌、胰腺癌、子宫颈癌、肾癌和膀胱癌等。戒烟是降低患癌危险最简单也是最为有效的方法。不吸烟者应避免被动吸烟。

3. 限制饮酒   为了肿瘤预防,尽量不饮酒,任何形式的酒精对人体都无益处。成年人如饮酒,以酒精量计算,一天最大饮酒的酒精量不超过 15g,相当于 50mL 白酒(38%计),或 150mL 葡萄酒(12%计),或 450mL 啤酒(4%计)。

4. 预防感染   宫颈癌、肝癌、鼻咽癌、淋巴瘤以及胃癌等的发生与感染因素有关。可以通过接种乙肝疫苗、HPV(人乳头瘤状病毒)疫苗、洁身自好避免多个性伙伴、远离毒品,从而预防乙肝病毒、HPV、HIV 感染。实行分餐制有助于预防 HP(幽门螺杆菌)感染。避免不必要的输血和使用血制品可以减少感染病毒的风险。

5. 保持合理的体重和腰围   我国健康成年人的体重指数(BMI)应该在 $18.5 \sim 23.9 kg/m^2$,老年人的适宜 BMI 应该略高($20 \sim 26.9 kg/m^2$)。女性腰围的数值应该<80cm,男性腰围的数值应该<90cm。

6. 加强运动和体力锻炼   任何种类的运动都有助于减低患癌风险。但别把运动当任务,强度不需太高,要有规律,能够坚持,不能有压力,以做完之后感到愉快为准。除专门的运动、健身外,也可以通过快走、骑自行车、爬楼梯等,每天至少活动 30 分钟。运动有助于预防大肠癌、乳腺癌和子宫内膜癌等。

7. 健康膳食   减少高脂肪、高糖分和高热量的食物,多吃不同种类的蔬菜水果、全谷物和豆类食物,适量补充芹菜、蘑菇类、葱属类蔬菜、豆类及豆制品等,减少进食红肉(牛肉、猪肉和羊肉),避免食用加工的肉类,限制食用高盐的食物。

8. 母乳喂养   母乳喂养有助于预防母亲乳腺癌的发生。

9. 平衡心态,心理健康   心理健康是战胜疾病的良药,不良情绪可能是一种促癌剂。

10. 化学预防   除了改变生活方式生活环境和接种疫苗等预防措施之外,利用天然或者合成的化合物来阻止、减缓或者逆转癌症发生发展过程的手段被称为"化学预防"。目前,作为化学预防剂的有姜黄素、白藜芦醇、番茄红素、叶酸、茶多酚和抗氧化剂等。

11. 定期筛查   通过运用简单经济的方法,发现身体存在的异常以及癌症危险因素,筛查实验阳性或可疑阳性需做进一步的诊断性检查和及时的治疗。通过对特定的高危人群筛查癌前病变和肿瘤疾病,从而早期发现肿瘤,以便于早期诊断和早期治疗。即肿瘤二级预防,通过提高早诊率,从而降低恶性肿瘤的死亡率。目前我国推荐有效筛查的瘤种有宫颈癌、乳腺癌、肺癌、胃癌和结直肠癌。肿瘤通过筛查早发现、早诊断、早治疗,可有效提高生存率和降低死亡率,同时可降低医疗成本。

12. 治疗癌前病变,管理高危人群　积极早期干预治疗癌前病变,可能是降低肿瘤发病率的一个重要的措施和研究切入点。其外,加强对高危人群的管理,做好诱发肿瘤危险因素分析,并进行肿瘤风险评估和干预,达到预防肿瘤发病和早期确诊治疗的目的。

第四节　恶性肿瘤患者健康教育

一、目标和原则

(一)肿瘤患者健康教育目标

肿瘤患者健康教育的主要目标为提升肿瘤治疗核心知识知晓率;遵循"以患者为中心"的原则,协助推进肿瘤多学科综合诊疗,改善肿瘤患者五年生存率,提高肿瘤患者生活质量;强调肿瘤患者抗肿瘤治疗期间的舒缓治疗,缓解患者症状及其不良反应,保障治疗期间的生活质量。

(二)肿瘤患者健康教育的原则

1. 系统性的原则　抗肿瘤治疗的手段多种多样,包括手术、化疗、放疗、靶向治疗、免疫治疗和介入治疗等,因此,要求用系统的观点来开展肿瘤患者的健康教育,把肿瘤患者抗肿瘤治疗健康教育作为一个全方位的整体加以考量。

2. 全程管理的原则　肿瘤患者是一个特殊群体,面临生理上的不适、心理上的压力、家庭的负担、世俗的冷漠,需要专业的指导和治疗。全程管理是一种新的理念和治疗策略,就是贯穿从疾病诊断到康复的全过程,从简单的患者管理提升到疾病的全程管理,然后变成一种健康管理。

3. 个体化的原则　个体化原则是指从每一个肿瘤患者的实际情况出发制定个体化的健康教育方案,兼顾全域、全方位和全程管理的原则。

二、恶性肿瘤患者的健康教育内容

(一)基本知识

1. 肿瘤多学科综合治疗　根据患者的身心状况、肿瘤的具体部位、病理类型、分期及发展趋势,结合细胞分子生物学的改变,有计划地、合理地应用现有的多学科各种有效治疗手段,以最适当的经济费用取得最好的治疗效果,同时最大限度地改善患者的生活质量,降低总体治疗费用。

2. 个体化治疗　依据循证医学的研究证据,结合患者的实际病情、肿瘤患者的个体差异和肿瘤本身的异质性决定了对每一个肿瘤患者采用个体化治疗,最大限度保护患者的利益。

(二)恶性肿瘤患者的健康教育内容

(1)通过宣传网页、微信公众号、健康知识宣传手册等方式普及肿瘤科普知识及预防保健措施宣传,提高患者对肿瘤诊疗知识的知晓度。

(2)建立癌症患者随访、追踪服务体系,对出院患者实施定期随访,追踪督促患者按时服药或按时返院治疗,提醒患者定期复查,对患者出院期间的疑问进行解答,对患者的生活习惯、饮食习惯中的不良细节进行指导纠正,帮助患者养成良好习惯,预防疾病恶化和复发。

（3）对于肿瘤终末期的患者，帮助患者及家属正确对待死亡，缓解晚期肿瘤患者对死亡的恐惧，提高终末期肿瘤患者生命质量，尽可能减轻患者死亡时的痛苦，使其在内心平静的状态下走完人生最后一程。

（4）抗肿瘤治疗期间健康指导　针对手术治疗、系统治疗、放射治疗、介入治疗、生物免疫治疗和中医中药治疗的相关知识展开健康宣教，减轻患者治疗期间的不良反应，提高患者抗肿瘤治疗的依从性。

1）胃肠道反应：大多数化疗药物能引起不同程度的食欲不振、恶心、呕吐、腹泻、便秘等不良反应。除药物治疗外，注意饮食结构，有助于症状改善。

2）脱发：药物治疗导致的头发大量脱落是可逆性反应，可以建议患者应用冰帽或戴假发和帽子，适当修饰保持良好形象，增强自信。

3）骨髓抑制：骨髓抑制是药物治疗最常见的毒副反应，做好防护，避免感染或出血，鼓励辅助应用利于骨髓造血的饮食和中药。

4）神经系统：嘱患者用药期间避免冷刺激，不进食冷饮，吃水果时用开水烫一下。冬季不能接触金属物，必要时戴手套。要保持手足外涂润肤露，以减轻手足综合征。

5）呼吸系统：呼吸系统反应可表现为干咳、发热、气急，偶见咯血，重则呼吸衰竭。依据毒副反应分级管理，酌情给予激素治疗，症状即可消退。

6）肝脏毒性：主要表现乏力、食欲缺乏、恶心、呕吐、肝大、血清转氨酶及胆红素升高。告知患者用药期间饮食以清淡、可口为宜，适当增加蛋白质、维生素摄入量，必要时给予药物保肝治疗。

7）泌尿系统：水化能保证药物快速从体内排出，应多次饮水，保证每日入量在 3 000mL以上，尿量在 2 000mL 以上。

三、恶性肿瘤患者的心理健康教育

（一）肿瘤患者心理健康评估

肿瘤患者的心理过程通常经历以下阶段。

1. 患者在等待确诊的阶段　焦虑是这一阶段的主要心理反应。

2. 确诊至接受治疗的阶段　患者在此期间大多会经历否认、悔恨与恐惧、认同等心理过程。

3. 初步治疗后的康复阶段　患者主要心理反应仍是焦虑，担心肿瘤复发、转移。

（1）当肿瘤复发与转移时，患者经常焦虑是否还有其他的治疗。

（2）当得知病期已经过晚难以治愈时，患者很容易感到前途无望，抑郁是这一阶段的主要特征。

（3）到了病情的终末期，患者可能转而平静地面对现实，抑郁可能消失。

恶性肿瘤相关性抑郁、焦虑是临床上最常见的症状，其余包括恐惧、压抑、愤怒、绝望等。临床上肿瘤患者精神心理评估方法可使用观察法、访谈法，心理测量等。

（二）肿瘤患者心理健康指导基本原则和临床意义

1. 基本原则

（1）心理与环境的同一性：任何正常的心理活动和行为，无论形式或内容均应与客观环境保持一致。

（2）心理与行为的一致性：这种一致性是确保每个人具有良好社会功能和有效地进行活

动的心理基础。

（3）人格的稳定性：每个人的人格特征形成之后就具有相应的稳定性，并在日常表现出与他人不同的独特性。

2. 临床意义　目前已有的许多研究不仅揭示了心理行为干预对减轻肿瘤患者疾病症状及治疗引起的副作用的意义，而且还证实了心理治疗在提高肿瘤患者整体生活质量、改善免疫功能，甚至延长生存期等方面均有一定的重要作用。

（三）肿瘤患者心理健康教育内容

1. 基本知识

（1）心理干预是指在心理学理论指导下有计划、按步骤地对一定对象的心理活动、个性特征或行为问题施加影响，使之发生朝向预期目标变化的过程。肿瘤患者心理行为干预一般包括：心理咨询、松弛疗法、认知行为干预、正念减压、运动锻炼、社会支持、辅以精神药物治疗。

（2）心理行为干预一般由受过心理健康训练或已掌握了心理干预技能的肿瘤科医生或护士实施，或者由掌握了一定肿瘤学包括肿瘤类型、生物学治疗有效性、一般预后等知识的精神科医生和心理学家实施。

（3）对肿瘤患者进行的心理行为干预是通过教育和心理治疗两种途径来进行的。教育性干预是指通过向患者提供有关化验、诊断、治疗、治疗的不良反应、疾病预后、医疗费用的信息以及介绍不同的应对方式、不同的社会支持利用状况等对癌症适应的影响等知识，来澄清患者的一些错误认知，并给予一定的保证、支持，使患者减轻因癌症及其治疗而出现的适应不良。

2. 肿瘤患者心理健康教育内容

（1）松弛疗法：松弛疗法是通过机体的主动放松使人体验到身心的舒适以调节因紧张所造成的紊乱的心理生理功能的一种疗法。

（2）认知疗法：认知产生了情绪及行为，异常的认知产生了异常的情绪及行为。认知疗法适用于抑郁症、广泛焦虑障碍。

（3）音乐疗法：美好的音乐能促使人的感情得以宣泄和抒发，促进血液循环，增强胃肠蠕动及消化腺体分泌，加强新陈代谢活动及提高抗病能力，从而消除郁闷情绪、心绪安定、胸襟开阔、益于身体健康。

（4）运动疗法：2012年美国癌症协会发布的《癌症生存者营养和运动指南》指出，要尽可能使癌症幸存者保证规律的运动，避免不运动。现有的研究证据表明，癌症治疗期间进行体育锻炼是安全可行的，此外还可以改善癌症幸存者的身体机能、疲劳、失眠、外周神经病变及多方面的生活质量，甚至可以增加化疗疗效。

（5）其他疗法：正念减压、家庭疗法、暗示和催眠、气功、精神药物治疗等心理行为干预方法。

四、肿瘤患者疼痛的健康教育

（一）癌痛的定义与评估

1. 癌痛的定义　癌痛，即癌症相关性疼痛，是指肿瘤本身直接侵犯脏器组织引起的疼痛，或是由特殊治疗，例如：放疗、化疗、手术、介入治疗等引起的疼痛，是造成癌晚期患者主要痛苦的原因之一。癌性疼痛的原因可分三类：①肿瘤直接引起的疼痛，如肿瘤引起组织破坏、阻塞、压迫、局部张力增加等,占绝大多数;②癌症治疗引起的疼痛,如放射性神经炎、口腔炎、皮肤炎,放射性骨坏死,化疗药物渗漏出血管外引起组织坏死,化疗引起的栓塞性静脉炎,乳腺癌根治术中损伤腋淋巴系统引起手臂肿胀疼痛,手术后切口瘢痕、神经损伤、幻肢痛,占少数;③肿瘤间接引起的疼痛,如长期卧床产生的褥疮,机体免疫力低下引起局部感染而产生疼痛,只占极少数。

2. 癌痛的评估　癌痛的有效治疗始于正确评估。癌痛常规评估是指医护人员主动询问癌症患者有无疼痛,常规性评估疼痛病情,并且及时进行相应的病历记录。评估应当遵循"常规、量化、全面、动态"的原则。

癌痛量化评估是指采用疼痛程度评估量表等量化标准来评估患者疼痛主观感受程度,通常使用数字分级法(NRS)、面部表情评估量表法及主诉疼痛程度分级法(VRS)3种方法;癌痛全面评估是指对癌症患者的疼痛及相关病情进行全面评估,包括疼痛病因和类型(躯体性、内脏性或神经病理性),疼痛发作情况(疼痛的部位、性质、程度、加重或减轻的因素),止痛治疗情况、重要器官功能情况、心理精神情况,家庭及社会支持情况以及既往史(如精神病史,药物滥用史)等;通常使用《简明疼痛评估量表(BPI)》,评估疼痛及其对患者情绪、睡眠、活动能力、食欲、日常生活、行走能力以及与他人交往等生活质量的影响;癌痛动态评估是指持续性、动态地监测、评估癌痛患者的疼痛症状及变化情况,包括疼痛病因、部位、性质、程度变化情况、爆发性疼痛发作情况、疼痛减轻和加重因素,止痛治疗的效果以及不良反应等。

(二) 癌痛的健康教育基本内容

(1)癌痛要规范药物治疗包括:①口服给药,可以减少依赖性和成瘾性;②按时给药,而不是出现疼痛时再给药;③按阶梯给药,根据WHO推荐的癌性疼痛"三阶梯疗法"进行止痛治疗;④用药应该个体化;⑤注意使用抗焦虑、抗抑郁和激素等辅助药物,可提高镇痛治疗效果。

(2)肿瘤急症引起的疼痛发病较急、疼痛程度高,除使用止痛药物外,应联合其他的治疗措施,如手术、放射治疗、介入治疗等。

(3)预期性疼痛多指在产生于癌症治疗过程中由于有创性操作或护理引起的潜在性疼痛,如骨髓穿刺、腰椎穿刺、动静脉导管放置、手术伤口护理等。可预防性给予止痛药物治疗以安抚患者。

五、恶性肿瘤患者的营养运动处方

(一) 营养运动因素与肿瘤

1. 营养因素与肿瘤　约有35％的癌症发生与经常吸烟、饮用过量烈性酒有关,包括部分的肺癌、口腔癌、食管癌、喉癌以及部分膀胱癌;约有45％的癌症与营养因素有关,这是指膳食中摄入的热量、脂肪(饱和胆固醇、不饱和胆固醇、脂肪)过多,食物中某些营养成分不足(如维生素A、食物纤维)所造成的,属于这一类的癌症有胃癌、直肠癌、结肠癌、卵巢癌、宫体癌和乳腺癌,有人把这些原因引起的癌症称为"生活方式癌"。通过使饮食合理化,可减少1/3的癌症,通过使人们较少吸烟、不喝烈性酒,可使得癌症再减少1/3。

2. 运动因素与肿瘤　运动能增强人体免疫功能对抗肿瘤,同时运动能调节内分泌水平,尤其是性激素水平,与激素相关性肿瘤的转归(如卵巢癌、乳腺癌、子宫内膜癌)有显著的相关性。此外,通过有规律的运动可以大大减少体内多余的脂肪,有益于肿瘤患者。运动可以增加"内啡肽"的产生,改善患者的情绪,从而取得明显的心理治疗效果。

（二）恶性肿瘤患者的营养运动处方原则

1. 适度的原则　营养运动治疗是肿瘤治疗的一个重要方面,是其他治疗的基础。适度的营养治疗可以提高患者的生活质量,提高肿瘤患者对抗肿瘤治疗的耐受性,减轻治疗相关性毒副反应。

2. 个体化的原则　纠正行为方式,保持稳定的体重,降低癌症发生发展的疾病风险。

（三）恶性肿瘤患者的营养运动处方内容

1. 肿瘤患者营养处方的制定

（1）能量:一般按照 20～25kcal/（kg·d）来估算卧床患者的能量,30～35kcal/（kg·d）来估算能下床活动患者的能量,再根据患者的年龄、应激状况等调整为个体化能量值。

（2）蛋白质:一般按照 1～1.2g/（kg·d）给予,严重营养消耗者可按照 1.2～2g/（kg·d）给予。

（3）脂肪:脂肪供能占总能量的 35%～50%,推荐适当增加富含 n-3 及 n-9 脂肪酸的食物。

（4）碳水化合物:碳水化合物供能占总能量的 35%～50%。

（5）水（饮水和食物中所含的水）:一般按照 30～40mL/（kg·d）给予,使每日尿量维持在 1 000～2 000mL,有心、肺、肾等脏器功能障碍的患者特别注意防止液体过多。

（6）矿物质及维生素:肿瘤患者矿物质及维生素的摄入量参考同龄、同性别正常人的矿物质及维生素推荐量,在没有缺乏的情况下,不建议额外补充。

2. 肿瘤患者运动处方的制定

（1）根据患者初始机体评估状况,选择患者自己喜欢的且适合机体状况的运动项目,同时在参加体能锻炼的过程中,要自我观察,防止出现不良反应,并定期复查身体,以便调整锻炼方法。

（2）在选择运动干预方式过程中,要注意运动对于不同肿瘤患者的影响及效果,充分考虑到疾病与治疗的联系,并及时调整干预方案。

（3）肿瘤患者的运动,要注意全身运动与局部运动相结合,这样才能发挥其康复医疗的最大作用。一般采用全身运动结合相应的局部运动和功能锻炼。

（4）遵循循序渐进的原则,达到应有的强度后,就可以维持在此水平上坚持锻炼。防止突然加大和无限加大运动量,以免发生副作用。

（5）运动处方需要持之以恒,长期坚持。运动对肿瘤的康复具有一定效果,但亦并非一日之功,只有长期坚持才能收到预期的效果。

（严　冬　首都医科大学附属北京潞河医院）

参考文献

[1] ZHENG R,ZHANG S,ZENG H,et al.Cancer incidence and mortality in China,2016[J].Journal of the National Cancer Center,2022,2(1):1-9.

[2] CHEN W,XIA C,ZHENG R,et al.Disparities by province,age,and sex in site-specific cancer burden attributable to 23 potentially modifiable risk factors in China:a comparative risk assessment[J].Lancet Glob Health,2019,7(2):e257-e269.

[3] Yıldırım-Kahrıman S.Non-intrinsic cancer risk factors[J].Exp Oncol,2021,43(4):290-297.

[4] GALA H,TOMLINSON I.The use of Mendelian randomisation to identify causal cancer risk factors:promise and limitations[J].J Pathol,2020,250(5):541-554.

[5] BANDI P,MINIHAN A K,SIEGEL R L,et al.Updated Review of Major Cancer Risk Factors and Screening Test Use in the United States in 2018 and 2019,with a Focus on Smoking Cessation[J].Cancer Epidemiol Biomarkers Prev,2021,30(7):1287-1299.

[6] RUMGAY H,MURPHY N,FERRARI P,et al.Alcohol and Cancer:Epidemiology and Biological Mechanisms[J].Nutrients,2021,13(9):3173.

[7] LAMPE J W.Diet and Cancer Prevention Research:From Mechanism to Implementation[J].J Cancer Prev,2020,25(2):65-69.

[8] BUTLER E N,UMAR A,HECKMAN-STODDARD B M,et al.Redefining precision cancer prevention to promote health equity[J].Trends Cancer,2022,8(4):295-302.

[9] KAMAL N,ILOWEFAH M A,HILLES A R,et al.Genesis and Mechanism of Some Cancer Types and an Overview on the Role of Diet and Nutrition in Cancer Prevention[J].Molecules,2022,27(6):1794.

[10] QIU R,ZHONG Y,HU M,et al.Breastfeeding and Reduced Risk of Breast Cancer:A Systematic Review and Meta-Analysis[J].Comput Math Methods Med,2022,2022(1):1-9.

[11] DUNTON G F,KAPLAN J T,MONTEROSSO J,et al.Conceptualizing Health Behaviors as Acute Mood-Altering Agents:Implications for Cancer Control[J].Cancer Prev Res(Phila),2020,13(4):343-350.

[12] LI W,WIDERSKI K,MURPHY K T,et al.Role for Plant-Derived Antioxidants in Attenuating Cancer Cachexia[J].Antioxidants(Basel),2022,11(2):183.

[13] TEBALA G D,BOND-SMITH G.Multidisciplinary treatment of cancer[J].Updates Surg,2021,73(1):349-350.

[14] KWAKMAN J J M,van KRUIJSDIJK R C M,Elias S G,et al.Choosing the right strategy based on individualized treatment effect predictions:combination versus sequential chemotherapy in patients with metastatic colorectal cancer[J].Acta Oncol,2019,58(3):326-333.

[15] VUCIC V,RADOVANOVIC S,RADEVIC S,et al.Mental Health Assessment of Cancer Patients:Prevalence and Predictive Factors of Depression and Anxiety[J].Iran J Public Health,2021,50(10):2017-2027.

[16] CHEN Y,AHMAD M.Effectiveness of adjunct psychotherapy for cancer treatment:a review[J].Future Oncol,2018,14(15):1487-1496.

[17] CHONG GUAN N,MOHAMED S,KIAN TIAH L,et al.Psychotherapy for cancer patients[J].Int J Psychiatry Med,2016,51(5):414-430.

[18] SAMUEL S R,GURURAJ R,KUMAR K V,et al.Randomized control trial evidence for the benefits of massage and relaxation therapy on sleep in cancer survivors-a systematic review[J].J Cancer Surviv,2021,15(5):799-810.

[19] PARK S Y,LIM J W.Cognitive behavioral therapy for reducing fear of cancer recurrence(FCR) among breast cancer survivors:a systematic review of the literature[J].BMC Cancer,2022,22(1):217.

[20] CHEN X,WEI Q,JING R,et al.Effects of music therapy on cancer-related fatigue,anxiety,and depression in patients with digestive tumors:A protocol for systematic review and meta-analysis[J].Medicine (Baltimore),2021,100(22):e25681.

[21] ROCK C L,DOYLE C,DEMARK-WAHNEFRIED W,et al.Nutrition and physical activity guidelines for cancer survivors[J].CA Cancer J Clin,2012,62(4):243-274.

[22] RUSSO M M,SUNDARAMURTHI T.An Overview of Cancer Pain:Epidemiology and Pathophysiology[J].Semin Oncol Nurs,2019,35(3):223-228.

[23] FINK R M,GALLAGHER E.Cancer Pain Assessment and Measurement[J].Semin Oncol Nurs,2019,35(3):229-234.

［24］ANDIDO K D,KUSPER T M,KNEZEVIC N N.New Cancer Pain Treatment Options［J］.Curr Pain Headache Rep,2017,21(2):12.

［25］ROCK C L,THOMSON C,GANSLER T,et al.American Cancer Society guideline for diet and physical activity for cancer prevention［J］.CA Cancer J Clin,2020,70(4):245-271.

［26］Sergio R C,Isabel C C A,Manuel C T J,et al.Impact of physical exercise in advanced-stage cancer patients:Systematic review and meta-analysis［J］.Cancer Med,2022,11(19):3714-3727.

第十六章

口腔疾病健康教育

口腔健康是全身健康的重要组成部分,近十多年来,我国儿童青少年口腔疾病呈上升趋势,国家对此高度重视,出台了一系列政策。《"健康中国2030"规划纲要》明确提出要加强口腔卫生,到2030年12岁儿童患龋率控制在25%以内。《中国防治慢性病中长期规划(2017—2025年)》明确提出要开展"健康口腔"行动。口腔健康教育与促进能统筹全社会的力量,营造有益于口腔健康的环境,提高大众自我口腔保健的意识和技能,形成有利于口腔健康的行为生活方式,从而达到预防口腔疾病,提高全民口腔健康的目的。2019年国家卫生健康委办公厅印发《健康口腔行动方案(2019—2025年)》,其中特别强调口腔健康教育工作,提出要开展覆盖全人群、全生命周期的口腔健康教育。

第一节 口腔疾病的流行病学

1984年WHO提出的人体十项健康标准中,第8条为口腔健康:"牙齿清洁、无龋洞、无疼痛、牙龈颜色正常、无出血现象"。龋病和牙周病是口腔最常见的两大疾病,不分地域、民族和年龄,在世界范围内普遍高发,是全球性的公共卫生问题之一。

一、龋病的流行病学

(一)龋病的定义、临床表现和危害

龋病是在以细菌为主的多因素影响下,牙体硬组织发生慢性进行性破坏的感染性疾病。龋病的临床特征是牙体硬组织发生色、形、质3个方面的变化。初期时龋坏部位的硬组织发生脱矿,牙透明度下降,呈白垩色。继之病变部位出现色素沉着,呈黄褐或棕褐色。随着无机成分脱矿、有机成分破坏分解,牙体组织疏松软化,最终发生牙体缺损,形成龋洞。当病变向牙体深部发展时,可引起周围的颌骨炎症,以致严重影响全身健康。儿童时期患病还会影响颌面部的生长发育。

龋病早期无明显临床症状,患者不容易自我发现,一旦出现疼痛等症状,通常已经是深龋或牙髓炎。龋损会在很长的时间内(数月到数年)持续进展,不会自行停止,除非采取必要的治疗。龋损具有不可逆性,已经破坏的牙体硬组织不能自行修复,只能通过临床治疗用牙科材料修补。

(二)龋病的流行及分布特征

1. 乳牙龋流行及分布特征　第四次全国口腔健康流行病学调查于2018年公布的结果

显示,我国 5 岁年龄组乳牙患龋率为 71.9%,人均龋失补牙数是 4.48,其中龋坏牙数占比 95.8%,因龋失牙占比 0.2%,因龋充填牙占比 4.0%。乳牙患龋率和龋均,农村均高于城市,男女之间的差别不明显。

2. 恒牙龋流行及分布特征 第四次全国口腔健康流行病学调查于 2018 年公布的结果显示,12 岁年龄组恒牙患龋率为 38.5%,人均龋失补牙数是 0.86,按照 WHO 的标准,属于"很低"水平(人均龋失补牙数<1.2)。其中龋坏牙数占比 83.5%,因龋充填牙占比 16.5%。恒牙患龋率和龋均,农村均高于城市,女性高于男性。

二、牙周病的流行病学

(一)牙周病的定义、临床表现和危害

牙周病是以细菌为主,在局部刺激因素和全身易感因素的共同作用下,牙周组织发生慢性进行性破坏的感染性疾病。广义的牙周病包括累及牙龈组织的牙龈炎和波及深层牙周组织(牙周膜、牙槽骨和牙骨质)的牙周炎,狭义的牙周病仅指牙周炎。

牙龈出血是牙周病最常见的临床表现,表现为刷牙出血、进食硬物出血、晨起口角有血迹等。临床上绝大部分牙龈出血是由牙周病引起,极少数由血液病等全身性疾病导致。随炎症向深部牙周组织持续发展,牙槽骨吸收,逐渐出现口腔异味,牙周脓肿,牙齿松动移位,咀嚼无力,最后脱落。

牙周病除了给患者带来牙龈出血、口腔异味、咀嚼无力等局部问题外,还会造成全身性影响。重度牙周炎患者牙周组织的溃疡面积总和可达 $72cm^2$,与成人手掌面积相当,因牙齿松动、咀嚼等因素,使得炎症状态更持久,细菌及代谢产物更容易进入外周血及深层组织,大量的炎症介质也不断进入血液扩散影响其他远隔器官。牙周病和全身健康的关系正越来越受到重视:全身性疾病或状况对牙周病的发生、发展和治疗有影响,牙周病对全身疾病的治疗康复有负面影响。目前已经有证据表明牙周病与心血管疾病、糖尿病、早产和低出生体重儿、慢性阻塞性肺气肿、胃幽门螺杆菌感染、类风湿性关节炎等疾病有密切关系。

牙周病早期除牙龈出血外,没有其他不适,容易被大众忽略。一旦出现牙周脓肿、咀嚼无力等就到了疾病的晚期。因此,牙龈出血是牙周病的危险信号,一旦出现需尽早就医,做到早发现、早诊断、早治疗,以免延误病情。牙周病会在很长的时间内(数年到数十年)持续存在,进展或快或慢,不会自行停止,除非采取必要的治疗。牙周病具有不可逆性,及时经过妥善临床治疗,疾病进展停止,但已经破坏的牙周组织不能恢复到原有的健康水平。

(二)牙周病的流行及分布特征

牙周病很难像龋病一样用单一指标来评价,流行病学中通常用牙龈出血、牙石、牙周袋、附着丧失等特征性临床指征的检出率来表示。

第四次全国口腔健康流行病学调查于 2018 年公布的结果显示,12 岁、15 岁、35~44 岁、55~64 岁、65~74 岁年龄组牙周健康率分别是 41.6%、34.8%、9.1%、5.0%、9.3%,年龄越大牙周健康率越低(表 16-1)。牙周健康状况的城乡和性别差异不明显。超过一半的儿童、青少年和几乎全部的中老年人有牙结石和牙龈出血。牙周袋和附着丧失是描述牙周支持组织破坏程度的主要指标,特别是附着丧失,成年人随年龄增加,牙周破坏快速加重。总体而言我国人群口腔卫生差、牙龈出血普遍,成年人牙周组织破坏严重。

表 16-1 中国不同年龄组人群牙周健康状况列表 *

年龄组/岁	牙周健康率/%	牙龈出血			牙石			牙周袋≥6mm			附着丧失≥4mm		
		检出牙数		检出率/%	检出牙数		检出率/%	检出牙数		检出率/%	检出牙数		检出率/%
		均数	标准差		均数	标准差		均数	标准差		均数	标准差	
12	41.6	4.31	5.92	58.4	3.79	4.88	61.3	—	—	—	—	—	—
15	34.8	5.77	7.09	64.7	6.27	6.64	73.6	0	0.06	0.1	0.01	0.36	0.5
35~44	9.1	13.8	10.44	87.4	20.1	9.21	96.7	0.16	0.92	6.9	1.73	4	33.2
55~64	5.0	13.9	10.04	88.4	19.5	8.9	96.4	0.36	1.34	15.1	5.17	6.14	69.9
65~74	9.3	11.3	9.51	82.6	15.6	9.66	90.3	0.33	1.26	14.7	5.63	6.1	74.2

注：牙周健康率：全口无牙龈出血，无牙周袋及附着丧失不超过 3mm 的人数百分比。12 岁年龄组由于不检查牙周袋和附着丧失，牙周健康率指全口无牙龈出血的人数百分比；牙龈出血：用 CPI 牙周探针探查牙龈时有无出血，非自我报告无出血；牙石：口腔检查发现有无牙石，是牙周病的主要危险因素；牙周袋≥6mm：牙周袋病理性加深的牙龈沟，是牙周炎最重要的病理改变之一，超过 6mm 是中等程度牙周炎的提示；附着丧失≥4mm：附着丧失是牙周支持组织（牙槽骨）破坏的结果，超过 4mm 是中等程度牙周炎的提示。

第二节　口腔疾病的危险因素

一、口腔疾病的病因

（一）龋病的病因

龋病是由宿主、微生物和饮食共同引起的多因素感染性疾病。

细菌的存在是龋病发生的先决条件。很多种类和数量的细菌集合在一起，加上富含无机物和有机物的细菌间质，组成牙菌斑。牙菌斑分解代谢食物产生酸，酸慢慢腐蚀牙齿中的无机物发生龋齿，牙菌斑的数量和构成与龋病的发生密切相关。没有牙菌斑就不会产生龋齿，但牙菌斑不能彻底清除。

宿主因素包括唾液流速、流量、成分，机体的免疫力，牙齿的形态与结构，全身状况等。这些因素后天通常难以改变，但也有例外。比如，第一恒磨牙窝沟深，窝沟底部矿化不好，容易存留食物残渣和牙菌斑，龋发生率高。窝沟封闭能封闭窝沟，覆盖矿化不良的牙齿表面，便于食物残渣和牙菌斑的清除，从而起到预防窝沟龋的发生。

食物与龋病的关系十分密切，尤其是蔗糖，在龋病的发生中具有重要地位，蔗糖摄入总量和摄入频率与龋的发生呈正相关。随经济和社会发展，食物逐渐精细化，精致碳水化合物和含糖食物摄入增加，增加了发生龋病的风险。

（二）牙周病的病因

牙周病是牙菌斑、局部刺激和全身易感性共同导致的多因素疾病。牙菌斑是最直接、最主要的致病因素。细菌及其产物是引发牙周病必不可少的始动因子，直接和间接地参与牙周病进展的全过程。同时牙周病的发生、发展还受其他局部刺激因素的影响和全身性因素的调控，各个因素之间相互联系、互相影响。

牙周病的局部刺激因素包括：牙石、牙齿发育性解剖异常、不良医疗行为、食物嵌塞和不良习惯等。牙周病的全身性因素包括：遗传因素、性激素、吸烟、系统性疾病（糖尿病、艾滋病、骨质疏松等）和精神压力等。

二、口腔疾病的行为危险因素

龋病和牙周病都是多因素疾病，其中很多因素受个体行为的影响，个体自我口腔保健是预防口腔疾病、维护口腔健康的基础。口腔健康教育的宗旨也是让大众认识到这一点，并且付诸实践行动。明确口腔疾病的行为危险因素，是进行有效口腔健康教育的基础。

（一）饮食习惯

饮食对口腔健康的影响包括食物的种类、进食频率和进食后口腔卫生维护三个层面。第一，食物的种类。蔗糖与龋病关系密切。游离蔗糖，如蛋糕、饮料中添加的蔗糖，最容易致龋。木糖醇、山梨醇等也有甜味，但细菌不能消化分解这类糖产酸，因而没有致龋性。现在市场很多无糖食品有甜味，但没有蔗糖，就是添加了这类糖。唾液中含有多种酶，能将淀粉分解为糖，因此碳水化合物也具有致龋性，只是比蔗糖的致龋性低。第二，进食频率。每次进食后细菌会分解代谢食物中的糖，使牙菌斑中的 pH 值迅速下降，牙齿发生脱矿。之后由于唾液的缓冲，pH 值缓慢上升到安全范围，牙齿开始再矿化。脱矿和再矿化动态交替进行，若进食次数多，爱吃零食，则脱矿就会占主导，长此以往龋损形成。第三，进食后充分漱口，虽然不能清除牙菌斑,但能减少食物残渣的滞留。

(二)口腔卫生习惯

龋病和牙周病都是细菌感染性疾病,牙菌斑是始动因子,没有牙菌斑就没有龋病和牙周病。自我口腔卫生维护是控制牙菌斑最有效的方法。龋病和牙周病通常开始于牙菌斑容易堆积和清洁不彻底的位点,比如牙齿邻面,牙龈边缘、窝沟点隙等位置。因此要求口腔清洁必须彻底,做到有效刷牙,同时要清洁牙齿邻面。牙菌斑清除后会不断生成,因此需要终身不间断、彻底有效清除牙菌斑。

(三)使用氟化物

氟化物预防龋病是 20 世纪口腔预防医学对人类最伟大的贡献之一。适量的氟化物能降低牙齿脱矿、促进再矿化,抑制细菌微生物产酸,具有预防龋齿发生的功效。如果全身摄入过量氟化物过量,会导致氟中毒,甚至死亡。最常见的慢性氟中毒是氟斑牙和氟骨症,通常是由于饮水或食物中氟化物浓度过高导致。因此,要适量用氟。氟化物防龋有全身应用和局部应用两种,全身应用最常见的是调节自来水中氟化物的浓度,美国、欧洲、新加坡、中国香港等地区有开展;使用含氟牙膏刷牙是世界范围内最广泛的局部用氟方式。对于龋风险较高的个体,可以采用专业局部用氟,定期在牙齿表面涂布高浓度的氟化物,必须由专业人员控制用量、用法和频率,以免过量。

(四)特殊嗜好

吸烟是多种疾病的危险因素,被称作共同危险因素。吸烟不仅增加牙周炎的发病率,还会加重牙周炎病变的严重程度,影响牙周炎的治疗效果,使牙周炎容易复发。吸烟量越大危害越大。

过量饮酒或酗酒会给全身的免疫反应带来不利影响,同时还会改变个体的生活方式,比如忽略口腔卫生,吸烟量增加,对龋病和牙周病都有负面影响。

食用槟榔在南亚和东南亚以及环太平洋地区的岛屿非常普遍,在中国亦有蔓延扩大的趋势。咀嚼槟榔与口腔黏膜下纤维性变及口腔白斑密切相关,而口腔黏膜下纤维性变及白斑均有恶变的高危险性。口腔癌是世界上第五个最常见的癌,亚洲是口腔癌的高发地区。在食用槟榔盛行的地区,一半以上的口腔癌由食用槟榔导致。槟榔中的多种活性成分和代谢产物有细胞毒性、遗传毒性甚至直接致癌性,比如:槟榔生物碱、槟榔鞣质、槟榔特异性亚硝胺和活性氧等。

(五)就医行为

中国居民现在是以问题导向的就医模式为主,有问题才去看口腔科医生。我们倡导预防导向的就医模式,定期口腔检查。龋病和牙周病早期非常隐匿,不容易发现,而且都具有持续进展、不可逆的特点。定期口腔检查,早发现、早诊断、早治疗能在很大程度上阻断疾病的发展。另外,口腔科医生能协助患者发现自我口腔保健的不足和问题,进行必要和充分的健康教育,引导患者建立良好的自我口腔保健习惯,提高口腔保健意识,进而有助于维护口腔健康。

第三节 口腔疾病预防健康教育

一、口腔疾病预防健康教育的目标

口腔疾病预防健康教育的目标是通过口腔保健知识和技术的传播,鼓励人们建立积极的口腔健康意识,掌握必要的口腔保健知识,提高自我口腔保健技能,主动采取有益于口腔健康的行为生活方式,预防口腔疾病,终身维护口腔健康。口腔健康教育是口腔临床工作和口腔公共卫生工作的基础。

二、口腔疾病预防健康教育的内容

(一)提高大众口腔保健意识和认知水平

知识和信念通常被认为是人们改变健康相关行为的基础。具备必要的知识和积极的信念不一定都能引发健康行为,但若没有这个前提,个体主动采取健康行为几乎是不可能的。因此在对大众进行口腔健康教育时,不能一味进行知识灌输,要让大众认识到口腔健康的重要性,感知到个体对口腔疾病的易感性,发现采取健康行为对口腔健康的保护作用。

龋病和牙周病是多因素疾病,必须让大众认识到后天的自我口腔保健是维护口腔健康的基础。即使先天有各种不足或缺陷,只要个体做好充分的自我保健,口腔医生给予必要的专业帮助,每个人都能拥有健康的牙齿。每个人都是自己健康的第一责任人,就口腔健康而言,尤为如此。

(二)提升大众口腔保健技能和行为

龋病和牙周病是多因素疾病,个体的自我口腔护理在疾病的发生和发展过程具有决定性作用,个体行为也能在一定程度上影响机体的免疫反应、牙菌斑构成等因素。本章第二节介绍了口腔疾病的行为危险因素,不同年龄段人群的口腔和全身状况各异,所扮演的社会角色、承担的责任也不同,口腔健康行为也会有差异。在对大众进行口腔健康教育时,要根据目标人群的特点进行有针对性的调整,给出明确的、可执行的健康行为指导,从而有效提高目标人群的口腔保健技能,促使大众采取有益于口腔健康的行为生活方式。

三、口腔疾病预防健康教育的方法

口腔健康教育方法的选择需要综合考虑接收健康教育对象的特征、场所、计划健康教育的内容以及可以利用的资源等诸多因素。其中计划健康教育的内容是决定选择健康教育方法的核心因素,根据内容不同,可以采取不同方法。

(一)知识和理论类

口腔保健的知识和理论是口腔健康教育的主体内容。包括口腔的结构与功能、口腔健康与全身健康的关系、口腔疾病的发生、发展、预防和治疗等。这方面内容可以借助健康处方、折页、海报、横幅等文字宣传材料;也可以制成动画、视频、短文等借助现在的新媒体广泛、快速传播;医护人员可以借助 PPT、挂图、图册、模型等道具进行口腔健康教育讲座;这部分内容也可以在诊疗期间进行椅旁宣传,借助小镜子、口腔内镜、口腔观察仪等让患者观察自己的口腔状况,医护人员适时给予讲解和引导,往往有事半功倍的效果。

(二)意识和态度类

提高大众对口腔健康重要性的认识,强化自我口腔保健意识,是口腔健康教育的难点。上面用于宣传知识的方法也能影响大众的意识和态度,但通常效果不理想。这方面的健康教育方法可以选择同伴教育、小组讨论、游戏、绘画、比赛等活动,也可以通过编排和参加表演、小品、相声等艺术活动来实现。

(三)实践和操作类

口腔清洁是口腔保健的基础,提高大众有效刷牙、使用牙线、间隙刷等实践技能是口腔健康教育的核心。可以采取的方法有:视频讲解、牙齿模型示范、真人演示、刷牙比赛等。口腔清洁需要遵循两个基本原则,第一是尽量彻底清除牙菌斑,第二是减少清洁行为对牙齿和牙龈的磨损。牙菌斑是无色的,普通大众难以辨认,建议在健康教育过程中使用牙菌斑显示剂,让大众能直观、具体观察到口腔清洁的效果,否则就是纸上谈兵,效果大打折扣。在学校、公司、养老院等等单位也可以采用同伴教育或培训培训者(train-the-trainer)的方法,由点到面,扩大健康教育的影响力。给接受培训的对象发放合格的、符合他们实际需要的口腔护理产品,定期回访督促,也有助于大众良好口腔卫生习惯的养成。

(四)口腔健康教育活动实例

每次策划口腔健康教育活动,要牢牢把握本次健康教育活动的目的和内容,明确受试对象的特征,充分利用现有的人力、物力等保障措施,灵活选择不同的方法,组成一个有机的整体。当下中国居民大都有每天刷牙的习惯或意识,特别是在城市等发达地区,但刷牙的效果不理想,进行牙齿邻面清洁的比例很低,为此首都医科大学附属北京口腔医院预防科设计了"护齿训练营"活动。该活动是整合多种健康教育方法的体验式科普活动,让儿童和家长共同体验,融趣味性与专业性为一体,促进整个家庭形成爱牙护齿的良好氛围。大致内容如下。

第一步,动画片暖场。参加现场活动的目标对象一般不会同时到场,播放爱牙护齿的小视频,既能轻松度过等待时间,又能提前吸引受众的注意力。

第二步,互动式讲解口腔健康知识。活动正式开始后,小朋友们围坐在一起,由口腔医生借助PPT和道具,互动式讲解口腔健康知识。

第三步,专业口腔检查。在家长的陪同下,口腔医师对孩子进行口腔检查,对口腔问题给予有针对性的指导和建议,让家长仔细了解孩子的口腔状况。

第四步,口腔清洁现场演练与指导。儿童在家长的帮助下现场刷牙,刷牙后进行菌斑染色,让孩子和家长清清楚楚地看到牙齿上被染成红色的菌斑,深刻认识到自己口腔清洁的漏洞和不足,医护人员适时给予现场指导,并强调牙齿邻面清洁的重要性和方法。

第五步,游戏与互动。准备纸笔,孩子们在活动间歇,或排队等候的时候,可以展示自己的天赋,通过画画写字等将这特殊的活动记录下来。让孩子现场讲解图画内涵,对孩子积极的口腔健康意识给予正向强化。

第六步,总结与表彰。把漂亮的奖杯、奖牌颁发给口腔健康状况好或能做到有效刷牙的小朋友。响亮喊出活动口号"护持训练营,刷牙我最行!"

第七步,我是小牙医!把小朋友和家长带到专业口腔诊室,孩子转换角色当小小牙医给家长看牙,专业医护人员辅助。让孩子不惧怕看牙,暴露家长的口腔问题,促使家长采取行动。

根据时间和场地可以增加或删除活动步骤,也可以延长或缩短某个步骤的时间。比如,如果时间少,现场绘画环节可以改为活动后进行。如果时间充足,可以让参与活动的儿童自带牙膏、牙刷,在孩子刷牙的环节检查孩子用的牙刷是否合格,是否使用含氟牙膏,同时给予有针对性的指导。

第四节　口腔疾病患者健康教育

一、龋病的治疗

龋病是从牙齿表面向内部缓慢破坏、持续进展的细菌感染性疾病,治疗的目的是终止龋坏进展,同时修复缺损的牙体组织,恢复牙齿的美观外形和咀嚼功能。

（一）非手术治疗

非手术治疗适用于早期龋，牙齿表面有脱矿，但没有形成龋洞；或者已经形成龋洞，但龋洞较浅，所在的位置不承担咀嚼功能，或龋洞不影响咀嚼功能。

对于没有成洞的早期龋主要通过自我口腔保健或涂抹药物，使龋损静止，不再发展。对于成洞的龋坏，是指不去除龋坏组织，或者用手动工具去除少量软化龋坏组织，通过自我口腔保健或涂抹药物，使龋损静止，不使用牙科材料充填龋洞。通常用于龋静止的药物包括高浓度氟化物、硝酸银、氟化氨银、再矿化液和渗透树脂等。非手术治疗不用牙钻磨牙，在临床上占比少。

（二）手术治疗

所有龋病都需要治疗，如果不适用于非手术治疗，就需要手术治疗。首先通过牙体手术（通常是牙钻，现在也有用化学药物或激光）去除已经龋坏的牙体组织，然后用牙科材料充填（通常说的补牙，或充填治疗）。如果龋坏累及牙齿内部的神经（牙髓），需要先将感染的牙髓去除，清除牙根中的感染物质，再依次充填牙根和牙冠（通常说的杀神经，或根管治疗）。

二、牙周病的治疗

牙周治疗最终目标是创造一个健康牙周组织、能行使良好功能的牙列。包括以下 4 个方面：①有效清除和控制牙菌斑、牙石等局部致病因素；②消除炎症及其导致的出血、肿胀、疼痛等症状；③使牙周支持组织的破坏停止；④恢复牙周组织的生理形态，以利于菌斑控制。大致分为非手术治疗和手术治疗两类。

（一）非手术治疗

牙周非手术治疗，又称作基础治疗，顾名思义是牙周治疗的基础，是针对病因的治疗。主要包括龈上洁治（洗牙）和龈下洁治；改正不良修复体、修复牙齿缺损等，以消除菌斑滞留因素及其他局部刺激因素；拔除没有保留价值的患牙、进行咬合调整和药物治疗。牙周非手术治疗包括口腔健康教育和改善全身性因素，如戒烟、控制系统性疾病等。

（二）手术治疗

在基础治疗后 1~3 个月，如果仍有部分位点存在炎症或牙周解剖关系不协调，则需要进行手术治疗。手术治疗的目的是能在直视下进行彻底清除牙周的菌斑、牙石和感染的牙周组织，纠正牙龈及骨组织的外形，植入自体骨或骨替代材料，已恢复正常的牙周解剖关系。牙周手术治疗是对非手术治疗的补充与完善，非手术治疗是基础。

三、口腔疾病患者健康教育的目标

口腔疾病患者健康教育的目标包括两部分内容。

1. 让患者理解口腔疾病的危害，积极配合临床医生进行完善的治疗。

2. 要让患者掌握必需的口腔保健知识和技能，学会口腔健康管理，降低患病风险，远离口腔疾病，维护口腔健康。

四、口腔疾病患者健康教育的内容

（一）口腔疾病需尽早治疗

龋病和牙周病早期非常隐匿，不容易发现。而且龋病和牙周病都均有持续进展、不可逆的特点。牙疼或牙龈红肿出血有时会自行缓解或停止，只是症状的暂时减缓，疾病还在继续，破坏还在进行，只不过由急性期转入慢性期，并没有自愈。下一次发作，症状和疾病进程都会加重。越早治疗,临床效果越好,花费越低,痛苦越小,反之则相反。因此需要定期口腔检查,做到早发现、早治疗。

(二)临床治疗不降低患病风险

龋病和牙周病的临床治疗只是充填龋洞,去掉牙周的感染组织,并没有从根本上降低患龋风险。若行为危险因素不改善,还会形成新的龋洞、牙周组织也会重新发炎,这也是很多人抱怨龋洞此起彼伏、牙周治疗效果维持时间短的原因。只有从根本上调整个体的生活方式和口腔护理行为,才能从根本上预防龋病和牙周病的发生。

(三)临床治疗不能使牙齿恢复到原有的健康水平

龋洞充填后,充填物与牙齿之间会有微小的缝隙,虽然不影响美观和咀嚼功能,但抗龋能力不及健康牙齿。成功的牙周治疗能阻断牙周支持组织的进行性破坏,但已经破坏吸收的牙周组织不能恢复正常。龋病和牙周病的治疗,不能使牙齿恢复原有的健康水平,疾病再次发生的风险高于健康牙齿。

(四)临床治疗需谨遵医嘱

龋病和牙周病的治疗是系统工程,需要一定的周期和步骤。治疗期间要遵医嘱,坚持完成系统治疗。龋病和牙周病患者初诊时症状重,经过第一次治疗后症状有缓解,但治疗并没有完成,如果停止,就会前功尽弃,疾病会卷土重来。

五、口腔疾病患者健康教育的方法

口腔健康教育是临床治疗的组成部分。患者渴望得到与自身有关的保健知识,加上对医务人员的高度信任,椅旁健康教育通常都能收到满意效果。临床医生在进行检查、诊断、治疗与康复过程中应该尽可能地针对患者病情进行必要的健康教育,把健康教育整合到治疗计划中,作为临床治疗的一部分。

借助多媒体、挂图、模型等可以非常清晰地向患者介绍病情、治疗过程和原理。口腔疾病往往都有明显的临床表现,临床医生可以把病损位置指给患者自己看,与健康部位做对比,加深患者对疾病的认知,一个小镜子就能达到这个效果,如果有口腔内镜、口腔观察仪等设备,医患沟通会更加方便。

六、口腔疾病患者健康教育案例

(一)病例概要

吴××,女性,初诊年龄:4岁。

主诉:右下后牙不敢进食1周,加重2天。

现病史:患儿从1岁半开始刷牙,幼儿自己刷牙,父母几乎没有帮助,用可吞咽儿童牙膏,从来没有进行牙齿邻面清洁。爱吃甜食,最近半年每天至少吃4次零食(面包、派),不喝碳酸饮料,睡前偶尔喝酸奶。以前从未看过牙。近一周右下后牙进食偶有疼痛,家长诉在幼儿园规定时间内患儿吃不完饭,昨日加重,前来就诊。

临床检查:患儿为乳牙列,20颗乳牙萌出完全,咬合和牙齿发育未见异常。右侧上下颌牙齿废用性菌斑堆积。右下第二乳磨牙深大龋洞,牙龈肿胀,Ⅰ度松动。另有12颗乳牙有不同程度龋坏。其中右上乳中切牙Ⅱ度松动,X线片发现该牙近中有多生牙。

(二)诊断

1. 临床诊断　①右下第二乳磨牙慢性根尖周炎;②重度低龄儿童龋;③多生牙。

2. 龋风险诊断　该患儿患龋风险高,主要行为危险因素有以下 4 点:①口腔卫生不达标,家长不帮助进行口腔清洁;②零食和甜食摄入次数多,特别是有睡前进食的高危行为;③没有使用氟化物刷牙;④从未进行口腔检查。

3. 治疗计划

(1)临床治疗计划:①尝试保留右下第二乳磨牙;②充填口内所有龋坏牙齿;③拔除多生牙;④定期复查。

(2)降低患龋风险计划:①干预内容包括饮食指导、口腔卫生指导;②干预方法为椅旁健康教育。

4. 临床治疗过程　临床治疗总共 7 次,历时 3 个月零 6 天。充填口腔所有龋坏牙齿,两颗牙齿进行了根管治疗,拔除了右上乳中切牙和一颗多生牙。

5. 健康教育过程

(1)第一次治疗椅旁健康教育内容:告知家长需要采取的措施和必要性,主要包括:少吃零食,用含氟牙膏,家长帮助刷牙。

(2)第二次治疗

1)询问家长及患儿口腔健康行为的执行情况。开始使用含氟牙膏,零食控制相对困难,父母帮助刷牙。针对零食控制难度大的问题,让家长用相对健康的零食(坚果、水果)替代原来致龋性高的零食,零食尽量随餐吃,做到每次进食后充分漱口。

2)使用菌斑染色让患儿和家长对口腔卫生状况有直观了解。

结果刷牙效果不理想。针对菌斑染色强调口腔卫生的重要性,并给家长示范如何有效刷牙,如何使用牙线。

(3)后续治疗:重复第二治疗的内容。针对家长执行的困难,给予有针对性的指导。

(4)经过四次椅旁健康教育,历时 4 周的时间,患儿及家长口腔健康行为基本形成。

6. 治疗效果

(1)患儿恢复正常咀嚼功能,在幼儿园能按规定时间内吃完饭,体重增加。

(2)父母和患儿能进行完善的菌斑控制,建立了良好的饮食行为。

(3)随访 2 年,第一疗程充填体完好,没有新发龋坏,患儿由最初的高患龋风险转变为低患龋风险。

7. 讨论

(1)在诊疗过程中必须详细了解患者的口腔行为危险因素,并给予有针对性指导,否则不能从根本上降低个体患龋风险。本病例在初诊时就用结构式问卷进行了详细调查,并作为后期干预的基础。

(2)了解患者的行为危险因素、实施健康干预,需要结合患者临床治疗的过程,可以分批次进行。

(3)给患者的指导建议要有针对性,也要根据患者的实际情况进行适当调整。比如该病例,妈妈早上上班匆忙,没有时间帮患儿刷牙,于是建议晚上睡前妈妈为患儿刷牙,早上让患儿自己刷牙。

(4)口腔卫生是口腔自我保健的重点,很多患者不能做到有效刷牙,建议配合使用菌斑染色,否则无法有效对患者进行指导。同时每次诊疗时,仔细记录患者的口腔卫生状况,并给予患者相应的反馈。

(刘　敏　首都医科大学附属北京口腔医院)

参 考 文 献

[1] 王兴.第四次全国口腔健康流行病学调查报告[M].北京:人民卫生出版社,2018:130-142.

[2] 胡德渝.口腔预防医学[M].6 版.北京:人民卫生出版社,2012:8-30.

[3] 樊明文,周学东.牙体牙髓病学[M].4 版.北京:人民卫生出版社,2012:43-74.

[4] 孟焕新.牙周病学[M].4 版.北京:人民卫生出版社,2012:9-46.

[5] ALBRECHT M,KUPFER R,Reissmann D R,et,al.Oral health educational interventions for nursing home staff and residents(Review)[J].Cochrane Database of Systematic Reviews,2016,9(9):1-65.

[6] STEIN C,SANTOS N M L,HILGERT J B,et,al.Effectiveness of oral health education on oral hygiene and dental caries in schoolchildren:Systematic review and meta-analysis[J].Community Dent Oral Epidemiol,2018,46(1):30-37.

[7] MENEGAZ A M,SILVA A E R,CASCAES A M.Educational interventions in health services and oral health:systematic review[J].Rev Saude Publica,2018,52(3):52.

第十七章

近视健康教育

眼健康是国民健康重要组成部分,WHO 指出眼部疾病已成为继肿瘤、心血管病之后严重危害并影响人们生存质量的主要疾病之一。除此之外,各类眼部疾病造成的视力损害不仅加重医疗系统负担,影响家庭劳动收入,更对社会经济乃至国防安全产生重大危害。2015年,WHO 估算每年仅由未矫正的屈光不正所致的视力损害,对全球生产力所造成损失的成本约为 2 440 亿美元。世界范围内,在 50 岁及以上的成年人中,未矫正的屈光不正人口约8 600 多万人,约占全球中重度视力损害(MSVI)2.06 亿病例的 42%,是导致全球中重度视力损害(MSVI)的最主要因素。近视性屈光不正是屈光不正的主要类型(超过 90%),近视是世界范围的流行病。近半个世纪以来,全球不同国家和地区的近视发病率呈现快速持续上升趋势,特别是传统上重视教育的东亚地区。预计到 2050 年,近视发病人群将高达全球人口的一半,而可能出现多种致盲并发症的高度近视人口将超过 10 亿,近视将成为导致失明的主要疾病。

我国近视患病总人口居世界首位,儿童青少年总体近视发病形势严峻,如果缺乏有效地干预,2050 年中国儿童和青少年近视患病率将超过 80%。有证据表明,尽管近视发病存在遗传学证据,但是现代工业文明带来的户外活动时间少和连续近距离用眼时间长这两个可改变环境因素在近视快速流行中发挥重要作用。通过改变健康生活方式来干预这两个行为危险因素,可以有效遏制近视发病率的快速上涨。自 2015 年北京大学健康发展研究中心发布《国民视觉健康报告》以来,国家教育部门与健康部门先后制定了一系列近视防控指导性文件加强眼健康公共卫生体系建设,促进公众眼健康素养的提升。2018 年 8 月,国家卫生健康委员会等八部委联合印发《综合防控儿童青少年近视实施方案》,将儿童青少年近视防控工作、总体近视率和体质健康状况纳入政府绩效考核指标,建立全国儿童青少年近视防控工作评议考核制度,中国儿童青少年近视防控上升为国家战略。2021 年 5 月教育部等 15 部门联合印发《儿童青少年近视防控光明行动工作方案(2021—2025 年)》,要求开展减轻学生学业负担、强化户外活动和体育锻炼、科学规范使用电子产品等八个专项行动,确保到 2025 年每年持续降低儿童青少年近视率,到 2030 年实现中国儿童青少年视力健康整体水平显著提升。

我国现有 4.7 万眼科注册医师,每名医师需服务 3.5 万名公众,覆盖能力有限。近视防控重在预防,近视的健康教育与健康促进是近视防控工作的基础和先导,通过构建政府—家庭—学校—基层卫生机构—眼科专科医疗,五位一体的眼健康教育管理模式,有目的、有计划、有组织地提高近视防控健康教育的重点人群中的 一、二级目标人群(青少年儿童及其家长)和三级目标人群(校医),保健教师,健康教育教师普及近视防控知识知晓率,树立"每个人都是自己眼健康第一责任人"爱眼护眼意识,缔造健康用眼习惯和生活方式的良好氛围,是推进近视防控方案实施的重要环节。

第一节 近视的流行病学

一、几个近视相关的基本概念

1. 视力表 视力筛查采用 2012 年 5 月 1 日实施的中国国家标准《标准对数视力表》(GB 11533—2011)。

2. 视力 又称视觉分辨力,是眼睛能够分辨的外界两个物点间最小距离的能力。视力是随着屈光系统和视网膜发育逐渐发育成熟的,0～6 岁是儿童视力发育的关键期,新生儿出生仅有光感,1 岁视力一般可达 4.3,2 岁视力一般可达 4.6 以上,3 岁视力一般可达 4.7 以上,4 岁视力一般可达 4.8 以上,5 岁及以上视力一般可达 4.9 以上。

3. 裸眼视力 又称未矫正视力,指未经任何光学镜片矫正所测得的视力,包括裸眼远视力和裸眼近视力。

4. 矫正视力 指用光学镜片矫正后所测得的视力。包括远距矫正视力和近距矫正视力。在没有镜片矫正的情况下,可使用小孔镜视力作为矫正视力。

5. 视力不良 又称视力低下。指根据《标准对数视力表》(GB 11533—2011)检查远视力,6 岁以上儿童青少年裸眼视力低于 5.0。其中,视力 4.9 为轻度视力不良,4.6≤视力≤4.8 为中度视力不良,视力≤4.5 为重度视力不良。儿童青少年视力不良的原因多见于近视、远视、散光等屈光不正以及其他眼病(如弱视、斜视等)。

6. 屈光不正 当眼处于非调节状态(静息状态)时。外界的平行光线经眼的屈光系统后,不能在视网膜黄斑中心凹聚焦,因此无法产生清晰的成像,称为屈光不正,包含近视、远视、散光和屈光参差等几种屈光状态。

7. 屈光度 屈光现象大小(屈光力)的单位,以 D 表示。平行光线经过眼的屈光系统聚集在 1m 焦距上,眼的屈光力为 1 屈光度或 1.00 D。通常用眼镜的度数来反映屈光度,屈光度 D 的数值乘以 100 就是度数,例如 200 度的近视镜屈光度为 -2.00 D,150 度的远视镜的屈光度为 $+1.50$D。

8. 等效球镜 等效球镜度(SE)＝球镜度＋1/2 柱镜度。如某学生球镜度数为＋0.50 D,柱镜度数为－3.00 D,则该生的 SE＝＋0.50＋1/2(－3.00)＝－1.00D,即等效于－1.00D的近视。

9. 眼轴测量 眼轴长度在出生时为 16mm,3 岁时可达正视眼水平约 23mm,此后以每年约 0.1～0.2mm 的速度生长,13～14 岁即可达到成人水平 24mm。发育期儿童的眼轴长度增长过快可能是向近视发展的趋向因素。眼轴是预测近视发生、发展,评价防控效果的关键参数。

10. 正视化过程 儿童眼球和视力是逐步发育成熟的,新生儿的眼球较小,眼轴较短,此时双眼处于远视状态。儿童青少年时期是眼屈光变化最快的阶段,其发育规律表现为随着儿童生长发育,眼球逐渐长大,眼轴随之变长,远视度数逐渐降低而趋于正视,称之为"正视化过程"。比较理想的情况是儿童到 12 岁后才由远视眼发育成正视眼。

11. 远视储备量 正视化前的远视大多为生理性远视,是一种"远视储备",可理解为"对抗"发展为近视的"缓冲区"。远视储备量不足指裸眼视力正常,散瞳验光后屈光状态虽未达到近视标准但远视度数低于相应年龄段生理值范围。如4～5岁的儿童生理屈光度为150～200度远视,则有150～200度的远视储备量,如果此年龄段儿童的生理屈光度只有50度远视,意味着其远视储备量消耗过多,有可能较早出现近视。

12. 筛查性近视 应用远视力检查、非睫状肌麻痹状态下电脑验光(俗称电脑验光)或串镜检查等快速、简便的方法,将儿童青少年中可能患有近视者筛选出来。当6岁以上儿童青少年裸眼远视力<5.0时,通过非睫状肌麻痹下电脑验光,等效球镜(SE)≤−0.50D判定为筛查性近视;无条件配备电脑验光仪的地区,可采用串镜检查,当正片(凸透镜)视力下降、负片(凹透镜)视力提高者,判定为筛查性近视。

13. 睫状肌麻痹验光检查 睫状肌麻痹验光即通常所说的散瞳验光,是国际公认的诊断近视和制定矫正方案的金标准。

14. 病理性近视 多指发育停止后近视仍在发展,伴发眼底病理性变化并导致最佳矫正视力渐进性下降甚至失明的近视类型。在中低度近视的人群中,病理性近视的发病率为1%～19%,在高度近视人群中达到50%～70%。病理性近视的主要特征为眼底进行性改变和后巩膜葡萄肿。病理性近视的眼底改变包括:弥漫性萎缩、斑片状萎缩、黄斑萎缩、漆裂纹、脉络膜新生血管和Fuchs斑等。

15. 弱视 视觉发育期内由于单眼斜视、屈光参差、高度屈光不正以及形觉剥夺等异常视觉经验引起的单眼或双眼最佳矫正视力低于相应年龄正常儿童,且眼部检查无器质性病变,称为弱视。大部分弱视可以有治愈机会,应及早发现并治疗,年龄越小效果越好,6岁以前治疗效果更佳。错过最佳治疗时机无法弥补。

有效屈光不正矫正覆盖率(eREC):接受过屈光不正矫正(如框架眼镜、隐形眼镜或屈光手术)并获得高质量效果的人数占需要屈光不正矫正的人数的比例。

二、近视的定义、临床表现和危害

(一) 近视的定义

人眼在调节放松状态下,平行光线经眼球屈光系统后聚焦在视网膜之前,称为近视。青少年近视主要表现为轴性近视,即眼球过度发育导致眼轴长度超出正常范围(24mm)。眼轴测量结果和屈光检查结果一样是眼球屈光状态评价和预测的指标参数。

(二) 近视度数分类

根据散瞳后验光仪测定的等效球镜(SE)度数判断近视度数,可以将近视分为近视前期、低度近视、高度近视3类。

近视前期:−0.50D<SE≤+0.75D(近视50度以下)。

低度近视:−6.00D<SE≤−0.50D(近视50～600度之间)。

高度近视:SE≤−6.00D(近视600度以上)。

(三) 近视的症状

不同程度的视力下降,远距离视物模糊,近距离视力好,初期常有远距离视力波动,注视远处物体时眯眼。近视度数较高者,除远视力差外,常伴有过度用眼后视觉疲劳,夜间视力差、飞蚊症、漂浮物、闪光感等症状,随着不同程度的眼底改变发生可出现眼前黑影,色觉异常,视物变形及最佳矫正视力下降。

（四）近视的体征和危害

1. 除远视力模糊,易视疲劳外,高度近视患者随着眼轴持续增长更加容易发展成导致视功能受损的病理性近视。出现病理性近视的患者即使经过屈光矫正,视力仍然不能到达正常,视功能持续受损的同时伴随程度不等的眼底病变表现,如近视弧形斑、豹纹状眼底、视网膜劈裂、后巩膜葡萄肿、黄斑部出血或形成新生血管膜,可发生形状不规则的白色萎缩斑,或有色素沉着呈圆形黑色斑(Fuchs 斑);视网膜周边部格子样变性、囊样变性;严重病例可继发视网膜裂孔、脱离、黄斑出血、新生血管等导致失明的并发症。同时高度近视患者的开角型青光眼和白内障的发病率显著高于正常人群。高度近视导致的视力损害已经成为我国第二大致盲原因。

2. 近视患者由于视力低常不仅仅在军事,飞行技术、航海技术、消防工程、刑事科学技术、侦察等方向的职业选择受限,如果近视度数超过 400 度甚至 800 度,在高考招生之中更会有 40 余种专业报考受限。

3. 由于近视导致的视力障碍不仅直接或者间接产生大量经济损失,更有可能影响个人生活的方方面面。

(1)视力障碍限制了个体感知世界与外界交流的能力,由于生活质量严重下降而容易对社会现状不满,产生负面情绪。

(2)视力障碍群体更有可能在独立性、行动能力和教育成就方面受到限制,并增加跌倒、骨折、受伤、心理健康不良、认知缺陷和社交孤立的风险。

(3)视力障碍本身就是一种慢性疾病还会因为自我护理能力下降、就医的交通不便等原因导致其他慢性疾病管理复杂化并放大其他慢性疾病的不良后果。

三、近视的流行病学

据估算,2020 年全球近视患病率达到 33%,约 26.2 亿人口罹患近视。在东亚及亚太教育发达地区如日本、韩国和新加坡的青少年患病率由二战后的 20%～40% 上升到高达80%～90%;而欧美发达国家尽管发病率只有亚裔 1/3 左右,约 20%～40%,但是近 50 年来发病率已增长超过 1 倍。

我国儿童青少年的视力不良率 1985 年为 23.7%,1995 年上升到 35.1%。2020 年儿童青少年总体近视率为 52.7%,其中 6 岁儿童为 14.3%,小学生为 35.6%,初中生为 71.1%,高中生为 80.5%。近视低龄化问题突出,近视发病率高峰段前移。2020 年各地 6 岁儿童近视率均超过 9%,最高可达 19.1%。学龄阶段近视发病率随年级增长速度较快,从小学一年级的 12.9% 快速上升至六年级的 59.6%。7～12 岁年龄组近视每年进展约 0.79D～1.12D,12～15 岁进展放缓至约 0.58D,至 18～20 岁成人以后趋于平稳。严重的高度近视可能在学龄前就发生,或者直到成年后仍在持续进展。

高度近视问题严重,近视发病年龄呈现低龄化的同时,可能出现致盲并发症的高度近视患病率增长速度超过了近视患病率的增长,6 岁儿童中高度近视患病率为 1.5%,高中阶段达到了 17.6%,超过 10 倍的增长率。城乡差异缩小,伴随城乡经济差距缩小和手机等智能终端普及,以往青少年近视发病率相对较低的农村及偏远地区也呈现快速上升趋势。

近视矫正乱象,中国各地近视学生戴镜矫正比例仅有 17.9%～70.0%,相较于城市和东部经济发达地区,农村和西部边远地区近视学生戴镜比例更低一些。戴镜学生中约 1/4 戴镜度数与实际屈光度不符。戴镜依从性差与缺少视力筛查,经济状况不佳,父母对近视防控知识的知晓率低,以及学生对戴镜所产生的心理畏惧有关。而矫正度数不合适主要源于近视健康管理不规范,如配镜时缺少睫状肌麻痹验光和不能定期复诊或者戴镜后镜片镜架损坏或视力下降不能及时复诊相关。

第二节　近视的危险因素

近视的病因和发病机制尚未完全明确。针对近视发病率在全球范围短时间(一到两代人)迅速攀升的相关危险因素调查表明,近视发病是遗传和环境因素相互作用的结果,其中环境因素是造成近视广泛流行的主要推动因素。

一、遗传因素

近视属于多因子遗传病,最新一篇基于全基因组学关联研究确认与屈光不正(90%为近视)有关的基因突变位点已有 449 个,这些遗传变异仅仅能解释屈光不正 18.4% 的病因。根据表观遗传学研究,父母近视本身会改变基因表达,从而增加子女近视风险。父母中单方或双方患有近视,其子女发生近视的易感性和特异性都比其他人群高 15% 或 26%,父母中有高度近视时,其子女发生近视的概率达到 40%~60%。

二、环境因素

1. 连续长时间近距离用眼　疲劳的眼屈光调节系统不能得到间断休息,诱发眼部的生理病理改变是近视发生发展的根本危险因素。近距离用眼时间每周每增加 1 小时,近视发病风险将增加 2%。

2. 户外活动时间少,是近视发生的重要危险因素　我国 67% 的学生户外活动时间不足 2 小时,29% 的学生仅有 1 小时。充足的户外活动时间可以有效预防近视发生,每天增加 40 分钟户外活动时间,近视发病率可以降低 9%,如果将每周户外活动时间从不足 5 小时提高到每周 14 小时以上,近视发病风险可降低 1/3。

3. 过早过长时间使用电子产品　学龄前儿童甚至 2~3 岁幼儿的娱乐依赖手机、平板电脑扮演的"电子保姆"。

4. 教育程度和教育压力,是近视迅速广泛流行的关键因素　科技和经济的发展推动教育压力的增加,然而教育本身并不一定是近视发生的危险因素,缺乏创新思维培养的填鸭式应试教育则意味着更早的近距离用眼年龄和更长的近距离用眼时间,以及更少的户外活动。

5. 地区差异　世界范围内城市人群近视患病率约为农村地区人群的三倍,而我国由于城乡经济差异的拉近和互联网终端和智能手机的普及,农村地区青少年的近视发病率呈现快速增长的趋势,需要引起关注。

6. 光线　频闪过度或者照度不足的室内学习照明光线。

7. 睡眠时间不足,昼夜节律紊乱　我国 73% 的学生每天睡眠时间不达标。

8. 对近视发病早期的忽视以及错误的应对　儿童学习过程中出现注意力不集中、眯眼、歪头、皱眉,成绩下降可能都是早期近视的表现。父母没有及时发现或者对视力筛查结果没有及时回应。发现近视后未经医学验光盲目配镜造成矫正不合适,甚至听信种种近视治疗的虚假宣传而延误采取正确的近视防控措施。错误的读写姿势,未达标的学习用品和学习环境以及不均衡饮食等其他危险因素。

第三节　近视预防健康教育

一、近视预防健康教育的目标

近视是患病率最高的眼部慢性病,目前的医疗技术条件下,近视不可治愈,但通过有效干预近视行为危险因素,近视可防可控。近视预防健康教育是健康用眼行为习惯养成的重要手段。近视预防健康教育的实施应当以政府为主导,以推行《儿童青少年近视防控光明行动工作方案》和落实"双减"政策要求为契机,参照《0～6岁儿童眼保健及视力检查服务规范(试行)》及《儿童青少年近视防控适宜技术指南》,依托国家基本公众卫生服务项目和全国学生常见病和健康影响因素监测的具体实施,从建立健全视力健康档案入手,以眼科及视光专科医生、疾控、基层医疗及公共卫生服务人员、儿童保健人员、教师、校医(托幼机构保教人员)及家长为主要近视健康教育目标人群,培养青少年儿童自主形成健康用眼习惯,打造全社会积极参与的健康用眼环境,最终落实《综合防控儿童青少年近视实施方案》,实现全国儿童青少年近视率下降,全民整体眼健康素养提升的目标。

二、近视预防健康教育的内容与方法

近视是公共卫生问题,眼健康教育同属公共卫生健康教育重要组成部分,近视预防健康教育的实施过程中要体现"每个人都是自己眼健康第一责任人"的理念,促进近视防控健康知识转化为良好的眼健康行为。近视预防健康教育包括如下内容和方法。

近视防控知识传播,包括在"健康中国行动"框架下广泛利用广播、电视、网络平台播放有关近视防控的专题节目和公益广告;在报纸杂志等传统纸媒及现代新媒体平台传播近视防控知识;在学校和社区及人群流动集中区域设置宣传展板、发放近视防控相关知识材料;在广大农村地区,因地制宜,利用乡村特色的传播媒介和渠道如标语、广播站、赶集、庙会、传统节日集贸以当地语言和喜闻乐见的形式宣传眼健康知识;依托各级卫生教育机构和社会团体借助爱眼日,世界视觉日等主题开展近视防控知识展览、咨询、讲座等多种形式的健康教育活动,实现活动开展的周期性和持续性。

依托国家基本公众卫生服务项目和全国学生常见病和健康影响因素监测工作的实施,规范眼部屈光状态及影响因素数据采集,完善儿童青少年视力健康档案,同时开展眼健康知识及用眼行为习惯的现场调查,确保调查问卷的信度和效度检验,加强现场质量控制。数据汇总后分析评价近视流行病学,近视健康促进措施与眼健康知识知晓率和眼健康行为习惯的关联度,为近视防控健康教育和健康促进措施调整提供依据。

针对近视预防健康教育的不同阶段的目标人群,采取多种形式方法开展近视预防健康教育核心知识普及促进健康用眼行为习惯的养成。推荐近视防控知识材料:《儿童青少年防控近视系列手册》《儿童青少年近视防控健康教育核心信息》。

(一)家长教育

0～6岁是儿童视觉发育的关键期,3岁以前的眼球随身体生长发育最快,眼轴增长也最快,而近视高发期(6～7岁)前4年已经出现屈光状态波动和眼轴异常增长,所以近视防控的健康教育要提前到婴幼儿早期。

家长和监护人是防控儿童近视的第一责任人,是近视健康教育的重点人群,家长对近视预防知识的了解,对儿童眼健康教育的执行和健康用眼行为习惯的培养是近视防控健康教育的关键环节。

　　户外阳光下活动时间是近视防控的关键影响因素,和"健康中国 2030"全民健身行动相得益彰。每位家长都应当树立"每个人都是自己眼健康第一责任人"的健康理念。强化主动健身的意识,学习掌握 1～2 项运动技能,努力尝试做家庭户外运动的倡导者和践行者。

　　家长是孩子人生第一位老师,必须身体力行注重健康用眼习惯培养,避免在孩子面前沉溺于手机、游戏等电子产品的使用,在阅读及电脑使用等近距离用眼的时候,严格执行每 30～40 分钟合理安排 5～10 分钟休息时间。

(二) 孕期家长教育

　　1. 对健康婴儿出生的期待,孕期家长更易于主动接受健康教育知识的学习,依据《0～6 岁儿童眼保健核心知识问答》为辖区内的孕妇、备孕女性及社区居民开展近视防控讲座,普及儿童青少年近视防控知识。

　　2. 患有高度近视并其存在严重视网膜病变的产妇,在第二产程由于用力屏气,存在发生视网膜脱离的风险,因此临床中可能对此类孕妇在自然分娩的过程中采取会阴侧切的术式。借助患有高度近视孕妇的切身体验,采纳同伴教育的方式在孕妇学校近视防控健康教育中普及近视危害及相关危险因素的防控知识。

　　3. 课前课后发放回收相关近视防控知识问卷调查表,对孕妇学校授课情况做反馈,收集意见建议,同时也为今后的健康教育内容及方式提供改进依据。

(三) 0～3 岁家长教育

　　1. 了解新生儿视觉发育特点,及时发现可能的视觉异常或者眼球震颤、眼位偏斜等眼部形态异常要主动就医。

　　新生儿时期:对光有反应,强光刺激下会闭眼,能够看见面前 20cm 左右的物体。宝宝喜欢看爸爸、妈妈的脸,有分辨人面孔的能力。

　　1～1.5 个月:喜欢红球或黑白卡片,双眼能够跟随水平方向移动的物体追视。

　　2～3 个月:能够与父母对视,能注视近处的物体,眼球能够自由转动,双眼追视可达 180 度。物体向眼镜方向快速移动,婴儿立刻出现反射性防御性的眨眼动作。

　　4～6 个月:出现手、眼协调动作。喜欢颜色鲜艳的玩具,并且能够自由调整自己的视线。

　　7～9 个月:视野更加宽广,能够凝视物体。可与成人一样看到周围世界,观察能力变强,可以区分生熟人。

　　10～12 个月:孩子的空间感开始出现,能用手指准确捏起细小的物体。

　　2. 按时参加国家基本公共卫生服务覆盖的 0～6 岁儿童眼及视力保健筛查。如基层卫生机构不具备完成红光反射检查、眼位检查、单眼遮盖厌恶试验等专项检查条件,6 月龄时需带婴儿至县级妇幼保健机构或其他具备条件的县级医疗机构完善相应检查;24 月龄和 36 月龄完善上述专项检查同时,增加屈光筛查项目检查。密切关注儿童眼保健筛查结果,如检查结果异常,及时遵从儿保筛查医生的转诊建议至上级医疗机构诊疗。

　　3. 关注婴幼儿睡眠健康,提倡母乳喂养,均衡饮食。

　　4. 在天气和温度条件允许的情况下,循序渐进地增加户外活动时间,从十几分钟到 1～2 小时。

　　5. 孩子能够独立行走后积极拓展户外亲子游戏如皮球,拖拉玩具,挖沙玩具,夏季户外泳池,冬季冰雪游戏等,确保 2 小时以上户外活动时间。

6. 提倡家庭视力表自测,在家长的指导下,3 岁儿童基本可以配合视力表检查。一旦孩子能够孩子完成视力和屈光检查,尽早建立屈光发育档案,为今后屈光发展预测提供依据。

(四) 幼托时期家长教育

快乐成长,"目"浴阳光。充足时间的户外阳光下活动能够有效预防近视,儿童良好户外运动习惯的养成与父母的言传身教息息相关。

1. 身体力行参与亲子户外运动,确保每日 2 小时以上户外活动时间。把户外运动融入家庭生活,将幼儿游戏与运动启蒙相结合,积极创造条件,购置球拍、跳绳、皮球、童车、沙包、风筝等运动游戏器材,帮助孩子了解运动知识,主动学习运动技能,引导孩子把运动兴趣转化为稳定的户外运动爱好。

2. 坚持制定周末和假期出游计划,积极参与以家庭为单位的踏青、游园、郊游、登山等集体户外活动,鼓励孩子们与同伴游戏。

3. 3 岁以下儿童禁止使用智能手机、iPad 等电子产品,3 岁以上限制使用,单次不宜超过 15 分钟,每天累计不宜超过 1 小时,并注意间断休息。家长以身作则,避免在儿童面前长时间使用,更不要借助"电子保姆"看管儿童。

4. 避免幼儿园儿童施行小学化教育压力倾向,让幼儿快乐成长。严格控制近距离读写时间,单次学习时间不超过 20 分钟。

5. 对于钢琴等乐器学习,注重兴趣为主,琴谱字体要尽量大,保证练习时环境光照亮度,每次连续练习时间不超过 20 分钟。

6. 在传统的躲猫猫、捉迷藏和角色扮演游戏中寓教于乐向孩子传输简单的爱眼护眼常识。

7. 密切关注儿童视力状况和体检结果,发现异常及时专科就诊。提倡家庭视力表自测,在家长的指导下,3 岁以上儿童完全可以配合视力检查和屈光检查,及时完善并关注视力健康档案记录结果。

8. 屈光筛查结果显示远视储备不足时,进一步增加户外活动时间,严控读写时间间隔,积极向眼科和视光医生寻求防控措施。

(五) 学龄儿童青少年家长教育

1. 保证儿童每日户外活动时间,鼓励参加体育锻炼。引导学生体育爱好的形成,组织孩子们参加如足球、篮球和排球等户外集体竞技运动项目。

2. 定期安排家庭成员参与骑行、远足、登山、划船、冬季冰雪等亲子户外活动。

3. 严格控制电子产品使用时间。尽量避免学龄前儿童过早接触手机、iPad 等电子产品,非学习目的的电子产品使用单次不宜超过 15 分钟,每天累计不宜超过 1 小时,并注意间断休息。

4. 督促学生养成健康用眼的学习习惯。端正读写姿势,连续读写时间不应超过 40 分钟,每 30~40 分钟左右,要间隔休息 5~10 分钟,可以远眺或闭目方式休息。

5. 秉承适龄、健康的教育方式,避免学生接受超前教育和盲目增添课外学习负担。帮助孩子制定分段作业计划,每段不超过 30 分钟内容。

6. 为孩子创造照明充足的阅读书写的环境。白天学习时,充分利用自然光线,避免光线直射。晚上学习时,同时打开台灯和房间照明灯。

7. 保障孩子拥有充足的睡眠和均衡营养。小学生每天睡眠 10 个小时、初中生 9 个小时、高中生 8 个小时。

8. "健康校车"活动推广，充分利用上下学交通时间补充户外活动时间的不足，选择合适的交通方式。推荐倡导家长按照交通远近，实行"站点式"轮值护送，孩子结伴快乐同行。

9. 与孩子共同完成《眼健康管理日记》，记录并调整健康用眼及户外活动时间，共同学习并交流眼健康知识。

10. 关注健康监测结果，认真填写学生体质与健康监测家长问卷，关注孩子视觉行为状态的变化，发现孩子出现眯眼、歪头、视物过近、抱怨看不清等视力异常举动，及时到眼专科就诊。

11. 知晓医学散瞳验光流程。散瞳（使用睫状肌麻痹药物后）验光是国际公认近视检查的金标准，特别适用于首次验光和 12 岁以下儿童。在医生指导下对儿童散瞳验光没有危害，散瞳期间儿童会有畏光和看不清书本的情况是正常现象。为保证验光效果，散瞳期间不要进行看书写字等近距离用眼活动。建议家长最好将散瞳检查时间安排在每年寒暑假的时候进行。

12. 科学对待近视矫正。孩子确诊近视后，家长要认真听取专科医生指导意见，科学认知不同近视矫正方式和控制手段的利弊，提高辨识能力和自我保护意识，自觉抵制任何鼓吹能够治愈近视的虚假违法宣传。

13. 监督近视患儿近视健康管理，包括增加户外活动时间、改善近距离用眼习惯、严格遵从眼镜佩戴方法、认真执行角膜接触镜片的消毒及佩戴操作、遵医嘱定期复诊，防控效果欠佳时在专科医生指导下调整防控方案，例如：提高低浓度阿托品眼药水使用浓度，药物或角膜塑形镜、框架或者软性离焦镜片联合应用等。

（六）近视重点人群教育

1. 3～6 岁儿童预防近视健康教育

(1)可采用多媒体教学和盲人角色情景模仿游戏以及健康用眼儿歌等寓教于乐的形式培养孩子爱眼、护眼意识形成。鼓励孩子如有不适主动向家长老师表达自己的视觉状况。

(2)倡导科学的保育保教。落实 3～6 岁儿童学习与发展指南，注重在以游戏为主的快乐教育当中，释放孩子的天性，严禁"小学化"教学。

(3)促进健康用眼习惯的培养以及自我管理意识的形成。示范正确的握笔姿势，保证一尺、一寸、一拳的正确书写姿势。

(4)结合地区、季节、学龄阶段特点合理保证儿童每天 2 小时以上户外活动。

(5)注重培养儿童户外运动的兴趣爱好，保证户外体育活动设施和器具的提供。提倡组织传统户外游戏如跳房子、跳皮筋、丢沙包、老鹰捉小鸡等，开发户外真人秀等新游戏。

(6)认真组织落实儿童眼保健及视力筛查，及时与家长沟通筛查结果，为远视储备下降儿童家长开具健康教育处方，督促视力低常的学生家长及时就诊，并及时反馈诊疗信息。

2. 在校学生预防近视健康教育

(1)常态开展近视防控知识普及教育，强化每日户外阳光下活动时间不少于 2 小时和每次连续近距离用眼时间不超过 30～40 分钟是近视发生发展的两个重要影响因素的理论认知，确保两周一次的健康教育课堂的学时。

(2)眼健康是全身健康的重要组成，户外阳光下活动的收益不仅仅是预防近视，对促进维生素 D 的吸收，预防佝偻病和防治青少年肥胖，促进青少年心理健康建设同样意义非凡。

建议结合"师生健康、中国健康"主题健康教育活动,针对不同年龄段学生以召开主题班会、知识竞赛、演讲征文、盲校医院参观、盲残志愿者帮扶、健康长跑、春游秋游等等灵活多样的形式提高健康知识的知晓率,提升综合健康素养。

(3)培养学生读写等近距离用眼 30～40 分钟,主动休息 5～10 分钟的健康用眼习惯。分段安排课后作业时间,每段连续用时少于 30 分钟。

(4)保障每日 1 小时校内体育活动,严格落实课间操,积极鼓励学生利用课间和课后时间参加户外活动和体育锻炼,认真完成寒暑假体育家庭作业。引导学生主动学习运动知识,掌握 1～2 项体育运动技能,兴趣较为集中的项目可推动成立学生社团、组织校际联赛。

(5)配合"双减"政策落实,拓展学生人文,自然学科兴趣培养如中药植物园地建设,航模、舰模科学兴趣小组等易于户外开展的活动充实课余文化生活。

(6)科学管理电子产品的使用。平衡信息化时代网络终端的合理使用与眼健康行为习惯培养的关系。严禁将个人手机、平板电脑等电子产品带入课堂。学生主动和家长约定游戏时间。

(7)推荐学生《眼健康管理日记》,逐步培养学生"每个人都是自己眼健康第一责任人"的健康理念,记录近视预防健康知识,用眼习惯改善情况,课后户外运动时间安排以及运动技能学习体会,不断调整个人健康行动计划。关注自身视力状况和体测结果,主动向家长和老师汇报异常情况并获取帮助。

(8)家校联动,及时和家长沟通学生视力健康状况和健康用眼习惯的养成,群策群力,共同探讨切实可行的校内外户外活动形式,保障校外 1 小时户外活动时间,总结近视防控眼健康教育经验。

(9)校医、健康教育教师、保健教师等所有学校卫生工作参与者定期完成近视防控健康教育培训,综合评价学生体质健康监测结果、近视防控健康知识知晓率和眼健康行为改善率,为远视储备下降学生、家长开具健康教育处方,督促视力异常学生及时就医。

第四节　近视患者健康教育

近视是患病率最高的眼部慢性病,作为近视患者须知晓,近视不能治愈,但是选择合适的矫正和防控方式,并且积极改善健康用眼习惯,可以遏制近视的进展速度。

一、近视患者的健康教育内容

1. 树立"每个人都是自己眼健康第一责任人"的近视健康管理理念。

2. 近视不仅仅带来生活不便,高度近视病理性近视并发症可能导致失明,减缓近视进展,哪怕只有 1 个 D,近视并发症风险将显著降低。

3. 虽然学龄儿童青少年是近视的高发人群,近视属于全年龄段疾病,因此近视患者特别是高度近视患者的健康管理需要贯穿全生命周期。

4. 户外活动时间减少和连续近距离用眼时间长是近视发生和进展的两个最重要的危险因素,因此近视患者的眼健康管理必须从主动改变生活、学习、工作方式开始。积极培养户外运动爱好,提高户外阳光下活动时间(每日不少于 2 小时)。养成健康用眼习惯。严格控制连续近距离用眼时间 30～40 分钟,间断休息 5～10 分钟(远眺或闭目)。

5. 学龄及学龄前儿童的眼球发育快速,近视发病年龄越早,近视度数进展速度越快,高度近视风险越高,因此发现视力异常要尽早完成医学验光检查,一经确诊积极采取相应防控矫正措施。

二、近视患者的应对措施

(一)医学散瞳验光检查,确定诊断,矫正方案选择是一切的前提

1. 常规屈光检查内容包括双视功能检查、眼压测量、睫状肌麻痹验光、双眼调节与聚散功能检查、眼部裂隙灯检查、角膜曲率或角膜地形图检测、眼轴测量。

2. 出现病理性近视的视功能损害需要增加视野检查、眼科 A/BC 超检查、眼底及光学断层扫描(OCT)检查、荧光血管造影等内容。

3. 睫状肌麻痹验光(散瞳验光),是国际公认的诊断近视的金标准。屈光不正检查结果因人眼调节状态不同而有所改变,12 岁以下儿童的睫状肌张力大,紧张调节更为明显,在自然状态下查验的屈光检查结果显著偏高。使用睫状肌麻痹剂放松调节后验光,是实现儿童精确验光的方法之一。

(1)12 岁以下儿童首选散瞳药物为 1‰阿托品眼膏或凝胶。睫状肌麻痹效果最为肯定,能最大程度抑制调节。缺点是散瞳持续时间长(3 周左右),个别儿童可能出现眼红、发热、口干、心动过速、恶心、头晕、谵妄、皮肤红斑、共济失调、定位困难等不良反应。

(2)1‰盐酸环喷托酯滴眼液。睫状肌麻痹效果接近 1‰阿托品,散瞳持续时间约 48 小时,可能出现的不良反应有脸红、口干、困倦、心动过速等,极少数儿童使用 1.0‰环喷托酯滴眼液后可能出现短暂的中枢神经系统不良反应,如共济失调、定向力障碍、头晕、幻觉、语无伦次等。

(3)复方托吡卡胺滴眼液。睫状肌麻痹效果最弱,多与 1.0‰环喷托酯等药物联合应用。散瞳持续时间短(约 6～7 个小时),相对全身不良反应少。

(4)在使用睫状肌麻痹药物时如出现不同程度的不良反应,要及时停药,一般停药后数小时不良反应即可缓解消退。

(5)常规点药后轻轻按压泪下点位置可减少鼻黏膜对药物的吸收以及不良反应的发生。

4. 对近视和视疲劳患者进行全面的调节和双眼视评估,包括瞳孔和眼球运动,以排除调节和双眼视问题,对后续矫治方式选择同时具备指导意义。

(二)建立屈光档案

屈光档案内容包括个人基本信息,用眼习惯,既往屈光检查信息,矫治方式等。

(三)临床已开展近视矫正、防控技术

1. 普通单光框架近视矫正镜片 经济、实用,技术门槛低,易于普遍推广,提高人群有效屈光不正矫正覆盖率(eREC)。学龄前儿童近视<−1.00D,如无近视症状可暂不配镜,建议密切随访(3～6 个月),学龄儿童近视≥−1.00D 并伴有近视症状,建议配镜矫正,并且应做到至少每半年进行一次复查。随访近视度数增加超过 0.50D,建议按照新处方更换镜片。近视控制效力微弱。

2. 周边离焦设计框架镜片 基于周边离焦理论设计的镜片,亚洲儿童青少年配戴周边离焦设计框架眼镜后,眼轴延缓量平均为 0.05mm/年,近视程度延缓量平均为 0.12D/年,近视控制效力略弱。

3. 多点微透镜近视离焦框架镜片(DIMS) 亚洲儿童青少年配戴多点近视离焦框架眼镜后,眼轴延缓量平均为 0.16mm/年,近视程度延缓量平均为 0.28D/年,近视控制效力中等。

4. 单焦点角膜接触镜 有软性和硬性材料区别。与框架眼镜相比,角膜接触镜有可能引起角结膜炎症反应,长期佩戴由于缺氧可损伤角膜,可能导致角膜水肿、溃疡及新生血管的形成。因此儿童青少年慎重选择,佩戴过程中要定期医学检查。硬性角膜接触镜(RGPCL)隐形眼镜透氧性优于软镜,适用于高度近视、严重屈光参差、并发于其他疾患的角膜不规则散光患者。近视控制效力微弱。

5. 角膜塑形镜(OK 镜)

(1)逆几何设计的硬性透气性接触镜,通过重塑角膜形态来暂时性降低近视屈光度数。

(2)通常佩戴一夜后,可以使白天的近视度数暂时性下降 4D 左右,并能维持 12 个小时的效果。近视患者能够在不佩戴眼镜的情况下获得良好的远视力。

(3)多项研究显示角膜塑形镜可有效减缓近视眼眼轴增长,减缓量约为 0.15mm/年,近视控制效力中等(0.25~0.50D/年)。

(4)角膜塑形镜需要在具备验配资质的正规医疗机构验配,严格执行消毒清洁护理,并定期医院随访以避免角膜损伤及感染等并发症的出现。

6. 多焦点接触镜 包括多焦点软镜和多焦点硬镜,临床以多焦点软镜为主。多焦点接触镜是指一个镜片设计中,既有用于观察近距离物体的处方,又有观察远距离物体的处方,有时还含中间距离的处方。根据设计不同分为同心圆多焦点软镜和周边渐变多焦点软镜。经研究发现,多焦点软镜具有一定的延缓近视进展的作用(约 0.21D/年),近视控制效力低到中等。

7. 低浓度阿托品滴眼液

(1)低浓度阿托品滴眼液泛指浓度低于 1% 的阿托品滴眼液。与未使用药物相比,0.01% 阿托品滴眼液使 6~12 岁儿童青少年近视增长平均减缓 60%~80%,近视降低约 0.53D/年,眼轴减缓量为 0.15mm/年,近视控制效力中至强。

(2)遵医嘱选择药物浓度方案:0.01%、0.02%、0.05%。

(3)可能的不良反应包括:畏光、近视模糊和过敏性结膜炎。使用后注意观察记录瞳孔变化。

8. 近视防控技术选择注意事项

(1)上述所有临床已开展近视控制技术,减缓近视进展的效果从 20% 到 90% 不等,因人而异,因此需要根据控制效果适时调整技术应用方案,包括联合应用。如低浓度阿托品联合角膜塑形镜或者联合离焦镜片。

(2)虽然上述技术均未发现严重不良反应,仍然需要每位使用者严格执行佩戴和清洗操作要求,发现镜片异常或眼部不适及时就诊。框架眼镜使用清洁过程中注意避免镜架扭曲、变形、鼻托下滑、镜片磨损及时更换。

(3)依照医嘱要求,定期复诊,评价防控效果及时调整方案或更新镜片。

(4)因停用后可能存在控制效果回退,建议所有防控技术方案应用时间持续到近视进展相对平稳或者停止的成年以后。

(四)近视的屈光手术治疗

近视屈光手术是以各种方式包括应用激光原位切除角膜组织,以达到改变角膜屈光力而矫正近视的手术方法。基本前提是年满 18 岁,连续两年近视度数及眼轴不再增加,排除干眼、圆锥角膜、角膜变性、角结膜炎症等眼部疾患。

　　所有手术选择必须符合相应手术适应证,存在禁忌证的患者需要排除在外,不同术式存在相应的手术风险和术后不良反应,患者在术前必须认真了解并签署知情同意书。

　　现有屈光手术技术仅仅针对提高视力,不能降低病理性近视并发症的风险,没有控制近视进展的效果,主要包括:①角膜屈光手术分为放射状角膜切开术(RK),最早期的角膜屈光手术方法,因并发症较多已基本退出临床应用;②准分子激光角膜切削术(PRK);③准分子激光原位角膜磨镶术(LASIK),应用最为广泛;④角膜基质内环植入术(ICRS);⑤屈光性人工晶状体植入术。

　　(五)高度近视患者健康管理

　　1. 近视度数超过600度为高度近视。2020年我国高度近视患者约7000万,高中生高度近视发病率接近17.6%。高度近视人群中50%~70%出现病理性近视。病理性近视的主要特征为眼底进行性改变和后巩膜葡萄肿。病理性近视的眼底改变包括:弥漫性萎缩、斑片状萎缩、黄斑萎缩、漆裂纹、脉络膜新生血管和Fuchs斑等。

　　2. 高度近视患者每年除屈光检查之外要例行眼底检查,排除视网膜变性、裂孔等并发症,高度近视孕妇产前需要例行散瞳眼底检查。

　　3. 高度近视患者开角型青光眼和白内障发病率相应升高,需定期检测眼压和视野以及晶状体。

　　4. 高度近视患者为避免眼部遭受撞击引发视网膜脱离,不宜从事身体对抗较强的体育活动如足球、篮球、排球,拳击等运动,应减少或拒绝参加跳水、蹦极等运动。

　　5. 高度近视患者并发症的治疗

　　(1)激光光凝治疗:对中高度近视伴周边视网膜裂孔、变性和/或玻璃体牵引,或对侧眼已出现视网膜脱离患者,可予以预防性视网膜激光治疗避免视网膜脱离的发生。

　　(2)光动力学治疗(photodynamic therapy,PDT):对于老年性黄斑变性(age-related macular degeneration,AMD)引起的脉络膜新生血管(CNV)有明确疗效。光动力治疗对治疗病理性近视的黄斑区脉络膜新生血管(CNV)有一定疗效。

　　(3)抗血管内皮生长因子治疗(vascular endothelial growth factor,VEGF):脉络膜新生血管的发生是病理性近视视力丧失的主要原因。抗VEGF药物使玻璃体腔内VEGF的浓度下降致使CNV减退。目前临床已开始广泛应用,可明显提高患眼的最佳矫正视力。

　　(4)手术治疗:控制病理性近视巩膜过度扩张的后巩膜加固术,应用异体巩膜等材料加固眼球后极部巩膜,通过加强巩膜组织的韧性,主动抑制后极部巩膜的扩张,从而延缓眼轴的增长,抑制近视的发生发展。但目前对控制效果反应不一。

　　孔源性视网膜脱离复位巩膜扣带术:适用于视网膜脱离不合并严重的增生性玻璃体视网膜病变,视网膜脱离不合并后极部视网膜裂孔,视网膜脱离不合并脉络膜脱离。

　　玻璃体切割手术:玻璃体切割术(联合内界膜剥除)应用较广泛,应用于病理性近视引起的视网膜脱离、黄斑裂孔和近视性视网膜黄斑牵拉性病变治疗。

(吉　昂　北京大学第三医院海淀院区)

参 考 文 献

[1] NAIDOO K S,FRICK K D.Potential Lost productivity resulting from the global burden of myopia:systematic review,meta-analysis,and modeling[J].Ophthalmology,2019,126(3):338-346.

[2] HOLDEN B A,FRICK T R,WILSON D A,et al.Global prevalence of myopia and high myopia and tem-

poral trends from 2000 through 2050[J].Ophthalmology,2016,123(5):1036-1042.

[3] DONG L,KANG Y K,LI Y,et al.Prevalence and time trends of myopia in children and adolescents in china:A Systemic Review and Meta Analysis[J].Retina,2020,40(3):399-411.

[4] IAN G.Morgan,AMANDA N.French,REGAN S.Ashby,et al.The epidemics of myopia:Aetiology and prevention[J].Prog Retin Eye Res.,2018,62(1):134-149.

[5] 教育部办公厅,中共中央宣传部办公厅,国家卫生健康委办公厅,等.教育部办公厅等十五部门关于印发《儿童青少年近视防控光明行动工作方案(2021—2025年)》的通知:教体艺厅函〔2021〕19号[A/OL].(2022-07-27)http://www.gov.cn/zhengce/zhengceku/2021-05/11/content_5605840.htm.

[6] 国家卫生健康委.国家卫生健康委关于印发"十四五"全国眼健康规划(2021—2025年)的通知:国卫医发〔2022〕1号[EB/OL].[2022-07-27]http://www.gov.cn/zhengce/zhengceku/2022-01/17/content_5668951.htm.

[7] 国家卫生健康委.国家卫生健康委办公厅关于印发0～6岁儿童眼保健及视力检查服务规范(试行)的通知:国卫办妇幼发〔2021〕11号[EB/OL].[2022-07-27]http://www.gov.cn/zhengce/zhengceku/2021-06/24/content_5620637.htm.

[8] OHNO-MATSUI K,WU P-C,YAMASHIRO K,et al.IMI pathologic myopia[J].Invest Ophthalmol Vis Sci,2021,62(5):5.

[9] 国卫办.中华人民共和国国家卫生健康委关于印发近视防治指南、斜视诊治指南和弱视诊治指南的通知:国卫办医函〔2018〕393号[EB/OL].[2022-07-27]http://www.nhc.gov.cn/yzygj/s3573/201806/369a1d5d8f124bd6a792f48cf3454b2e.shtml.

[10] 国卫办.国家卫生健康委办公厅关于开展第二批儿童青少年近视防控适宜技术试点工作的通知:国卫办疾控函〔2021〕517号[EB/OL].[2022-07-27]http://www.nhc.gov.cn/jkj/s7934td/202110/0fc8a001d42345d9ac9b38842b295fe7.shtml.

[11] 中华医学会眼科学分会眼视光学组.重视高度近视防控的专家共识(2017)[J].中华眼视光学与视觉科学杂志,2017,19(7):385-387.

[12] 中共中央国务院.中共中央国务院印发《"健康中国2030"规划纲要》[EB/OL].[2022-07-27]http://www.gov.cn/zhengce/2016-10/25/content_5124174.htm.

[13] 李长宁.健康教育处方(2020年版)[M].北京:人民卫生出版社,2020,94.

[14] JONG M,RESNIKOFF S,TAN KO,等.亚洲近视管理共识[J].中华眼视光学与视觉科学杂志,2022,24(3):161-169.

[15] 中华医学会眼科学分会角膜病学组.激光角膜屈光手术临床诊疗专家共识(2015年)[J].中华眼科杂志,2015,51(4):249-254.

[16] 魏文斌,董力.重视病理性近视眼的眼底并发症 提升病理性近视眼综合防治水平[J].中华眼科杂志,2021,57(6):401-405.

第十八章

妇科内分泌疾病健康教育

所谓的妇科内分泌疾病,大多数属于慢性疾病,有些妇科内分泌疾病确切的病因并不清楚。因此,在治疗上应以控制疾病的发展,预防其所带来的危害为主要目的。比较常见的多囊卵巢综合征,异常子宫出血以及更年期综合征,是困扰很多女性的妇科内分泌疾病,这几种疾病不仅病程长,病情容易反复,而且严重者影响生殖功能,造成家庭的不和谐,所以需要引起医务人员和患者的高度重视。

第一节　妇科内分泌疾病的流行病学

一、多囊卵巢综合征的流行病学

(一)多囊卵巢综合征的定义、临床表现和危害

1. 定义　多囊卵巢综合征(polycystic ovarian syndrome,PCOS)是临床常见的一种妇科内分泌疾病,在青春期和育龄期阶段发病率高。PCOS 在临床表现和实验室检查方面呈高度异质性,病程漫长,目前多认为 PCOS 是一种终身疾病,需要对患者进行定期监测。PCOS 可表现为稀发排卵或无排卵;高雄激素的临床表现和/或生物化学表现;卵巢的多囊样改变(PCOM):一侧或双侧卵巢直径 2~9mm 的卵泡≥12 个,和/或卵巢体积≥10mL。

2018 年 PCOS 国际指南诊断流程如下。

第 1 步,不规律月经周期+临床高雄激素血症,并排除其他高雄激素病因,如先天性肾上腺皮质增生、库欣综合征、分泌雄激素的肿瘤,可以确诊。

第 2 步,如果无临床高雄激素血症,测定生化性高雄激素血症,可以确诊。

第 3 步,如果只存在不规律月经周期或高雄激素血症,成人患者进行超声检查判断是否存在多囊卵巢,可以确诊。

2. 临床表现　月经稀发或闭经;高雄激素血症表现,多毛,痤疮;超重和肥胖;胰岛素抵抗患者可表现为黑棘皮症。

3. 危害　影响美观,排卵障碍导致不孕,长期月经不规律导致子宫内膜病变,严重者发生子宫内膜癌,影响代谢,患者糖尿病和心血管疾病发生率明显高于正常女性。

(二)多囊卵巢综合征的流行及分布特征

2007 年 10 月至 2011 年 9 月对来自我国 10 个省市的 15 924 名汉族育龄女性(19~45岁)进行的大规模流行病学研究,基于 2013 年鹿特丹诊断标准评估的结果我国育龄期女性

的 PCOS 患病率为 5.6%。PCOS 患者易发代谢疾病,中国一项大规模关于 PCOS 的流行病学调查,16 886 人参与调查,发现 PCOS 患者中代谢综合征和胰岛素抵抗比例高,其中代谢综合征为 29.8%,胰岛素抵抗为 14.2%。PCOS 患者妊娠并发症发生风险明显增加,包括妊娠期高血压、糖尿病和早产等。

二、异常子宫出血的流行病学

(一)异常子宫出血的定义、临床表现和危害

1. 定义 妇产科学国际联合会(FIGO)将异常子宫出血(abnormal uterine bleeding, AUB)定义为与正常月经的周期频率、规律性、经期长度和经期出血量任何一项不符的,源自子宫腔的异常出血,需排除妊娠和产褥期相关出血。FIGO 将异常子宫出血分为两大类 9 个类型,两大类分别为"与子宫结构异常相关的出血"和"与子宫结构异常无关的出血",本节重点讨论"与子宫结构异常无关的出血"中的"排卵障碍相关的子宫异常出血(AUB-O)"。

2. 临床表现 分为无排卵型子宫异常出血和围排卵期出血。

(1)无排卵型子宫异常出血:临床表现均为出血失去规律性(周期性),间隔时长时短,出血量不能预计,且一般出血时间长,不易自止。出血频繁或出血多者可引起严重贫血甚至休克。有周期性排卵,因此临床上仍有可辨认的月经周期。临床表现为周期缩短,经量可稍增多;经前期出血;月经期延长常在点滴出血后方有正式月经来潮,以后又常淋漓数日方净。

(2)围排卵期出血:出血期≤7 天,血停数天后又出血,量少,多数持续 1~3 天,时有时无。

3. 危害 长期的出血导致贫血、盆腔炎症、不孕及子宫内膜病变,严重影响生活质量。

(二)异常子宫出血的流行和分布特征

15 个省市的 100 个社区,对 9 951 名女性进行妇科常见病检查,其中异常子宫出血的占 28%;各年龄段女性患 AUB-O 的分布情况:青春期 20%,育龄期 30%,围绝经期 50%。一项横断面研究,以问卷形式调查 412 例青少年女生(平均年龄 14.67 岁)月经相关疾病的流行病学特征,发现异常子宫出血占 43%。青春期女性初潮后到 HPO 轴正常功能的建立需要经过 1.5~6 年(平均 4.2 年),每个人长短不一,月经初潮 1 年内,80% 的月经是无排卵月经;初潮 2~4 年内无排卵月经占 30%~55%;初潮 5 年时可能仍有不到 20% 的月经周期尚无排卵,有 1/3 的周期为黄体不足。欧洲育龄期女性异常子宫出血发生率为 11%~13%,其中 90% 的异常子宫出血为有排卵;WHO 育龄期女性中 19% 有月经过多,其最常见的原因为异常子宫出血。一项回顾分析 538 例围绝经期异常子宫出血患者的临床病理资料,分析结果显示,排卵障碍相关异常子宫出血共 391 例,占总数的 72.7%。

三、更年期综合征的流行病学

(一)更年期综合征的定义、临床表现和危害

1. 定义 更年期(climacteric)是传统名称,指绝经及其前后的一段时间,是从生殖期过渡到老年期的一个特殊生理阶段,包括围绝经期前后。更年期综合征是指妇女在更年期出现的一系列症状(图 18-1)。

2. 临床表现

(1)月经失调:主要表现为月经周期开始不规律,具体可表现为:①月经稀发,经期缩短,月经量减少,以后逐渐停止;②月经周期不规律,或月经频发,或月经稀发,严重者可出现无

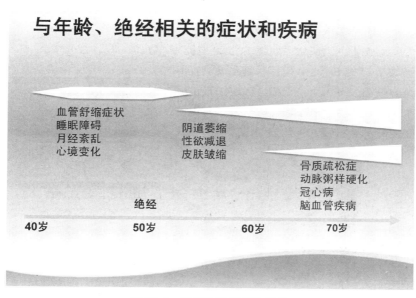

图 18-1 绝经相关症状和疾病

排卵性功能失调性子宫出血,进而贫血;③月经突然停止,以后不再来潮。

(2)血管舒缩症状:即出现潮红、潮热、出汗等血管舒缩功能失调的症状。潮热是指患者突然感到上半身发热,特别是脸、颈及胸部阵阵发热,轻者每天发作数次,严重者每天数十次。

(3)心血管系统症状:更年期妇女常出现血压波动、心悸、心律不齐、假性心绞痛等。随着绝经年限增长,血压日益升高,冠心病发生率显著增加。

(4)神经精神症状:包括心悸、睡眠障碍、皮肤感觉异常等自主神经系统不稳定症状,激动易怒、焦虑、情绪低落、情绪波动等精神心理症状,此外还可能出现记忆和认知能力下降等。

(5)骨关节症状:骨关节痛、肌肉痛是最常见的躯体症状。

(6)泌尿生殖道症状:由于雌激素水平降低或缺乏可出现阴道干涩、性交困难、反复阴道炎、泌尿系统感染、尿失禁等泌尿生殖道症状。

3. 危害 前面提到很多更年期的相关症状,但这些症状只是表面现象,绝经带来的主要危害是增加了心血管疾病的发生率和死亡率,增加了骨质疏松的风险,绝经后随着年龄增加,女性老年性痴呆的发病率明显高于男性。绝经是冠心病的危险因素,绝经后的性激素水平变化可以对心血管功能、血压、糖耐量、脂代谢等产生潜在的影响。一旦发生心肌梗死,女性的预后明显较男性差。

(二)更年期综合征的流行及分布特征

中国大陆地区更年期女性占全国总人口的 18.21%,调查上海市奉贤区社区的 40～60 岁妇女,社区妇女更年期综合征的发生率为 41.63%,其中轻度 104 例(61.54%)、中度 62 例(36.69%)、重度 3 例(1.78%)。江苏省更年期综合征的发生率为 48.26%,其中轻度占 58.27%,中度占 40.28%,重度占 1.44%。北京市妇女更年期症状发生率为 71.7%,中重度更年期症状的比例为 1.1%～11.4%。中国 14 家医院妇科门诊 40～60 岁患者问卷调查:78.43%(1 287/1 641)的患者在绝经过渡期存在绝经相关症状,以轻、中度为主;最常见的 5

种绝经相关症状是乏力（71.48%，1 173/1 641）、易激动（68.68%，1 127/1 641）、失眠（67.65%，1 110/1 641）、骨关节和肌肉痛（64.11%，1 052/1 641）及潮热（57.90%，950/1 641）。根据北京协和医院的长期社区队列调查资料，中国女性的潮热出汗症状持续的中位时间是4.5年。由此可见，更年期综合征的整体发生率较高，轻度所占比例较高，且持续时间长。我国城市妇女中，更年期症状比较普遍，但大多数症状比较轻微。绝经过渡期、绝经早期和绝经晚期妇女更年期综合征的发生率分别为13.4%、18.4%和19.4%，绝经后发生率显著高于绝经过渡期。欧洲国家报道潮热出汗症状发生率最高，芬兰95%的52～56岁妇女和64%的42～46岁妇女经历轻或重的更年期症状。黑人血管症状最突出，白人睡眠困难病症发生率最高。

第二节　妇科内分泌疾病的危险因素

一、慢性妇科内分泌疾病的病因

（一）多囊卵巢综合征的病因

多囊卵巢综合征的确切病因尚不清楚，至今无解，其可能是某些遗传基因与环境因素相互作用引起。多囊卵巢综合征有家族聚集现象，但不能推测为一种多基因病。宫内高雄激素、地域、营养和生活方式等可能是多囊卵巢综合征的危险因素或易患因素。

（二）异常子宫出血的病因（重点是排卵障碍性异常子宫出血）

无排卵异常子宫出血可发生于青春期、育龄期和围绝经期。青春期因下丘脑—垂体—卵巢轴发育不完善导致无周期性排卵。大约20%的无排卵型发生在青春期，女孩初潮后第一年55%月经周期是无排卵的，超过1/3的青春期女孩在初潮的第五年仍然无排卵。绝经过渡期卵巢功能下降而导致无周期性排卵。大约一半的AUB-O发生在中年女性（45～59岁）。当女性进入围绝经期，月经周期通常开始发生变化，由于卵泡数量减少月经周期开始缩短，卵巢功能逐渐下降直至衰竭，卵泡不能正常发育而导致无排卵，同时卵泡刺激素开始升高。绝经过渡期AUB-O的主要原因是卵巢功能减退直至卵巢功能衰竭，导致稀发排卵或无排卵。绝经过渡期的持续时间平均为4～5年，绝经过渡期AUB-O易反复发生，且子宫内膜增生、子宫内膜癌的风险增加，需要长期管理。

（三）更年期综合征的病因

女性之所以能来月经，是由于青春期月经轴（下丘脑-垂体-卵巢轴）开始启动，并逐渐成熟，卵巢开始有卵泡发育，有排卵功能，体内会产生雌激素和孕激素，雌激素和孕激素作用于子宫内膜就会形成月经，并具有周期性，每个月会有一次月经来潮。如果不能正常排卵，就会出现月经失调。女性在40岁左右卵巢功能开始衰退，卵巢内卵子的数量和质量都出现明显下降，往往不能正常排卵，首先会有孕激素的缺乏，主要表现为月经失调，随后雌激素也呈波动性下降，会表现出雌激素缺乏的很多症状，如潮热、出汗、心慌、胸闷、睡眠障碍、情绪异常等诸多不适。

二、慢性妇科内分泌疾病的行为危险因素

（一）饮食习惯

很多患者往往有不良的饮食习惯，如不按时就餐，不控制饮食量，就会导致体重超重或

肥胖,另外一个极端就是过度减肥,导致体重过低,这些情况都会导致女性内分泌失调,引起排卵障碍,临床表现为月经异常。

(二)运动习惯

适当的运动对于控制体重正常起到至关重要的作用,有些妇科内分泌疾病患者平时运动量少,体重绝大多数属于超重或者肥胖状态,不仅会导致月经异常,甚至会引起脂代谢或糖代谢异常。适量规律的耗能体格锻炼(30min/d,每周至少 5 次)及减少久坐的行为,是减重最有效的方法。

(三)就医行为

很多妇科内分泌疾病患者不愿意就医,原因在于妇科内分泌疾病的治疗经常需要性激素,患者对性激素治疗存在很大顾虑,担心患肿瘤或者担心发胖,存在治疗不能坚持的情况在临床非常多见,结局就是导致疾病反复发作,甚至出现远期并发症,发现时后悔莫及。

第三节　妇科内分泌疾病预防健康教育

一、妇科内分泌疾病预防健康教育的目标

(一)提高妇科保健意识

妇科内分泌疾病影响女性健康,尤其对女性的生殖功能存在很大的影响。很多女性由于忽视了月经异常带来的后果,最后丧失了生育功能。所以提高妇科保健意识非常重要,在青春期和育龄期认识到正常月经的重要性,一旦发现月经异常要及时调整或者寻求医生的帮助。更年期女性应该认识到更年期综合征是可以通过多种方法进行干预的,是可以轻松度过更年期的。

(二)养成妇科保健行为

1. 规律作息　妇科内分泌疾病与生活方式有很密切的关系,睡眠不规律或者过于劳累均会引起内分泌失调,所以尽量规律作息可以预防妇科内分泌疾病的发生,睡眠保证每天在 6~8 小时。

2. 合理饮食　体重过高或过低均可引起月经的异常,我国健康成人(18~64 岁)体重指数(BMI)应该在 $18.5\sim23.9kg/m^2$ 之间。

3. 适当运动　适当运动可以使体重指数控制在正常范围,使人的心情愉悦,对保持月经正常起到良好的促进作用。

(三)提升妇科保健技能

1. 定期妇科检查　应该做到每年一次妇科检查,无性生活的女性行盆腔超声检查,对于有性生活的女性还需要做妇科检查,宫颈 TCT 或者 HPV 检查,检查的目的是排除器质性疾病。

2. 必要时就医　如果出现月经异常或者更年期女性有不舒服的症状应该及时就医,采取必要的医疗措施。

二、妇科内分泌疾病预防健康教育的内容与方法

3 种疾病预防健康教育的内容与方法有相近之处,在不同阶段(青春期、育龄期和更年期)健康教育的侧重点不同,例如在青春期要对中学生和大学生月经病自我管理教育;在育龄期对于月经异常患者建议其早生育;更年期女性需要正确认识更年期发病率高的功能失调性子宫出血,了解绝经后更年期症状的相关治疗方法。

（一）青春期

1. 健康教育内容　首先了解什么是正常月经，正常月经 3 个基本要素：月经周期（21～35 天），经期（3～7 天），经量（5～80mL），除此以外均为异常月经。其次要了解引起月经异常的诱因，不健康的生活方式可能会导致月经异常，如饮食、睡眠不规律、精神心理因素以及体重变化过快等，这些因素是可控的。例如，在门诊经常会遇到女孩子为了身材苗条而过度减肥的患者，其中一位高中学生，喜欢跳舞，刻意减肥，体重指数最低时达到 14，出现闭经的问题而就诊，诊断为"下丘脑性闭经"，同时合并有效严重的心理问题，经过长达 8 年的治疗，最终在患者体重指数逐渐达到正常后，月经恢复正常。另外一个病例，一位年纪只有 19 岁的大一学生，就诊时已经闭经一年多，初潮时月经规律，高中在一所重点中学就读，但学习成绩不理想，自感学习压力巨大，出现闭经的情况，检查结果提示卵巢功能提前衰退，这样的结果不仅意味着患者需要长期进行性激素补充治疗，也意味着患者丧失了自然怀孕的功能，只能考虑借卵完成生育。这两个例子说明生活方式以及精神心理因素对女性内分泌有重要的影响，要及时发现问题及时进行调整。另外需要告知月经异常的危害，如贫血、子宫内膜病变及影响生育功能等。最重要的是要知道出现月经问题要及时就诊，以免延误病情。

2. 健康教育的方法　面向校内、外青少年的健康教育讲座，发放关于月经相关知识小册子，面对面保健咨询，热线电话咨询，网络咨询等。

（二）育龄期

1. 健康教育内容　无排卵异常子宫出血和多囊卵巢综合征不仅发生于青春期，因其病程较长，在育龄期也很多见。由于这两种疾病都存在排卵障碍的问题，所以鼓励育龄期女性尽早完成生育，如果需要促排卵药物治疗也是年轻的卵巢储备功能好的患者治疗效果好。

2. 健康教育的方法　三八妇女节通过单位组织进行女性生殖健康知识讲座，或者在医院内定期举办讲座等。

（三）更年期

1. 健康教育的内容

（1）了解更年期常见症状有哪些。

（2）了解出现更年期症状的原因。更年期症状是由于女性卵巢功能衰退导致，首先会有孕激素的缺乏，主要表现为月经失调，随后雌激素也呈波动性下降，会表现出雌激素缺乏的很多更年期症状。了解更年期问题是由于激素缺乏导致，对应用激素的顾虑就会有所减轻。

（3）了解更年期治疗有哪些途径。性激素治疗、中药或者植物药治疗，必要时进行心理方面的治疗。

（4）性激素治疗的益处，雌激素治疗可以改善更年期症状，预防和治疗绝经后骨质疏松。

2. 健康教育的方法　定期在社区、单位或者医院内进行女性更年期健康知识讲座。

第四节　妇科内分泌疾病患者健康教育

一、妇科内分泌疾病的干预治疗原则

（一）药物治疗原则

妇科内分泌疾病的治疗主要是采用性激素治疗。

1. 对于多囊卵巢综合征的患者　根据患者的就诊需求采取不同的治疗方案，如果没有生育要求可以在月经后半期定期补充孕激素:推荐使用天然孕激素或地屈孕酮,其优点是不抑制卵巢轴的功能或抑制较轻,更适合于青春期患者;对代谢影响小,如达芙通或者黄体酮胶囊,每个周期服用 10~14 天;如果同时伴有高雄激素症状表现或者有避孕需求,可以服用短效口服避孕药,不仅可调整月经周期、预防子宫内膜增生,还可使高雄激素症状减轻,可作为育龄期无生育要求的 PCOS 患者的首选。

2. 对于有生育要求的患者 如果有超重或者肥胖问题的先减重,调整代谢问题,再进一步促排卵治疗。对于异常子宫出血的患者,需要先止血,然后调整周期治疗。

3. 对于更年期综合征患者 可以适当补充孕激素(在围绝经期),或者雌孕激素治疗。

4. 对于希望来月经的患者 可以用周期序贯方案,对于不希望来月经的患者可以用连续联合方案。

5. 对于不适合补充性激素的患者 可考虑用中药或者植物药进行治疗。

(二)自我管理原则

妇科内分泌疾病治疗时间往往会较长,短则几个月,长则几十年,所以在用药过程中不能随意停药,应该在医生指导下调整治疗方案或者停药,否则疾病会反复发作。

二、妇科内分泌疾病患者健康教育的目标

(一)掌握治疗和管理妇科内分泌疾病的知识

了解多囊卵巢综合征以及排卵障碍性异常子宫出血是慢性疾病,需要长期服药调整,让月经按时来潮,月经周期保持规律。

(二)提升自我管理技能

学会测量基础体温(BBT)或记录月经日记等。基础体温是清晨醒后不活动,将体温表放置口腔中,测量 5 分钟,然后将体温记录到基础体温单上,正常基础体温应该是双相,提示有排卵,如果基础体温呈单相,就意味着无排卵(图 18-2,图 18-3)。测量基础体温的目的是帮助医生判断患者有无排卵,还可以了解治疗效果,长期就医的患者自己也可以通过基础体温单掌握是否需要继续服药。另外,也可以记录每月月经情况,包括来月经的时间,来的天数,月经量的情况,给医生提供基本信息。

(三)纠正"谈激素色变"的错误观念

1. 更年期忍一忍就过去了,不需要治疗 更年期症状有轻有重,症状轻的可以通过自身调节较为平稳地度过更年期,但是症状严重的患者生活质量明显下降,可以通过药物治疗来缓解症状。

绝经激素治疗(MHT)在美国和欧洲已趋于普及。但我国妇女对 MHT 仍然缺乏了解。事实上,绝经已经成为伴随人类寿命不断延长而日趋严峻的社会问题,对于 MHT,包括国际绝经协会在内的各指南均明确提出,在医生指导下,在适宜人群中开展,利大于弊是毋庸置疑的。

2. 绝经激素治疗会致癌 还是会有一些患者一提激素色变,主要是怕得癌,担心患乳腺癌的风险会不会增加。雌激素和/或孕激素补充治疗达 3~5 年不会显著增加患者终身发生乳腺癌的风险。现有的循证医学数据表明,MHT 5 年以上者,乳腺癌的发生危险是不确定的,女性应当放心的是与 HRT 有关的可能增加乳腺癌风险是很小的(少于每年 0.1%,或者说是发生率小于每年每 1 000 人中有一人),并小于由生活方式因素如肥胖,酗酒所带来

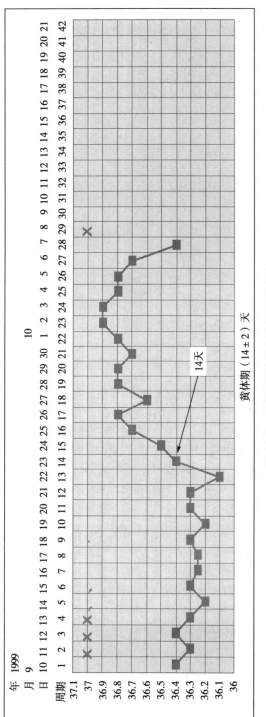

图 18-2 正常基础体温曲线（双相体温）

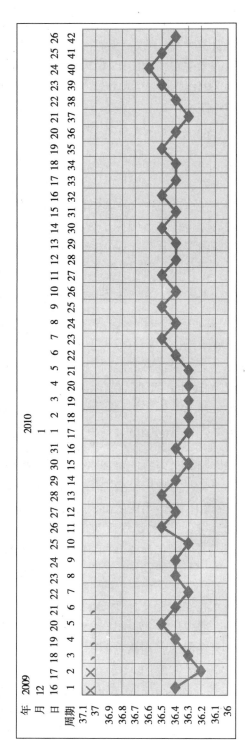

图 18-3 无排卵基础体温曲线（单相体温）

的风险。目前主流观点认为乳腺癌的发病风险与 MHT 的关系尚不能下明确结论,就目前已有的 70 余年的研究结果来看,即使有风险,其风险亦非常小,风险程度主要与孕激素的种类有关,采用天然或接近天然的孕激素及替勃龙等药物,乳腺癌的发病风险极小。

基于大量的循证医学证据,目前 MHT 相关的指南均已明确指出,除了现患乳腺癌和乳腺癌史之外,乳腺的良性肿瘤、家族乳腺癌史都不是 MHT 的禁忌,MHT 本身与乳腺癌风险并不确定。2017 年 NAMS 激素治疗声明中指出,对于有乳腺癌家族史的女性或因 BRCAl 或 2 基因突变而进行卵巢切除术的女性,MHT 的使用不会进一步增加患乳腺癌的风险。

3. MHT 会发胖　很多人只要一提激素,立刻会想起长胖,人体内激素有很多种,研究的荟萃分析结果显示与不使用 MHT 患者相比,雌孕激素联合治疗不影响体重。绝经本身会引起体重增加。女性到绝经年龄,由于雌激素的缺乏会导致糖和脂肪代谢的紊乱,从而绝经女性更容易变胖,而激素治疗本身并不使其发胖,相反激素治疗会降低体内的血脂水平、辅助调节体内脂肪分布。

三、妇科内分泌疾病患者健康教育内容与方法

(一)多囊卵巢综合征患者(坚持长期治疗,预防远期并发症)

2018 年国际指南强调应在所有 PCOS 女性中推行健康生活方式,饮食干预推荐遵循一般健康饮食原则,不推荐任何一种饮食类型。为了减轻超重者的体重,可以为女性建议规定 30％或 500～750kcal/d(1 200～1 500kcal/d)的能量摄取缺口,同时要考虑个人能量需求、体重、食物偏好和身体活动水平以及个性化方法。

1. 肥胖和体重评估　需采用尊重和体贴的方法来关心体重相关的耻辱感,负面的身体形象和/或自卑情绪。从青春期开始,体重监测以及循证鼓励和社会文化适宜的健康生活方式对于预防体重增加非常重要。

2. 运动干预　预防体重增加并维持健康,在 18～64 岁的成人中,至少 150 分钟/周的中等强度身体活动或 75 分钟/周的剧烈强度或两者的等效组合,包括 2 个非连续日/周的肌肉强化活动。在青少年中,至少每日 60 分钟的中度至剧烈强度的体力活动,包括每周至少 3 次肌肉和骨骼的强化活动。活动至少进行 10 分钟或大约 1 000 步,目标是在大多数日子里每天至少进行 30 分钟。适度减肥,预防体重反弹和更大的健康益处至少 250 分钟/周的中等强度活动或 150 分钟/周的剧烈强度或两者的等效组合,并且肌肉强化活动,涉及主要肌肉群,连续 2 天/周,并尽量减少久坐,停滞或坐着时间。

3. 行为干预　行为干预包括对肥胖认知和行为两方面的调整,是在临床医师、心理医师、护士、营养学家等团队的指导和监督下,使患者逐步改变易于引起疾病的生活习惯(不运动、摄入酒精和吸烟等)和心理状态(如压力、沮丧和抑郁等)。行为干预能使传统的饮食控制或运动的措施更有效。

(二)异常子宫出血患者

坚持服药治疗,治疗过程中可以通过测量基础体温了解治疗效果,或者判断能否停药。

(三)更年期综合征患者

社区是进行更年期妇女保健的重要枢纽。社区更年期妇女更偏向于选择社区卫生服务中心接受服务,结合更年期综合征发生率较高且轻症较高的现状,应开展一般人群干预与重

点人群干预相结合；社区健康教育为主，专科门诊治疗为辅的多重干预方式。围绕更年期女性健康教育核心信息，利用多种渠道开展健康教育活动。更年期女性健康教育核心信息的内容包括更年期症状及女性常见良恶性疾病的识别，更年期妇女的自我保健方法，更年期慢性疾病的预防及诊治原则，心理、营养、运动、性保健指导。

更年期妇女到医疗机构接受服务时，由医务人员负责为其建立健康档案。健康档案内容为本人健康信息，包括既往史、家族史、医学检查结果等。医疗机构应对建立健康档案的更年期妇女进行全程、动态、综合管理，根据更年期妇女的主诉及健康状况确定随访内容，每年至少进行一次随访。

根据更年期妇女的主诉及健康情况，开展相关的医学检查，早期识别更年期妇女重点健康问题，包括更年期综合征、宫颈癌、乳腺癌、高血压、高血脂、糖尿病、冠心病、骨质疏松症、焦虑和抑郁等。

根据更年期妇女的健康状况综合评估结果，给予个体化的干预措施，并定期评价干预效果，必要时可进行多学科协作诊疗。

1. 非药物干预措施

(1)饮食与营养：推荐低脂、低热量、低盐、低糖的食物，加强钙和复合维生素的补充。根据更年期妇女的需求，提供个体化的膳食方案。

(2)心理保健：提供心理健康指导和心理咨询等服务。对有心理精神疾病者，转诊相关专科治疗并进行随诊。

(3)运动与体重管理：提供个体化的运动指导，推荐中等强度的运动方式及运动量，防止肌肉-关节-骨骼系统损伤。指导更年期妇女保持适宜的体重指数和体成分。

(4)性保健：提供更年期性生活及性健康防护指导。指导更年期妇女继续采取适宜的避孕措施，直至明确诊断绝经。

2. 药物干预措施

(1)性激素治疗：针对因性激素缺乏所引起的临床症状或疾病，且没有禁忌证，可遵循相关技术指南进行性激素治疗。对采用性激素治疗的更年期女性进行定期随诊，并进行专案管理。性激素治疗第一年的随诊时点为第1、3、6、12个月，此后应每年至少进行1次随诊，评价治疗效果并制定后续治疗方案。随诊内容主要包括妇科检查、子宫内膜、乳腺等体格检查、更新病史和家族史等。

(2)其他药物治疗：不宜使用性激素治疗的更年期女性可选择使用中医药等其他药物治疗，并随诊评估效果，及时调整治疗方案。

3. 转诊、会诊　必要时应进行机构内多学科会诊，或转诊至其他医疗保健机构。做好转、会诊记录，并追踪诊治结果。

【典型案例】

女性，39岁，已婚，G2P1。因"经期延长，经量增多6个月"于2013年7月10日就诊。15岁初潮，既往月经5/28天，经量中等，痛经(-)。近2年痛经较前明显，能忍受。近6个月出现经期延长至10～20天，量多，有血块。于2013年2月12日因经量多在当地医院行诊刮术术后病检：子宫内膜单纯性增生。术后口服中药治疗，2013年6月15日再次经量增多，经期延长至20天。再次行诊刮术，术后仍有阴道少量出血遂就诊。既往有脂肪肝病史，余无特殊。

查体：BP 114/67mmHg，P 85次/min，H 163cm，W 101kg，BMI 38.84kg/m^2。无明

显贫血貌。

妇科检查:外阴(一);阴道畅,少许血迹;宫颈光,颈口无活动性出血;子宫前位,增大如孕6周大,质略硬,活动,无压痛;双附件:(一)。

辅助检查:盆腔B超:子宫肌层回声不均,考虑腺肌病;内膜厚0.64cm,宫腔内无回声1.3cm×1.4cm;血常规:HGB113g/L。

性激素结果如下。

FSH:5.0IU/L	E2:125.5pg/ml	PRL:126.7mIU/L
LH:8.2IU/L	P:0.81nmol/L	T:0.65nmol/L

诊断:排卵障碍性异常子宫出血、肥胖。

治疗经过:给予地屈孕酮片10mg 每天两次,连服10天;嘱其减重;测基础体温。

1个月后返诊:停用地屈孕酮片后有撤退出血,量中,8天血止;减重至100kg。

基础体温呈单相,地屈孕酮片10mg 每天两次连服10天(来月经第15天开始服)。

患者从2013年8月至2014年1月,月经后半期服用地屈孕酮片调整月经周期。减重至91.5kg时,基础体温双相。月经自然规律行经,痛经症状减轻。

病例分析:该患者为育龄期肥胖女性,月经异常半年,因"月经期长、月经量多"行诊刮,病理提示子宫内膜单纯性增生,考虑由于排卵障碍导致孕激素缺乏,子宫内膜缺乏孕激素保护,从而子宫内膜出现单纯性增生,排卵障碍的原因考虑与肥胖有关。规范的治疗应该是在月经的后半期定期补充孕激素至少3~6个周期。但患者由于未及时补充孕激素而再次出现异常子宫出血,又行第二次诊刮,之后进行了规范治疗,在月经后半期定期补充孕激素的同时,要求患者减重和测量基础体温,因为肥胖会导致排卵障碍,减重对恢复排卵至关重要,测量基础体温是帮助医生和患者了解是否恢复排卵。患者体重减少约10kg后,基础体温由原来的单相(无排卵)转变为双相(有排卵),在孕激素治疗半年后,该患者恢复排卵,月经周期规律。

通过这个病例可以发现患者教育很重要。

(1)用药依从性教育:告知患者按时用药,消除患者服用性激素的恐惧心理。

(2)减重教育:就诊时患者为重度肥胖,告知患者肥胖带来的危害,在患者就诊期间定期了解减重的情况,并进行科学指导,患者按要求逐渐减重,减少10kg后患者恢复排卵。

(3)坚持测量基础体温的自我管理教育:对于月经异常的患者病程往往较长,学会自我管理也起到事半功倍的作用,在治疗过程中坚持测量基础体温,就可以了解治疗过程中何时有排卵,恢复了排卵即可停药观察。

(王亚平 北京协和医院)

参 考 文 献

[1] LI R.Prevalence of polycystic ovary syndrome in women in China:a large community-based study[J]. Hum Reprod,2013,28(9):2562-2569.

[2] TEEDE H J,MISSO M L,COSTELLO M F,et al.Recommendations from international evidence-based guideline for the assessment and management of polycystic ovary syndrome[J].Fertil Steril,2018,110 (3):365-379.

[3] 陈红,王瑛,屈凌霄.上海市奉贤区社区妇女更年期综合征的影响因素分析[J].中国妇幼保健,2017,32

　　（22）：5715-5718.

［4］陈子江,石玉华.大样本中国人 PCOS 临床特点分析［J］.山东医药,2008,48（11）：4-6.

［5］李颖,郁琦.北京市城区围绝经期妇女更年期症状分析［J］.生殖医学杂志,2008,17（5）：329-334.

［6］陈蓉,郁琦,徐克惠,等.中国 14 家医院妇科门诊 40～60 岁患者绝经相关特征的调查［J］.中华妇产科杂志,2013,48（10）：723-727.

［7］The NAMS 2017 Hormone Therapy Position Statement Advisory Panel.The 2017 hormone therapy position statement of The North American Menopause Society［J］.Menopause,2018,25（11）：1362-1387.

［8］中华医学会妇产科学分会内分泌学组及指南专家组.多囊卵巢综合征中国诊疗指南［J］.中华妇产科杂志,2018,53（1）：2-6.

［9］姚玲.社区妇女围绝经期保健现状及需求情况分析［J］.中国妇幼保健,2019,34（20）：4718-4722.

第十九章

慢性肾脏病健康教育

慢性肾脏病健康教育是全民健康的重要组成部分。2006 年国际肾脏病学会(ISN)和国际肾脏基金联盟(IFKF)联合提议,将每年 3 月份的第 2 个星期四定为"世界肾脏日"。2006 年以来的每年的世界肾脏日,国际肾脏病学会都联合各国肾脏病学会,在全球范围开展慢性肾脏病防治的健康教育。开展慢性肾脏病健康教育,可使患者科学、有效、全面、系统地掌握健康知识,懂得合理饮食、适度活动、合理用药、情感调适,这样既能促进治疗与护理,有效控制血糖、血压,减轻水肿,降低或延缓并发症,又能提高患者及家属对医疗工作的满意度,增强护患沟通,密切护患关系,有助于医院职业道德的建设。

第一节　慢性肾脏病的流行病学

一、慢性肾脏病的定义、分期及分类

(一) 定义

慢性肾脏病一词最早出现在 2001 年 K/QODI 的《慢性肾脏病贫血治疗指南》,2002 年 K/QODI 的《慢性肾脏病临床实践指南》中正式确立了慢性肾脏病的概念、分期及评估方法。慢性肾脏病(chronic kidney disease,CKD)符合下列两个条件之一即可诊断:①肾损害≥3 个月,伴有或不伴有肾小球滤过率(GFR)的降低。肾损害是指肾脏结构或功能异常,表现为下列之一,如有病理学检查异常;或有肾损害指标,包括血、尿成分异常,或影像学检查异常;②GFR<60mL/(min · 1.73m^2)≥3 个月,有或无肾损害。

(二) 分期

慢性肾脏病分为 5 期。

1 期:肾损伤,GFR 正常或增加,GFR≥90mL/(min · 1.73m^2)。

2 期:肾损伤,GFR 轻度下降,GFR 为 60~89mL/(min · 1.73m^2)。

3 期:GFR 中度下降,GFR 为 30~59mL/(min · 1.73m^2)。

4 期:GFR 严重下降,GFR 为 15~29mL/(min · 1.73m^2)。

5 期:肾衰竭,GFR<15mL/(min · 1.73m^2)或透析。

(三) 分类

慢性肾脏病包括肾小球肾炎、肾小管间质性疾病、肾血管性疾病以及遗传性肾脏疾病等多种类型。我国目前仍以原发性肾小球肾炎较为常见(尤以 IgA 肾病最为多见),其次为高

血压肾小动脉硬化、糖尿病肾病、慢性间质性肾炎以及多囊肾等,但近年来伴随人口老龄化及人们生活方式的变化,糖尿病肾病、高血压肾小动脉硬化的发病率有明显升高。

二、慢性肾脏病的临床表现及危害

大多数慢性肾病患者早期可完全没有症状或者症状较少;随着病情的进展,可逐渐出现不同程度的各种症状。早期可表现为经常疲劳、乏力,眼睑、颜面、下肢(尤其踝关节),尿中大量泡沫、尿色异常,排尿疼痛或困难,夜间排尿次数增多。

出现肾功能不全时,慢性肾病的各种症状逐渐明显,出现疲倦乏力、食欲减退、恶心呕吐、腰痛、夜尿增多、全身水肿、血压升高呼气带尿味、骨痛、皮肤瘙痒、肌肉震颤、手脚麻木、嗜睡、反应迟钝等表现。化验检查可发现贫血、血清肌酐和尿素氮浓度升高等。

进入尿毒症晚期时,上述各种症状继续加重,导致心、肝、肺等多脏器功能衰竭,死亡率很高。

三、慢性肾脏病的流行及分布特征

慢性肾脏病已成为全球突出的公共卫生问题。肾脏疾病已在全球病死率中排第十一位,慢性肾脏病最终发展为终末期肾病(俗称"尿毒症"),而终末期肾病是导致一些家庭因病致贫、因病返贫的重要原因之一。

进入21世纪以来,慢性肾脏病的患者人数处于不断增长中。美国、挪威等发达国家的全国性调查显示慢性肾脏病是常见的慢性疾病,成年人群中慢性肾脏病的患病率为10.2%～13%。中国慢性肾脏病流行病学调查结果显示,中国约有10.8%的人患有慢性肾脏病。据此估算,我国现有慢性肾脏病患者将达到1.2亿(1.13亿～1.25亿)例。根据发达国家的统计,慢性肾脏病患者中约有2%患者会进入终末期肾病阶段,需要通过透析或肾移植治疗来维持生命;按照每例终末期肾病患者透析治疗年花费10万元人民币计算,我国每年将为这些患者的透析支付2 400亿元人民币,慢性肾脏病已成为公共卫生系统的巨大负担。

与罹患慢性肾脏病独立相关的因素包括高血压、糖尿病、高尿酸血症、肾毒性药物长期大量服用等,多数为与不良生活方式有关的代谢性疾病。这些代谢性疾病若未能及时得到有效治疗,有些患者会在病程的5～10年后出现蛋白尿乃至肾功能下降。因此,应该将慢性肾脏病早期防治的方案整合入其健康教育的管理方案中。

我国慢性肾脏病3期患者比例显著低于发达国家的数据,仅占1.6%;而肾功能正常或轻度下降的慢性肾脏病1～2期患者占全体慢性肾脏病患者的84%。这部分患者处理原则以长期监测管理为主,适合由社区医疗服务机构完成患者管理。若能提高基层医院肾脏专科医生和社区医生对慢性肾脏病患者的管理能力,会极大节约医疗卫生资源,促进慢性肾脏病健康教育的开展。

我国人均收入较高的农村地区蛋白尿患病率显著高于全国平均水平。收入水平的增加带来糖尿病等代谢性疾病患病率的增加,但高血压和糖尿病的防治情况(表现为高血压的控制率和糖尿病的知晓率)并未随收入水平的增加而改善,从而对于患者预后带来显著的不良影响。在进行慢性肾脏病健康教育时,需要对经济快速发展、生活方式急剧变化的农村地区予以特殊关注,以防慢性肾脏病井喷带来的不良社会效应。

第二节　慢性肾脏病的危险因素

一、慢性肾脏病的病因

就我国而言,各种肾小球肾炎仍然是慢性肾脏病最常见的病因,其发病机制至今仍不十分清楚,其中 IgA 肾病是最常见的原发性肾小球肾炎。而在欧美国家,导致慢性肾脏病的主要原因是糖尿病、高血压相关的肾损害,我国这一类病患比例也正在上升。其他较常见的病因还包括:①自身免疫性疾病肾损害,比如过敏性紫癜肾炎、狼疮肾炎;②病毒、肿瘤等侵犯肾,如乙肝、肿瘤相关性肾损害;③与代谢、药物相关的肾损害,比如痛风肾、马兜铃肾脏病等;④一些肾脏受累的先天性遗传病,比如基底膜肾脏病、奥尔波特综合征等。简而言之,任何可能损害肾脏的病因都可以导致慢性肾脏病。

二、慢性肾脏病的行为危险因素

(一)慢性肾脏病的易感人群

大多数慢性肾病患者早期没有症状或症状较轻,因此,早期化验检查就显得非常重要。要想做到早期检查,关键就是要坚持每年定期筛查。即使没有症状,一般也需每年筛查 1 次尿常规、肾功能等。如果已有高血压、糖尿病等,则应每年定期检查尿常规、肾功能等项目两次或两次以上(根据病情);如果已经有某些症状,则应当及时尽早去医院做较全面的检查。

慢性肾脏病的发病是由多种因素共同造成的,其发病机制也十分复杂,但具有以下危险因素的人群发病率明显增高,应高度警惕。首先患有糖尿病、高血压、心血管疾病和有肾脏病家族史、65 岁以上的老年人更容易得慢性肾病,其次代谢性疾病(肥胖、高血脂、高尿酸)、长期使用肾毒性药物(非甾体类抗炎药、抗生素等)、慢性泌尿道感染、尿路梗阻、一侧肾切除或先天性独立肾、自身免疫性疾病(红斑狼疮、皮肌炎、硬皮病等)、高蛋白饮食、吸烟、过度饮酒,以及病毒性肝炎患者均是慢性肾脏病的高危人群。

(二)不良饮食习惯

1. 吃得太咸　在正常情况下,人体每天摄入 5g 左右的食盐可满足生理需要,但在我国(特别是北方人)每天盐的实际摄入量高达 13~15g。摄入过多的盐,会使钠在体内大量积聚,为了维持正常的渗透压,人体不得不饮用大量的水分,从而血容量增多,容易引发高血压,势必加重心脏和肾脏的负担。如果尿液和汗液不能把多余的盐排泄出去,就可能引起水肿。高血压是一种全身性疾病,它和肾脏病常常是一对"孪生姐妹"。近年来,高血压引起的肾损害发病率不断升高。

2. 不爱喝水　肾脏处理的废物远远多于其他脏器,而肾最主要的功能就是调节人体内水分和电解质的平衡,排泄机体代谢活动所产生的废物。而肾脏的正常工作需要足够的水分来辅助。如果长时间不喝水,尿量就会减少,尿液中携带的废物和毒素的浓度就会增加。临床常见的肾结石就和长时间不喝水密切相关。

3. 饮料代替饮用水　碳酸饮料中的色素、香精、添加剂、防腐剂等物质在体内代谢时需要很多的水分,如可乐中含有的咖啡因有利尿作用,会促进水分排出。摄入大量含咖啡因的饮料后,尿中钙浓度大幅度增加,容易沉积下来形成结石,患肾结石的危险就大。经常喝碳酸饮料容易使人发胖,长时间会导致糖代谢紊乱,甚至出现威胁肾脏的糖尿病。

4. 大量喝啤酒　长期大量饮用啤酒会导致血脂异常、血压升高。这是由于啤酒在酿制的过程中会掺入大麦芽汁，而其中所含有的钙、草酸、鸟核苷酸和嘌呤核苷酸等物质会相互作用，从而导致人体中尿酸含量大量增加，不但促进胆结石、肾结石形成，而且还可能诱发痛风，严重者可致肾衰。

5. 酒后喝浓茶　人饮酒后酒中的乙醇通过胃肠道进入血液，在肝总转化为乙醛，再转化为乙酸，由乙酸分解成二氧化碳和水排出。茶叶中的茶碱可以促进尚未分解的乙醛过早的经过肾脏排出。乙醛是一种对肾有较大刺激的有害物质，而肾对此无解毒功能，所以会影响肾功能，经常酒后喝浓茶的人容易发生肾脏病。

6. 饮食过油、过甜　经常无节制的吃甜食或过于油腻的食物，容易诱发肥胖，而肥胖会导致肾的脂肪含量增加，重量增加、体积增大、肾小球肥大。肥胖患者还容易出现胰岛素抵抗，因而引发糖尿病。有40%的糖尿病患者会出现糖尿病肾病。另外，摄入甜食过多，在肾中产生高浓度的草酸，后者与钙结合生成草酸钙沉淀，就是尿道结石和肾结石的成分。

7. 蛋白质摄入过多　大量高蛋白饮食会导致血尿酸浓度升高，容易造成肾小管和肾间质发生病变，严重损害肾脏。

8. 不适当食用蔬菜和水果　对于慢性肾脏病患者来说，应有选择的食用蔬菜水果，因某些蔬菜水果含钾成分较高，长期食用会造成高钾血症，直接影响心脏功能，出现心律失常、心肌收缩力抑制，甚至心脏停搏。

(三) 不良行为方式

1. 滥用药物　有些药物对肾有明显的毒副作用，包括庆大霉素等抗生素，非甾体类解热镇痛药和一些复方感冒药，某些含木通、牵牛子、苍耳子、罂粟壳、生草乌、使君子、青木香等的中药制剂。对于肾功能减退以及已经患有慢性肾脏病的人更要谨慎用药。

2. 经常憋尿　憋尿时膀胱胀大，膀胱壁血管被压迫，膀胱黏膜缺血，局部抵抗力降低，细菌就会乘虚而入，不仅容易引起膀胱炎、尿道炎，严重者还会导致肾盂肾炎。这类感染一旦反复发作，容易迁延不愈，久而久之会影响肾脏功能。

3. 暴饮暴食　食物的代谢产物大多需要经过肾脏排泄，饮食无度无疑会增加肾脏的负担。

4. 经常熬夜　熬夜会使本该休息的肾处于持续工作状态，长期工作负荷加重可导致肾储备功能下降，容易患肾脏病。

5. 不适当的运动　运动时间过长、运动量过大，再加上没有充足的氧气，使体内代谢产物大量积累，加重肾负担，而且在剧烈运动时，肢体需要大量的血液供应，流经肾的血液会减少，肾小球缺血进一步加重肾损伤，甚至导致血尿、蛋白尿。而且不适当的运动容易诱发横纹肌溶解，肌肉溶解产生的肌红蛋白直接对肾产生损害，严重时可发生急性肾衰竭。

第三节　慢性肾脏病预防健康教育

一、慢性肾脏病预防健康教育的目标

慢性肾脏病健康教育的目的是通过各种形式的宣教活动，普及医学常识，使患者及其亲友、高风险人群及其亲友能够通过正规渠道获得准确的医学信息，正确认识慢性肾脏病，了解慢性肾脏病发生发展的影响因素，慢性肾脏病自我监测、自我管理、健康调养的相关知识与技巧,帮助其树立健康意识、改变不健康的行为生活方式,以降低或消除影响健康的危险因素,促进疾病康复。

二、慢性肾脏病预防健康教育的内容与方法

(一) 慢性肾脏病预防健康教育的内容

1. 保持健康的生活方式　限制蛋白质摄入量,正常成年人推荐摄入量为每天每千克体重 0.8~1.2g,动物蛋白与植物蛋白应保持合理比例,一般两者各占一半左右。不宜吃含脂肪过高的食物,低脂饮食对减轻血管硬化,预防高血压、糖尿病及肾脏病都是有利的。戒烟忌酒,饮食清淡,每天摄盐量不要超过 5g。适量饮水不憋尿,可以预防尿路感染和结石的发生。

2. 不要滥用药物　最常见的对肾造成损伤的药物为各类止痛药、感冒药、某些抗生素、含有关木通的中药(如龙胆泻肝丸、冠心苏和丸)及造影剂。上述药物须在医生的指导下合理使用。

3. 积极预防和控制高血压　高血压是加重肾损伤的独立危险因素。积极预防高血压,使血压达标是避免肾损伤和延缓肾脏病进展的重要措施。普通人群,血压应控制在 140/90mmHg 以下,肾脏病、糖尿病患者血压应控制在 130/80mmHg 以下,其中蛋白尿超过每天 1g 者,血压应控制在 125/75mmHg 以下。

4. 控制血糖、血脂及肥胖　糖脂代谢紊乱、肥胖均可导致及加重肾脏病,控制血糖、血脂可有效预防、延缓肾脏病进展。研究发现,肥胖导致肾炎逐渐增多,因此,适当运动、减轻体重对预防肾脏病的发生有益。

5. 防止感染　细菌和其他病原微生物可以直接由尿路逆行上升进入肾脏,使肾脏发生感染。为防止尿路感染,要保持会阴及尿道口的清洁卫生。另外,微生物通过血液循环和淋巴液循环的途径也可以感染肾,因此,当身体其他部位有感染性病灶存在时,例如扁桃体炎、龋齿、疖痈、结核等,都应及时治疗处理。

6. 防止系统性疾病损害肾　有些病症,如系统性红斑狼疮、过敏性紫癜、大量脱水、失血、创伤等,都可以损害肾脏。当发生这类病症时,应及时治疗原发病,同时还要加强对肾脏的保护措施。

7. 定期体检　肾脏病起病隐匿,定期进行健康检查是早期发现肾脏病的重要手段,尤其是有肾脏病家族史及患有高血压、糖尿病、心脏病等疾病的患者,更应小心防范,体检切勿忘记尿液检查。尿液检查是筛查肾脏病的一项简单而重要的项目,至少每半年进行 1 次。定期进行肾功能、肾脏 B 超等检查,可以早发现、早诊断、早治疗肾脏病。

(二) 慢性肾脏病预防健康教育的方法

1. 以面对面的口头教育方式为主,根据患者具体情况采用一对一或一对多的方式,也可一对一与一对多相结合,反复强化教育。条件允许的情况下,建议通过举行慢性肾脏病高危人群聚谈的方式,加强对患者的心理辅导,防止心身疾病的发生。

2. 以幻灯片演示等多种形式的健康教育方式,二级及以上医院较大规模的医院应针对慢性肾脏病高危人群进行健康教育讲座,开展频率建议每月不少于 1 次,每次不少于 1 个小时。

3. 鼓励深入企事业单位、学校等定期开展慢性肾脏病健康讲座和多种形式的健康科普活动。

4. 鼓励建立远程健康教育的方式,通过网络录像、实时交流等方式进行远程的慢性肾脏病预防健康教育。

5. 建议通过家庭随访或让肾脏病高危人群做家庭日志等方式,了解其执行健康教育内容的正确性及依从性,有针对性地给予辅导。条件允许的单位,建议尽可能建立家居健康教育档案。

第四节 慢性肾脏病患者健康教育

一、药物治疗患者的健康教育内容与方法

(一)药物治疗患者的健康教育内容

1. 入院宣教 对新入院患者根据病情轻、重、缓、急来进行初步评估,判断患者的一般状况,如病情较轻者先询问患者基本资料,包括文化教育、宗教、语言、经济状况、特殊隐私保护需求等。耐心向患者及家属做入院宣教;如病情急重者,先根据情况处理病情,之后再进行一般入院宣教。

2. 相关疾病知识宣教 向患者讲解所患疾病的诱因、常见临床症状、病情进展、并发症预防知识、相关治疗及护理知识,使其配合检查、治疗及护理。

3. 饮食指导 饮食指导是慢性肾脏病健康教育最重要的环节之一,合理的饮食有助于疾病的康复。根据不同的疾病选择不同的饮食方案,如肾病综合征宜进低盐低脂优质蛋白饮食;慢性肾小球肾炎宜进低盐低脂优质低蛋白饮食;高血压患者宜进低盐低脂低磷低嘌呤优质蛋白饮食;糖尿病肾病患者宜进无糖或低糖低盐低脂优质蛋白饮食;慢性肾脏病3～4期的患者宜进食低盐低脂低磷优质低蛋白限水饮食等,但无论应用何种饮食治疗方案,慢性肾脏病患者都必须摄入足够的热量,各种肾脏病如有水肿者也必须严格限水,饮食差者可少量多餐,告知患者及家属正确饮食的种类,告知饮食的目的、原因及配合的重要性。

4. 用药指导 指导患者谨遵医嘱服药,按时按量,不得漏服、随意减量或停药,特别是肾病综合征的患者,按时按量口服激素特别重要。告知患者所服用药物的名称、剂量、用法、时间、药物的作用及常见副作用,若用后有不适及时告知医生或护士。

5. 心理指导 慢性肾脏病由于病程长,费用高,又容易反复发作,都会给患者造成心理压力及健康问题。健康教育的首要任务是经常与患者沟通交流,也可在治疗及护理操作过程中经常交流,态度和蔼,面带微笑,深入患者,了解其心理状况,避免做哑巴医护。根据患者的不同心理状况采取不同的心理指导,让患者保持良好的心理状态,安心住院接受治疗与护理。

6. 休息与活动指导 根据患者病情情况选择活动或休息,病情允许并可自行活动者应适当活动,避免劳累,劳逸结合,循序渐进,逐渐适应,注意自我感觉,若有不适,立即终止。如有血压高及水肿严重者必须先卧床休息,待血压下降、水肿减轻,方可下床活动。卧床时间较长者要下床活动时,指导患者必须在床边坐着休息10分钟以上方可下地,避免引起体位性低血压而发生晕厥。告知活动或休息与病情之间的关系及重要性,并为患者提供安静舒适的休息环境,使其保证良好的休息与睡眠。

7. 预防受伤宣教 服用降压药者、应用利尿剂者、糖尿病肾病患者、行动不方便者及老弱者等均属于易受伤高危人群,预防跌倒及坠床也是健康教育主要内容之一。通过口头向

患者讲解,各病房、走廊墙壁、床头等有各种宣传及温馨提示牌,来提醒患者注意预防,避免发生意外。

8. 特殊宣教 凡需进行检查、治疗的患者应给予相应知识宣教,如深静脉置管术、肾穿刺活检术和各种检查患者,告知配合穿刺操作的重要性,检查的目的、方法、注意事项。

9. 出院健康宣教 患者病情好转后,医生开出院医嘱,护士给予相应出院指导,告知办理出院的手续与方法,出院带药用药指导、生活习惯、休息与活动、饮食指导、随诊与定期复查要求及其他需要特别注意事项,如避免服用来历不明的中药及肾毒性的药物,避免着凉感冒,预防疾病再次发作的指导。

(二)药物治疗患者的健康教育方法

健康教育的实施方法主要采用口头讲解、健康教育手册、宣传栏、操作示范、集体范教、随机教育等多种形式相结合的教育方式,以制定的健康教育指南为指引,有组织、有计划、有目的地进行健康教育。由责任护士根据患者不同特点选择沟通技巧,采取一对一、以讲解为主的教育方式,体现教育的个体化。

1. 口头讲解 该方式在临床中是最常用也是最主要的教育方式。根据教育内容主动向患者宣教,也可由患者提出疑问,再根据疑问进行有针对性的解释,以达到主动宣教与被动宣教相结合。安排每个月给患者集中做慢性肾脏病相关知识讲座,召开公休座谈会,对患者或家属进行护患沟通,听取患者及家属对护理工作的意见和建议,并将可行的意见或建议反馈于科室所有人员,分析原因,提出整改意见,落实整改措施,以完善医疗工作,做好健康教育。

2. 图文宣传 根据疾病特点设健康教育宣传栏、宣传册及自己印制相关疾病资料的健康教育处方,由患者各取所需,自己阅读,该方法适用于有一定文化程度的患者及家属,在其不理解的地方,再进行正确解释及引导,使患者正确理解健康教育内容。

3. 集体范教 对某些共性的问题,由专职教育者以小组形式组织讲课、讨论,根据患者的理解能力及学习能力,分多次进行,每个月 1 次,每次 40~50 分钟。集体范教后再一起讨论,根据患者反馈的意见及建议,不断改进教育方法。

二、血液透析患者健康教育的内容与方法

血液透析已成为终末期肾脏病一种安全可靠的重要肾脏替代方法之一,血液透析人群也逐年递增。作为健康教育的实施者,医护人员有必要采取不同的健康教育内容和方法,提高患者的生活质量。

(一)血液透析患者健康教育的内容

1. 心理疏导 尿毒症患者由于长期血液透析,经济上的负担重,所以随着血液透析时间延长,并发症较多,易产生紧张情绪。因此,透析前应做好患者的心理疏导,讲解相关血液透析知识,认真倾听患者的心理感受,评估身体上不舒适的原因、位置、程度及心理上负面的问题,鼓励家属关心体贴患者,予生理、心理支持,使患者在身心和谐的状态下以轻松愉悦的心情以及更积极的心态接受血液透析治疗,使其树立治疗疾病的信心。

2. 饮食指导

(1)摄取足够的蛋白质和热量:蛋白质的摄入为 1.2~1.4g/(kg·d),50% 以上为优质蛋白,可选用的食物有鸡蛋、牛奶、瘦肉、鱼等,不宜用干豆类及豆制品、坚果类等非必需氨基酸高的食物(见表 19-1)。每日能量的供给为 125.6~146.5kJ/kg(30~35kcal/kg)。每天饮食中脂肪总量以 50~60g 为宜,其中植物油为 20~30mL。

表19-1 主要食物蛋白质含量表

食物名称	数量（生重）	蛋白质大约含量/g
瘦肉（猪、羊、牛、鸡、鸭肉）	100g	16～20
牛奶、豆浆	100mL	3～4
鸡蛋、鸭蛋	100g	12～13
鱼、虾类	100g	18
豆腐	100g	6
豆腐干	100g	18
黄豆	100g	35
大米	100g	8
面粉	100g	10
玉米（新鲜）	100g	4

（2）限制钠盐的摄入：尿量正常时，不需要限制钠盐的摄入。尿量减少时，要限制钠盐的摄入，一般每日不超过5g。无尿的患者应控制在1～2g。

（3）限制钾的摄入：钾的摄入应根据病情（尿量、血清钾）而定，一般每日摄入量为2～2.5g，慎用含钾高的食物，如蘑菇、海菜、豆类、莲子、卷心菜、榨菜，以及香蕉、橘子等。

（4）限制磷的摄入：磷的摄入最好限制在600～1 200mg。几乎所有食物都含磷，应避免食用含磷高的食物。如蛋黄、全麦面包、内脏类、干豆类、硬核果类、奶粉、乳酪、巧克力等。

（5）控制液体摄入：每天总进液体量（包括水、牛奶、豆浆、汤、固体中的水分）限制在1 000mL，每天体重增加最好保持在1kg以内，且两次透析之间体重的增加应控制在2～2.5kg为宜，即最多不超过干体重的4%。体重增加过多会增加心、脑血管发生意外的概率。

（6）适当补充维生素：透析时水溶性维生素严重丢失，必须补充乙族维生素等。也可口服维生素及叶酸。

3. 血管通路的保护

（1）动静脉内瘘手术后护理

1）手臂应抬高，躺下时应将内瘘侧肢体垫高至与水平线成约30°角，若站立或坐姿，手臂应弯曲抬高至胸前，并避免该肢体受压，包扎不要过紧，保持血流通畅，减轻水肿。每天触摸及耳听内瘘部位4～5次，是否有震颤，如发现血管呈索状、无震颤及杂音，应尽早就医。

2）观察手术切口是否有出血、渗液、水肿，防止感染。

3）术后第二天开始活动手术肢体的手指，以后逐渐增加手指的运动量，再过渡到活动手腕。术后约10～14天拆线，拆线后可做握拳运动或手握健身球运动，建议每天做3～4次，每次约15分钟。

4）内瘘侧手臂不要穿袖子过紧的衣服，可装拉链。睡眠时避免侧卧于造瘘手臂侧的肢体，不可测量血压、抽血、输液、提重物、挎包、戴手表或过紧的护腕等。

5）每天2～3次先用热毛巾湿敷内瘘侧手臂，再涂喜疗妥药膏，轻轻按摩。

（2）内瘘日常护理

1）血液透析前、血液透析结束24小时后，用热毛巾清洗、湿敷内瘘和静脉穿刺处每天2～3次，然后涂喜疗妥药膏且按摩5～10分钟，如果有条件，可用频谱治疗仪红外线照射

20～30分钟。

2)如有血管瘤,可用弹力绷带保护,避免碰撞,每次血液透析前清洁皮肤。

3)使用内瘘透析后,让护士绑上弹性绷带,以内瘘不出血为原则,保证内瘘通畅,扪及内瘘搏动及震颤,自我感觉松紧舒适。每隔20分钟放松一下绷带,2小时后将绷带完全放松(时间长短因人而异)。

4)使用内瘘透析结束当日,保持针眼处干燥,避免接触到水,以防感染。如果穿刺处发生血肿,可压迫止血或用冰袋冷敷,24小时以后可热敷,并涂擦喜疗妥消肿,内瘘处如有硬结,可每日用喜疗妥涂擦按摩,每天2次,每次15分钟。

5)养成自我检查动静脉内瘘是否通畅的习惯,建议每天3次,至少早、晚各1次,具体方法:将2～3个手指放在动静脉内瘘上面,判定内瘘是否通畅,通畅的内瘘触摸时有血管震颤感,用耳朵能听到血管杂音。如果发现血管震颤音减弱或消失,应尽快与主管医生联系。

4. 用药指导

(1)规律服用降压药物:教会患者家属测量血压的方法,我们在透析中向患者了解其在家中的血压情况,以便医生根据血压的变化对降压药剂量进行随时调整,从而更平稳控制血压,减少药物不良反应,降低透析并发症的发生。

(2)其他物质:透析时维生素丢失,必须及时补充,尤其是水溶性维生素、矿物质、维生素C、叶酸、锌等。

(3)肾性贫血患者:根据化验结果及时补充造血物质,口服叶酸、注射促红细胞生成素,纠正贫血,增强透析效果。

(4)高磷血症、肾性骨病患者:高磷血症患者应该遵医嘱口服含钙磷结合剂。肾性骨病患者应根据具体情况口服维生素D。

5. 定期复查 宣传常规检查目的及临床意义,定期抽血检查血常规、肝肾功能、甲状旁腺激素、血清铁及铁蛋白等,通过检查结果,了解透析的充分性,及时纠正贫血、电解质紊乱及甲状旁腺功能亢进等,调整透析方案,保证充分透析,减少并发症发生。

6. 皮肤口腔的卫生 尿毒症患者常因"尿素霜"沉积于皮肤,引起皮肤瘙痒、干燥、脱屑,要勤换衣、勤擦洗,避免使用碱性肥皂,经常修剪指甲,避免用力抓伤。还要注意口腔卫生,每天用含有氯己定的漱口剂漱口两次,若口腔黏膜出现小血泡最好自行消散吸收,勿咬破,以防出血感染。

7. 其他

(1)养成良好的生活习惯,如定时大便、保证充足睡眠、房间勤通风、身体状况允许的情况下适当锻炼身体等,提高免疫力,预防感冒。养成按时排便习惯、避免便秘,必要时可服通便药物。

(2)透析间期定期测量并记录血压。透析前告知医生,医生会根据血压及全身情况调整透析处方。

(3)适当的运动、充足的休息和睡眠。以乐观饱满的情绪配合医护人员战胜疾病。患者要树立战胜疾病的信心和耐心,保持身心愉快,心胸开阔和开朗。

(4)家庭和睦,成员互敬互爱,互相倾诉、互相体谅、互相支持。家庭使患者得到精神上的安慰和生活上的支持帮助,同样患者也是家人的精神支柱和爱的慰藉,珍惜家庭,珍惜爱,珍惜以往的幸福生活。

（二）血液透析患者健康教育的方法

1. 面对面交谈　由医生和护士向患者及家属讲解肾脏疾病的表现及透析的原理、方法、操作过程及注意事项，使患者及家属对透析有所了解。

2. 现身说法式教育　让透析时间长的患者现身说法打消初次透析患者的紧张、焦虑心理，增强治病信心。

3. 书面形式教育　向患者发放一些肾脏疾病及透析的宣传资料，如小册子、书籍，并给予讲解，在宣传窗栏张贴相关知识进行宣传。

4. 问答式教育　在透析过程中，多与患者交谈，了解病情的发展及他们的思想状况，及时为患者排忧解难。

三、腹膜透析患者健康教育的内容与方法

腹膜透析是终末期肾病患者的一种终身维持治疗的手段，是专业性很强的操作，长期治疗必须由患者自己实施，故患者的心理状态，对治疗的认识、自我护理的技巧的掌握，遵医行为的好坏，直接影响其生存质量。而健康教育又是护患双方活动的过程，通过向患者宣传疾病知识、履行护士的职责可减轻患者的痛苦、恢复患者的健康、提高患者的生活质量。

（一）入院时的宣教

腹膜透析患者因疾病带来精神和经济压力，故意志消沉、孤独，有的甚至产生厌世情绪。患者入院后护士要在护患平等的基础上与患者主动沟通，了解其个性需要和生活习惯，热情接待，使患者消除陌生感，适应新环境，树立战胜疾病的信心，主动参与腹膜透析前的各项检查，积极配合治疗。

1. 心理支持　心理支持应贯穿于腹膜透析治疗的全过程，因多种原因造成患者缺乏情感支持，易丧失信心，放弃治疗，护士应做好思想工作，引导患者逐步正视角色改变，并列举成功的例子，消除患者的紧张心理，让患者处于最佳心理状态。

2. 腹膜透析相关知识教育

（1）在置管前2天分析患者对腹膜透析的了解程度，详细介绍腹膜透析操作方法、注意事项、目的等并实施规范性计划性教育，通过组织专题讲座、患者交流会，提供相关资料如幻灯、投影、录像片、挂图等进行直观、具体、形象的教育，并把课程安排表及时印发给患者，使患者有一定知识，共同建立起指导合作或参与型的护患关系。

（2）评估患者的心理状态，并针对患者不同的心理状况做好思想工作，以最佳的状态积极主动地配合治疗。

（3）定时收集患者反馈信息，如工作紧张随机也可，除教会操作过程外更重要的是要提高患者的自主能力，如询问患者"您今日对透析过程掌握哪几点""关键环节是否会做""明天要达到何种程度"，使之循序渐进。

（4）组织患者观看录像片，让患者感觉到腹膜透析已逐渐进入了家庭生活，使其渐入角色，生活得更有信心。同时加强对家属的培训。

（5）了解患者及家属如何更换腹透液及腹透管出口处的护理。

（6）病房设立"知识天地"栏目，主动向患者介绍腹膜透析中常见的问题及透析与营养的关系，调配合理的营养膳食结构。做好饮食教育，并教会患者自我评价营养状况。

（7）考核患者家属对学习的内容掌握情况，不合格再次培训，做到重点强化、严格要求。

(二) 出院指导

1. **休息与活动** 指导患者要劳逸结合,预防感冒,保持心情舒畅,适当户外活动。

2. **饮食指导** 让患者及家属首先了解饮食营养的重要性,并且告知腹透中体内蛋白质和其他有用物质会随着腹膜透析部分流出,因此要遵循高蛋白质、高维生素、高热量、低磷的原则摄入。以提供足够营养,并拟定四季食谱,对伴有糖尿病、痛风、高血压等患者应分别详细指导。

3. **家庭腹膜透析指导** 到患者家中进行环境、设备的检查与指导,避免外因引起感染,按时更换,列出计划时间治疗,保证透析充分性,并对患者进行腹膜平衡实验,根据病情调节药液量,保证腹透出口处的清洁,产品无菌操作,防止腹膜炎的发生,并嘱患者定期到医院全面复查,及时掌握腹透效果和身体营养状况,调整治疗以保证效果。

(尚文俊　原芳芳　郑州大学第一附属医院)

参 考 文 献

[1] NASRI H,RAFIEIAN-KOPAEI M.On the occasion of world kidney day 2016:work together to better protect the kidney[J].J Nephropathol,2016,5(1):15-18.

[2] 甘良英,王梅.K/DOQI 关于慢性肾脏病贫血治疗的临床实践指南解读[J].中国血液净化,2008,7(8):455-458.

[3] 刘章锁,王沛.K/DOQI 指南关于慢性肾脏病分期的临床指导意义[J].中国实用内科杂志,2008,28(1):21-24.

[4] 陆晨,杨淑芬,岳华.慢性肾脏病的流行病学调查现状[J].医学综述,2008,14(3):370-372.

[5] AILEY R A,WANG Y,ZHU V,et al.Chronic kidney disease in US adults with type 2 diabetes:an updated national estimate of prevalence based on Kidney Disease:Improving Global Outcomes(KDIGO) staging[J].BMC Res Notes,2014,7(7):415.

[6] HALLAN S I,OVREHU M A,ROMUNDATAD S,et al.Long-term trends in the prevalence of chronic kidney disease and the influence of cardiovascular risk factors in Norway[J].Kidney Int,2016,90(3):665-673.

[7] 张路霞,王海燕.中国慢性肾脏病的现状及挑战——来自中国慢性肾脏病流行病学调查的启示[J].中华内科杂志,2012,51(7):497-498.

[8] DE JONG R W,JAGER K J,VANHOLDER R C,et al.Results of the European EDITH nephrologist survey on factors influencing treatment modality choice for end-stage kidney disease[J].Nephrol Dial Transplant,2021,37(1):126-138.

[9] 杜国伟,鲍晓荣.早期慢性肾脏疾病与心血管疾病的关系[J].中国临床医学,2006,13(1):126-128.

[10] LE W,LIANG S,HU Y,et al.Long-term renal survival and related risk factors in patients with IgA nephropathy:results from a cohort of 1155 cases in a Chinese adult population[J].Nephrol Dial Transplant,2012,27(4):1479-185.

[11] KALTSATOU A.Management of Blood Pressure and Heart Rate in Chronic Kidney Disease[J].Curr Pharm Des,2017,23(31):4603-4608.

第二十章

骨骼疾病健康教育

骨骼疾病是多种骨与关节疾病的总称,它包括骨质疏松、骨关节炎、脊柱非感染炎性疾病、颈椎病、腰椎间盘突出症、肩关节周围炎等多种慢性疾病,可引起多种急慢性颈肩腰腿疼痛,是中老年人的多发疾病。本章节选取最多发的骨质疏松、颈椎病、腰椎间盘突出症、骨关节炎四种疾病,讲述其健康教育与健康促进方法。

第一节　骨质疏松健康教育

骨质疏松症是多种原因引起的一组骨病,骨组织有正常的钙化,钙盐与基质呈正常比例,骨质疏松症是以单位体积内骨组织量减少为特点的代谢性骨病变。骨质疏松症可发生于不同性别和任何年龄,但多见于绝经后女性和老年男性。以骨骼疼痛、易于骨折为特征。

一、流行病学

(一) 定义和分类

1. 我国定义　2017 年中华医学会骨质疏松和骨矿盐疾病分会定义骨质疏松症(osteo-prosis,OP)是一种以骨量低,骨组织微结构损坏,导致骨脆性增加,易发生骨折为特征的全身性骨病,是最常见的骨骼疾病。

2. 其他定义　2001 年美国国立卫生研究院(National Institutes of health,NIH)将其定义为以骨强度下降和骨折风险增加为特征的骨骼疾病,骨强度涵盖骨量和骨质量两大要素,骨量降低是骨质疏松性骨折的主要危险因素,但还存在其他危险因素。

3. 分类　骨质疏松症可发生于任何年龄,但是随着年龄增长,其发病率增高,多见于绝经后女性和老年男性。骨质疏松症分为原发性和继发性两大类。原发性骨质疏松症包括绝经后骨质疏松症(Ⅰ型)、老年骨质疏松症(Ⅱ型)和特发性骨质疏松症(包括青少年型)。绝经后骨质疏松症一般发生在女性绝经后 5～10 年内,老年骨质疏松症一般指 70 岁以后发生的骨质疏松,特发性骨质疏松症主要发生在青少年,病因未明。继发性骨质疏松症指由任何影响骨代谢的疾病和/或药物及其他明确病因导致的骨质疏松。本节主要讲述针对原发性骨质疏松症的健康教育与健康促进。

(二) 流行特征

骨质疏松症是一种与增龄相关的骨骼疾病。2021 年末,我国 60 岁以上人口已超过 2.6 亿(约占总人口的 18.9%),65 岁以上人口近 2.0 亿(约占总人口的 14.2%),是世界上老年人口绝对数最大的国家。随着人口老龄化日趋严重,骨质疏松症已成为我国面临的重要公共健康问题。2021年流行病学调查显示,我国50岁以上人群骨质疏松症患病率女性为32.1%,男性为6.0%,60岁以上人群骨质疏松症患病率明显增高,女性高达51.6%。据估算目前我国骨质疏松症患者近9000万。

骨质疏松性骨折的常见部位是椎体、髋部、前臂远端、肱骨近端和骨盆等,其中最常见的是椎体骨折。国内基于影像学的流行病学调查显示,50岁以上女性椎体骨折患病率约为15%,50岁以后椎体骨折的患病率随增龄而渐增,80岁以上女性椎体骨折患病率可高达36.6%。髋部骨折是最严重的骨质疏松性骨折,近年来我国髋部骨折的发生率呈显著上升趋势。有研究显示,1990—1992年间,50岁以上髋部骨折发生率男性为83/10万,女性为80/10万;2002—2006年间,增长为男性129/10万和女性229/10万,分别增加了1.61倍和2.76倍。预计在未来几十年中国人髋部骨折发生率仍将处于增长期。

据估计,2015年我国主要骨质疏松性骨折(腕部、椎体和髋部)约为269万例次,2035年约为483万例次,到2050年约达599万例次。女性一生发生骨质疏松性骨折的危险性(40%)高于乳腺癌、子宫内膜癌和卵巢癌的总和,男性一生发生骨质疏松性骨折的危险性(13%)高于前列腺癌。骨质疏松性骨折的危害巨大,是老年患者致残和致死的主要原因之一。发生髋部骨折后1年之内,20%患者会死于各种并发症,约50%患者致残,生活质量明显下降。而且,骨质疏松症及骨折的医疗和护理,需要投入大量的人力、物力和财力,造成沉重的家庭和社会负担。据2015年预测,我国2015年、2035年和2050年用于主要骨质疏松性骨折(腕部、椎体和髋部)的医疗费用将分别高达720亿元、1320亿元和1630亿元。

(三)健康教育原则

骨质疏松症可防、可治。需加强对危险人群的早期筛查与识别,即使已经发生过脆性骨折的患者,经过适当的治疗,可有效降低再次骨折的风险。目前我国骨质疏松症诊疗率在地区间、城乡间还存在显著差异,整体诊治率均较低。即使患者发生了脆性骨折(椎体骨折和髋部骨折),骨质疏松症的诊断率仅为2/3左右,接受有效抗骨质疏松药物治疗者尚不足1/4。鉴于我国目前骨质疏松症诊治率过低的严峻现实,建议在社区医疗卫生工作中重视骨质疏松症及其骨折的防治,注意识别高危人群,给予及时诊断和合理治疗。

二、骨质疏松的危险因素

(一)发病机制

骨质疏松症及其骨折的发生是遗传因素和非遗传因素交互作用的结果(图20-1)。遗传因素主要影响骨骼大小、骨量、结构、微结构和内部特性。峰值骨量60%~80%由遗传因素决定,多种基因的遗传变异被证实与骨量调节相关。非遗传因素主要包括环境因素、生活方式、疾病、药物、跌倒相关因素等。骨质疏松症是由多种基因-环境因素等微小作用积累的共同结果。

骨骼需有足够的刚度和韧性维持骨强度,以承载外力,避免骨折。为此,要求骨骼具备完整的层级结构,包括I型胶原的三股螺旋结构、非胶原蛋白及沉积于其中的羟基磷灰石。骨骼的完整性由不断重复、时空偶联的骨吸收和骨形成过程维持,此过程称为"骨重建"。骨重建由成骨细胞、破骨细胞和骨细胞等组成的骨骼基本多细胞单位(basic multicellular unit,BMU)实施。成年前骨骼不断构建、塑形和重建,骨形成和骨吸收的正平衡使骨量增加,并达到骨峰值;成年期骨重建平衡,维持骨量;此后随年龄增加,骨形成与骨吸收呈负平衡,骨重建失衡造成骨丢失。

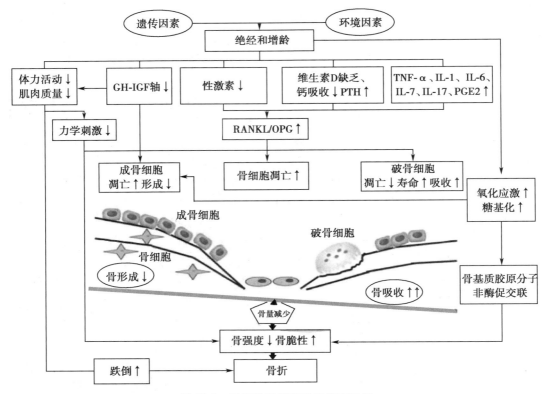

图 20-1　原发性骨质疏松症发病机制

　　绝经后骨质疏松症主要是由于绝经后雌激素水平降低,雌激素对破骨细胞的抑制作用减弱,破骨细胞的数量增加、凋亡减少、寿命延长,导致其骨吸收功能增强。尽管成骨细胞介导的骨形成亦有增加,但不足以代偿过度骨吸收,骨重建活跃和失衡致使小梁骨变细或断裂,皮质骨孔隙度增加,导致骨强度下降。雌激素减少降低骨骼对力学刺激的敏感性,使骨骼呈现类似于废用性骨丢失的病理变化。

　　老年性骨质疏松症一方面由于增龄造成骨重建失衡,骨吸收/骨形成比值升高,导致进行性骨丢失;另一方面,增龄和雌激素缺乏使免疫系统持续低度活化,处于促炎性反应状态。炎性反应介质肿瘤坏死因子 α(TNF-α)、白介素(IL,如 IL-1、IL-6、IL-7、IL-17)及前列腺素 E2(PGE2)均诱导 M-CSF 和 RANKL 的表达,刺激破骨细胞,并抑制成骨细胞,造成骨量减少。雌激素和雄激素在体内均具有对抗氧化应激的作用,老年人性激素结合球蛋白持续增加,使睾酮和雌二醇的生物利用度下降,体内的活性氧类(reactive oxidative species,ROS)堆积,促使间充质干细胞、成骨细胞和骨细胞凋亡,使骨形成减少。老年人常见维生素 D 缺乏及慢性负钙平衡,导致继发性甲状旁腺功能亢进。年龄相关的肾上腺源性雄激素生成减少、生长激素-胰岛素样生长因子轴功能下降、肌少症和体力活动减少造成骨骼负荷减少,也会使骨吸收增加。此外,随增龄和生活方式相关疾病引起的氧化应激及糖基化增加,使骨基质中的胶原分子发生非酶促交联,也会导致骨强度降低。

　　(二)危险因素

　　骨质疏松症是一种受多重危险因素影响的复杂疾病,危险因素包括遗传因素和环境因素等多方面。骨折是骨质疏松症的严重后果,也有多种骨骼外的危险因素与骨折相关。因此,临床上需注意识别骨质疏松症及其并发症骨折的危险因素,筛查高危人群,尽早诊断和防治骨质疏松症,减少骨折的发生。骨质疏松症的危险因素分为不可控因素与可控因素,后者包括不健康生活方式、疾病、药物等(表 20-1)。

表 20-1　骨质疏松症的主要危险因素

不健康生活方式		
体力活动少	过度饮酒	吸烟
饮过多含咖啡因的饮料	营养失衡	蛋白质摄入不足
钙和/或维生素 D 缺乏	高钠饮食	低体重
内分泌系统疾病		
甲状旁腺功能亢进症	垂体前叶功能减退症	早绝经(绝经年龄<40 岁)
库欣综合征	性腺功能减退症	糖尿病(Ⅰ型及Ⅱ型)
甲状腺功能亢进症	神经性厌食	雄激素抵抗综合征
高钙尿症		
胃肠道疾病		
炎性肠病	胃肠道旁路或其他手术	原发性胆汁性肝硬化
胰腺疾病	乳糜泻	吸收不良
血液系统疾病		
多发性骨髓瘤	白血病	淋巴瘤
单克隆免疫球蛋白病	血友病	镰状细胞贫血
系统性肥大细胞增多症	珠蛋白生成障碍性贫血	
风湿免疫性疾病		
类风湿关节炎	系统性红斑狼疮	强直性脊柱炎
其他风湿免疫性疾病		
神经肌肉疾病		
癫痫	卒中	肌萎缩
帕金森病	脊髓损伤	多发性硬化
其他疾病		
慢性代谢性酸中毒	终末期肾病	器官移植后
慢性阻塞性肺病	充血性心衰	结节病
特发性行脊柱侧凸	抑郁	肠外营养
淀粉样变	艾滋病	
药物		
糖皮质激素	抗癫痫药	芳香化酶抑制剂
促性腺激素释放激素类似物	肿瘤化疗药	质子泵抑制剂
甲状腺激素	噻唑烷二酮类胰岛素增敏剂	抗凝剂(肝素)
铝剂(抑酸剂)	选择性 5-羟色胺再摄取抑制剂	抗病毒药物
环孢霉素 A	他克莫司	

1. 不可控因素　主要有种族(患骨质疏松症的风险,白种人高于黄种人,而黄种人高于黑种人)、老龄化、女性绝经、脆性骨折家族史。

2. 可控因素

(1)不健康生活方式:包括体力活动少、吸烟、过量饮酒、过多饮用含咖啡因的饮料、营养失衡、蛋白质摄入过多或不足、钙和/或维生素 D 缺乏、高钠饮食、体重过低等。

(2)影响骨代谢的疾病:包括性腺功能减退症等多种内分泌系统疾病、风湿免疫性疾病、胃肠道疾病、血液系统疾病、神经肌肉疾病、慢性肾脏及心肺疾病等。

(3)影响骨代谢的药物:包括糖皮质激素、抗癫痫药物、芳香化酶抑制剂、促性腺激素释放激素类似物、抗病毒药物、噻唑烷二酮类药物、质子泵抑制剂和过量甲状腺激素等。

三、骨质疏松的健康教育

(一)目标

1. 目标人群　健康教育根据受众不同,其目标、内容、方法也有差异。骨质疏松健康教育的对象主要为骨质疏松症患者以及具备骨质疏松症危险因素的社区群众。

2. 骨质疏松健康教育的目标　①使目标群众知晓骨质疏松症,明了骨质疏松症的危害;②知道骨质疏松症的症状,掌握判断自己是否患有骨质疏松症的方法;③对目标群众进行骨质疏松症的普查;④促进骨质疏松症患者或具备骨质疏松症危险因素的群众主动就医;⑤减少骨质疏松症的发生;⑥减少骨质疏松症高危并发症的发生。

3. 骨质疏松的促进健康方法　①积极骨质疏松检查与自查;②实施骨质疏松三级预防;③根据骨质疏松状况及患者一般情况给予运动处方;④根据骨密度给予抗骨质疏松药物。

(二)主要内容

1. 骨质疏松症临床表现　骨质疏松症初期通常没有明显的临床表现,因而被称为"寂静的疾病"或"静悄悄的流行病"。但随着病情进展,骨量不断丢失,骨微结构破坏,患者会出现骨痛,脊柱变形,甚至发生骨质疏松性骨折等后果。部分患者可没有临床症状,仅在发生骨质疏松性骨折等严重并发症后才被诊断为骨质疏松症。

(1)疼痛:骨质疏松症患者,可出现腰背疼痛或全身骨痛。疼痛通常在翻身时、起坐时及长时间行走后出现,夜间或负重活动时疼痛加重,并可能伴有肌肉痉挛,甚至活动受限。

(2)脊柱变形:严重骨质疏松症患者,因椎体压缩性骨折,可出现身高变矮或驼背等脊柱畸形。多发性胸椎压缩性骨折可导致胸廓畸形,甚至影响心肺功能;严重的腰椎压缩性骨折可能会导致腹部脏器功能异常,引起便秘、腹痛、腹胀、食欲减低等不适。

(3)骨折:骨质疏松性骨折属于脆性骨折,通常指在日常生活中受到轻微外力时发生的骨折。骨折发生的常见部位为椎体(胸椎、腰椎),髋部(股骨近端),前臂远端和肱骨近端;其他部位如肋骨、跖骨、腓骨、骨盆等部位亦可发生骨折。骨质疏松性骨折发生后,再骨折的风险显著增加。

(4)对心理状态及生活质量的影响:骨质疏松症及其相关骨折对患者心理状态的危害常被忽略,主要的心理异常包括恐惧、焦虑、抑郁、自信心丧失等。老年患者自主生活能力下降,以及骨折后缺少与外界接触和交流,均会给患者造成巨大的心理负担。应重视和关注骨质疏松症患者的心理异常,并给予必要的治疗。

2. 骨质疏松风险评估　骨质疏松症是受多因素影响的复杂疾病,对个体进行骨质疏松风险评估,能为疾病早期防治提供有益帮助。临床上评估骨质疏松风险的方法较多,这里推荐国际骨质疏松基金会(International Osteoporosis Foundation,IOF)骨质疏松风险一分钟测试题和亚洲人骨质疏松自我筛查工具（osteoporosis self-assessment tool for Asians，OSTA），作为疾病风险的初筛工具。

（1）IOF 骨质疏松风险一分钟测试题：是根据患者简单病史，从中选择与骨质疏松相关的问题，由患者判断是与否，从而初步筛选出可能具有骨质疏松风险的患者。该测试题简单快速，易于操作，但仅能作为初步筛查疾病风险，不能用于骨质疏松症的诊断（表 20-2）。

表 20-2　国际骨质疏松基金会（IOF）骨质疏松症风险一分钟测试题

	编号	问题	回答
不可控因素	1	父母曾被诊断有骨质疏松或曾在轻摔后骨折？	是□否□
	2	父母中一人有驼背？	是□否□
	3	实际年龄超过 40 岁？	是□否□
	4	是否成年后因为轻摔后发生骨折？	是□否□
	5	是否经常摔倒（去年超过一次），或者因为身体较虚弱而担心摔倒？	是□否□
	6	40 岁后的身高是否减少超过 3cm？	是□否□
	7	是否体重过轻？（BMI 值少于 19kg/m²）	是□否□
	8	是否曾服用类固醇激素（例如可的松，泼尼松）连续超过 3 个月？（可的松通常用于治疗哮喘、类风湿性关节炎和某些炎症性疾病）	是□否□
	9	是否患有类风湿关节炎？	是□否□
	10	是否被诊断出有甲状腺功能亢进或是甲状旁腺功能亢进、I 型糖尿病、克罗恩病或乳糜泻等胃肠疾病或营养不良？	是□否□
生活方式（可控因素）	11	女士回答：是否在 45 岁或以前就停经？	是□否□
	12	女士回答：除了怀孕、绝经或子宫切除外，是否曾停经超过 12 个月？	是□否□
	13	女士回答：是否在 50 岁前切除卵巢又没有服用雌/孕激素补充剂？	是□否□
	14	男性回答：是否出现过阳痿、性欲减退或其他雄激素过低的相关症状？	是□否□
	15	是否经常大量饮酒（每天饮用超过两单位的乙醇，相当于啤酒 1 斤、葡萄酒 3 两或烈性酒 1 两）？	是□否□
	16	目前习惯吸烟或曾经吸烟？	是□否□
	17	每天运动量少于 30 min？（包括做家务、走路和跑步等）	是□否□
	18	是否不能食用乳制品，又没有服用钙片？	是□否□
	19	每天从事户外活动时间是否少于 10min，又没有服用维生素 D？	是□否□

结果判断：上述问题，只要其中有一题回答结果为"是"，即为阳性，提示存在骨质疏松症的风险，并建议进行骨密度检查或 FRAX 风险评估。

BMI：体重指数；FHAX：骨折风险评估工具。

（2）亚洲人骨质疏松自我筛查工具：OSTA 基于亚洲 8 个国家和地区绝经后妇女的研究，收集多项骨质疏松危险因素，并进行骨密度测定，从中筛选出 11 项与骨密度显著相关的危险因素，再经多变量回归模型分析，得出能较好体现敏感度和特异度的两项简易筛查指标，即年龄和体重。计算方法是：OSTA 指数＝[体重（kg）－年龄（岁）]×0.2，结果评定见表 20-3。也可以通过简图（图 20-2）根据年龄和体重进行快速查对评估。OSTA 主要是根据年龄和体重筛查骨质疏松症的风险，但需要指出，OSTA 所选用的指标过少，其特异性不高，需结合其他危险因素进行判断，且仅适用于绝经后妇女。

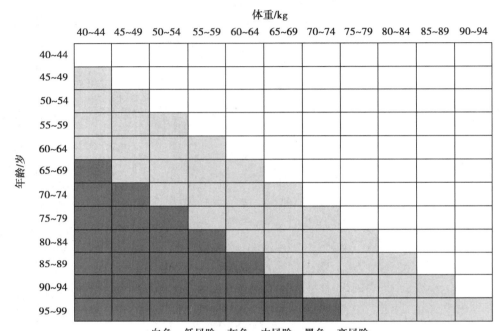

白色：低风险；灰色：中风险；黑色：高风险。

图 20-2　年龄、体重与骨质疏松风险级别的关系

表 20-3　OSTA 指数评价骨质疏松风险级别

风险级别	OSTA 指数
低	＞－1
中	－1～－4
高	＜－4

注：OSTA，即亚洲人骨质疏松自我筛查工具。

（3）骨质疏松性骨折的风险预测：WHO 推荐的骨折风险预测工具（fracture risk assessment tool，FRAX），根据患者的临床危险因素及股骨颈骨密度建立模型，用于评估患者未来 10 年髋部骨折及主要骨质疏松性骨折（椎体、前臂、髋部或肩部）的概率（表 20-4）。

表 20-4　FRAX 计算依据的主要临床危险因素、骨密度值及结果判断

危险因素	解释
年龄	模型计算的年龄是 40～90 岁，低于或超过此年龄段，按照 40 或 90 岁计算选择男性或女性

续表

危险因素	解释
性别	选择男性或女性
体重	填写单位是 kg
身高	填写单位是 cm
既往骨折史	指成年期自然发生或轻微外力下发生的骨折,选择　是与否
父母髋部骨折史	选择　是与否
吸烟	根据患者现在是否吸烟,选择　是与否
糖皮质激素	如果患者正在接受糖皮质激素治疗或接受过相当于泼尼松＞5 mg/d超过 3 个月,选择 是
类风湿关节炎	选择　是与否
继发性骨质疏松	如果患者具有与骨质疏松症密切关联的疾病,选择　是 这些疾病包括Ⅰ型糖尿病、成骨不全症的成人患者、长期未治疗的甲状腺功能亢进症、性腺功能减退症或过早绝经(＜45 岁)、慢性营养不良或吸收不良、慢性肝病
过量饮酒	乙醇摄入量大于等于 3 单位/d 为过量饮酒 一个单位的相当于 8～10g 乙醇,相当于 285mL 啤酒,120mL 葡萄酒,30mL 烈性酒
骨密度	先选择测量骨密度的仪器,然后填写股骨颈骨密度的实际测量值(g/cm^2),如果患者没有测量骨密度,可以不填此项,系统将根据临床危险因素进行计算
结果判断	FRAX 预测的髋部骨折概率≥3％或任何主要骨质疏松性骨折概率≥20％时,为骨质疏松性骨折高危患者,建议给予治疗;FRAX 预测的任何主要骨质疏松性骨折概率为 10％～20％时,为骨质疏松性骨折中风险;FRAX 预测的任何主要骨质疏松性骨折概率＜10％,为骨质疏松性骨折低风险

注:FRAX,即骨折风险评估工具。

(4)目前双能 X 线吸收检测法(dual energy X-ray absorptiometry,DXA)骨密度检测仪已在我国广泛推广,我国已经将骨密度检测项目纳入 40 岁以上人群常规体检内容,因此本书简要介绍 DXA 使用标准及方法供医师使用(表 20-5)。

表 20-5　骨密度测量的临床指征

符合以下任何一条,建议行骨密度测定

- 女性 65 岁以上和男性 70 岁以上者
- 女性 65 岁以下和男性 70 岁以下,有一个或多个骨质疏松危险因素者
- 有脆性骨折史的成年人
- 各种原因引起的性激素水平低下的成年人
- X 线影像已有骨质疏松改变者
- 接受骨质疏松治疗、进行疗效监测者
- 患有影响骨代谢疾病或使用影响骨代谢药物史者
- IOF 骨质疏松症一分钟测试题回答结果阳性者
- OSTA 结果≤1 者

IOF:国际骨质疏松基金会;OSTA:亚洲人骨质疏松自我筛查工具。

　　DXA 骨密度测量是临床和科研最常用的骨密度测量方法,可用于骨质疏松症的诊断、骨折风险性预测和药物疗效评估,也是流行病学研究常用的骨骼评估方法。其主要测量部位是中轴骨,包括腰椎和股骨近端,如腰椎和股骨近端测量受限,可选择非优势侧桡骨远端 1/3(33%)。DXA 正位腰椎测量感兴趣区包括椎体及其后方的附件结构,故其测量结果受腰椎的退行性改变(如椎体和椎小关节的骨质增生硬化等)和腹主动脉钙化影响。DXA 股骨近端测量感兴趣区分别为股骨颈、大粗隆、全髋和 Wards 三角区的骨密度,其中用于骨质疏松症诊断感兴趣区是股骨颈和全髋。另外,不同 DXA 机器的测量结果如未行横向质控,不能相互比较。新型 DXA 测量仪所采集的胸腰椎椎体侧位影像,可用于椎体形态评估及其骨折判定(vertebral fracture assessment,VFA)。

　　(5)骨质疏松症诊疗流程:见图 20-3。

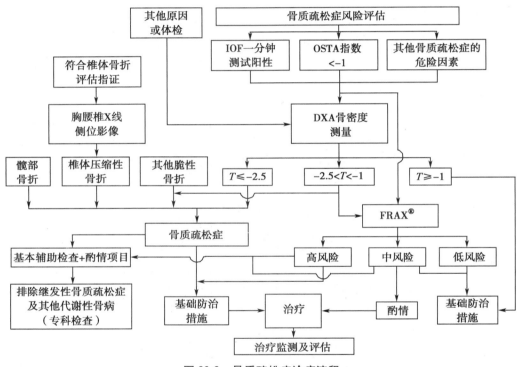

图 20-3　骨质疏松症诊疗流程

　　3. 骨质疏松症的防治原则　骨骼强壮是维持人体健康的关键,骨质疏松症的防治应贯穿于生命全过程,骨质疏松性骨折会增加致残率或致死率,因此骨质疏松症的预防与治疗同等重要。骨质疏松症的主要防治目标包括改善骨骼生长发育,促进成年期达到理想的峰值骨量;维持骨量和骨质量,预防增龄性骨丢失;避免跌倒和骨折。骨质疏松症初级预防指尚无骨质疏松但具有骨质疏松症危险因素者,应防止或延缓其发展为骨质疏松症并避免发生第一次骨折;骨质疏松症二级预防和治疗指已有骨质疏松症或已经发生过脆性骨折,防治目的是避免发生骨折或再次骨折。骨质疏松症的防治措施主要包括基础措施、药物干预和康复治疗。

　　(1)基础措施:包括调整生活方式和骨健康基本补充剂。

　　调整生活方式包括以下几点。

1)加强营养,均衡膳食:建议摄入富含钙、低盐和适量蛋白质的均衡膳食,推荐每日蛋白质摄入量为 0.8～1.0g/kg 体重,并每天摄入牛奶 300mL 或相当量的奶制品。

2)保证充足日照:建议上午 11:00 到下午 3:00 间,尽可能多地暴露皮肤于阳光下晒 15～30分钟(取决于日照时间、纬度、季节等因素),每周两次,以促进体内维生素 D 的合成,尽量不涂抹防晒霜,以免影响日照效果。但需注意避免强烈阳光照射,以防灼伤皮肤。

3)规律运动:建议进行有助于骨健康的体育锻炼和康复治疗。运动可改善机体敏捷性、力量、姿势及平衡等,减少跌倒风险。运动还有助于增加骨密度。适合于骨质疏松症患者的运动包括负重运动及抗阻运动,推荐规律的负重及肌肉力量练习,以减少跌倒和骨折风险。肌肉力量练习包括重量训练,其他抗阻运动及行走、慢跑、太极拳、瑜伽、舞蹈和乒乓球等。运动应循序渐进、持之以恒。骨质疏松症患者开始新的运动训练前应咨询临床医生,进行相关评估。

4)戒烟、限酒,避免过量饮用咖啡,避免过量饮用碳酸饮料。

5)尽量避免或少用影响骨代谢的药物。

骨健康基本补充剂包括以下几种。

1)钙剂:充足的钙摄入对获得理想骨峰值、减缓骨丢失、改善骨矿化和维护骨骼健康有益。2013 版中国居民膳食营养素参考摄入量建议,成人每日钙推荐摄入量为 800mg(元素钙),50 岁及以上人群每日钙推荐摄入量为 1 000～1 200mg。尽可能通过饮食摄入充足的钙,饮食中钙摄入不足时,可给予钙剂补充。营养调查显示我国居民每日膳食约摄入元素钙 400mg,故尚需每日补充元素钙 500～600mg。钙剂选择需考虑其钙元素含量、安全性和有效性。其中碳酸钙含钙量高,吸收率高,易溶于胃酸,常见不良反应为上腹不适和便秘等。枸橼酸钙含钙量较低,但水溶性较好,胃肠道不良反应小,且枸橼酸有可能减少肾结石的发生,适用于胃酸缺乏和有肾结石风险的患者。高钙血症和高钙尿症时应避免使用钙剂。补充钙剂需适量,超大剂量补充钙剂可能增加肾结石和心血管疾病的风险。在骨质疏松症的防治中,钙剂应与其他药物联合使用,目前尚无充分证据表明单纯补钙可以替代其他抗骨质疏松药物治疗。

2)维生素 D:充足的维生素 D 可增加肠钙吸收、促进骨骼矿化、保持肌力、改善平衡能力和降低跌倒风险。维生素 D 不足可导致继发性甲状旁腺功能亢进,增加骨吸收,从而引起或加重骨质疏松症。同时补充钙剂和维生素 D 可降低骨质疏松性骨折风险。维生素 D 不足还会影响其他抗骨质疏松药物的疗效。在我国维生素 D 不足状况普遍存在,7 个省份的调查报告显示:55 岁以上女性血清 25OHD 平均浓度为 18μg/L,61.0%绝经后女性存在维生素 D 缺乏。2013 版中国居民膳食营养素参考摄入量建议,成人推荐维生素 D 摄入量为 400IU(10μg)/d;65 岁及以上老年人因缺乏日照,以及摄入和吸收障碍常有维生素 D 缺乏,推荐摄入量为 600IU(15μg)/d;可耐受最高摄入量为 2 000IU(50μg)/d;维生素 D 用于骨质疏松症防治时,剂量可为 800～1 200IU/d。对于日光暴露不足和老年人等维生素 D 缺乏的高危人群,建议酌情检测血清 25OHD 水平,以了解患者维生素 D 的营养状态,指导维生素 D 的补充。有研究建议老年人血清 25OHD 水平应达到或高于 75nmol/L(30μg/L),以降低跌倒和骨折风险。临床应用维生素 D 制剂时应注意个体差异和安全性,定期监测血钙和尿钙浓度。不推荐使用活性维生素 D 纠正维生素 D 缺乏,不建议 1 年单次较大剂量普通维生素 D 的补充。

(2)开具运动处方及药物治疗:应由专门的骨科医生进行,本书仅介绍原则及一般用药。

运动处方开具原则：①运动的总量；②分次运动的量；③运动频次；④达成目标；⑤终止条件；⑥复诊时间；⑦随时调节。

运动疗法简单实用，不仅可增强肌力与肌耐力，改善平衡、协调性与步行能力，还可改善骨密度、维持骨结构，降低跌倒与脆性骨折风险等，发挥综合防治作用。运动疗法需遵循个体化、循序渐进、长期坚持的原则。治疗性运动包括有氧运动（如慢跑、游泳）、抗阻运动（如负重练习）、冲击性运动（如体操、跳绳）、振动运动（如全身振动训练）等。我国传统健身方法太极拳等可增加髋部及腰椎骨密度，增强肌肉力量，改善韧带及肌肉、肌腱的柔韧性，提高本体感觉，加强平衡能力，降低跌倒风险。运动锻炼要注意少做躯干屈曲、旋转动作。骨质疏松性骨折早期应在保证骨折断端稳定性的前提下，加强骨折邻近关节被动运动（如关节屈伸等）及骨折周围肌肉的等长收缩训练等，以预防肺部感染、关节挛缩、肌肉萎缩及废用性骨质疏松；后期应以主动运动、渐进性抗阻运动及平衡协调与核心肌力训练为主。骨质疏松性骨折早期应在保证骨折断端稳定性的前提下，加强骨折邻近关节被动运动（如关节屈伸等）及骨折周围肌肉的等长收缩训练等，以预防肺部感染、关节挛缩、肌肉萎缩及废用性骨质疏松；后期应以主动运动、渐进性抗阻运动及平衡协调与核心肌力训练为主。

一般用药：有效的抗骨质疏松症药物可以增加骨密度，改善骨质量，显著降低骨折的发生风险，抗骨质疏松症药物治疗的适应证包括经骨密度检查确诊为骨质疏松症的患者；已经发生过椎体和髋部等部位脆性骨折者；骨量减少但具有高骨折风险的患者（表 20-6，表 20-7）。

表 20-6 抗骨质疏松症药物治疗适应证

抗骨质疏松症药物治疗适应证
· 发生椎体脆性骨折（临床或无症状）或髋部脆性骨折者
· DXA 骨密度（腰椎、股骨颈、全髋部或桡骨远端 1/3）T 值≤−2.5，无论是否有过骨折
· 骨量低下者（骨密度：−2.5<T 值<−1.0），具备以下情况之一：
—发生过某些部位的脆性骨折（肱骨上段、前臂远端或骨盆）
—FRAX 工具计算出未来 10 年髋部骨折概率≥3%或任何主要骨质疏松性骨折发生概率≥20%

注：DXA，即双能 X 线吸收检测法；FRAX，即骨折风险评估工具。

表 20-7 防治骨质疏松症主要药物

骨吸收抑制剂	骨形成促进剂	其他机制类药物	中药
双磷酸盐	甲状旁腺激素类似物	活性维生素 D 及其类似物	骨碎补总黄酮制剂
降钙素		维生素 K2 类	淫羊藿苷类制剂
雌激素		锶盐	人工虎骨粉制剂
选择性雌激素受体调节剂			
RANKL 抑制剂（国内尚未上市）			

（三）主要方法

1. 骨质疏松症健康教育需求评估 指针对目标人群的骨质疏松问题，全面系统地收集各种相关资料，并对这些资料进行整理、分析，确定与健康问题相关的行为和影响因素以及可利用的健康教育资源的过程。

2. 骨质疏松症健康教育活动　主要包括社区动员、人际传播以及结合社区服务开展宣传 3 个方面。

(1)社区动员:指通过宣传倡导动员社区机构、民间力量支持并参与健康促进与教育工作的过程,包括宣传骨质疏松症知识、建立社区合作伙伴关系、发展社区工作网络与队伍 3 个方面的工作内容。

社区宣传动员:社区宣传动员活动要突出重点、引发关注、普及知识、引导社会舆论。常见做法包括:①宣讲会、报告会,组织医院医师进行骨质疏松症知识宣讲会,可以邀请上级医院医生合作,效果会更好;②乡村干部例会,利用乡村干部例会的机会进行宣传动员、工作协调与部署,明确各方责任与分工,是乡村一级动员的常用方式;③邀请上级医院合作义诊,通过举办活动邀请相关各方参与,借上级医院合作义诊时机进行宣传动员形成行动联盟,共同推动传播活动的深入开展;④健康赶集、组织文艺演出,通过举办社区健康文化活动,将项目宣传融入健康赶集、文艺演出、知识竞赛等活动中,促进社区形成促进项目开展的氛围及大家共同参与的意识。

建立社区合作伙伴关系:健康教育往往需要联合当地政府、妇联、学校、医院、志愿者组织等单位采取联合行动,因此争取合作伙伴的支持是社区动员的重要工作。常见做法包括:①对社会相关组织,上门走访,介绍骨质疏松症知识,评估相关部门关注点与利益,找到利益共同点,争取双赢、多赢;②对上级医院部门,建立合作小组,定期协调会商机制,下达任务指标。

发展社区工作网络与队伍:发展社区网络指的是动员与培训基层开展骨质疏松症健康教育的骨干力量,如村医、妇联主任、健康保健员、同伴教育者、民间志愿者等。培养乡村健康教育骨干不是最终目的,目的是让这些骨干能深入目标人群开展日常的健康教育活动。常见做法包括:①乡村干部例会,系统内骨干通过培训掌握开展传播相关技能,社区志愿者主要通过招募、培训、团队管理、激励、分享等方式带动队伍的发展壮大;②建立骨干与目标人群网格化管理,可以按照目标人群的居住地(如同村、同街)、行政管理划分(如同居委会、同生产队、同村民小组)或兴趣爱好(如歌唱队、微信好友群等)将相关传播任务分工包干给健康骨干或同伴教育者,形成一种网络化传播格局;③将传播任务(如开展同伴教育、讲座、咨询、家访的次数及参与人数)分解到人,实行三包(包村/街、包片、包小组),细化项目管理;④成立健康自我管理小组:培养一批同伴教育者或健康教育志愿者,他们应具备简单地判断骨质疏松症的临床表现,并能简单地应用骨质疏松风险一分钟测试题(IOF)和亚洲人骨质疏松自我筛查工具(OSTA),并在目标人群中有一定声望,让他们去联络目标人群形成同伴教育小组(如骨质疏松症自我管理小组),通过定期沟通与小组活动传播健康信息。

(2)人际传播:人际传播是信息在个人与个人之间的传播,其主要形式是面对面的传播,与其他交流方式相比,人际传播往往是最有效的促进与激励目标人群接受健康观念与行为的方法。人际传播有多种形式,如通过医务人员、学校学生、志愿者等对家庭及个人进行个人咨询、入户指导、讲座与示范、同伴教育、小组讨论等都是人际传播的方法。人际传播是行为干预的主要手段,开展人际传播首先需要评估目标人群的需求及骨质疏松症健康情况,然后针对个人行为问题提供有针对性的建议,并为目标人群提供咨询与行为激励、提高技能,帮助解决改变行为的障碍,最后促进目标人群做出健康决策。有效的人际传播需要建立在平等互信基础上,采用开放平等、双向交流、体验分享的参与式交流方式来进行。

常用的人际传播方式包括以下几种。

1)门诊咨询:门诊咨询活动是基层医生在接诊过程中为目标人群提供骨质疏松症健康

教育问题评估、解答骨质疏松症问题、提供针对性的信息和具体建议的过程,以帮助人们作出适宜于自身的决策。

2)入户指导:指到居民家中面对面交流的方式。入户指导既是了解目标人群骨质疏松症健康情况、探寻不利于健康行为改变因素的常用方法,同时也是传播健康信息、培养健康技能的有效途径。

3)讲座/示范:讲座指针对骨质疏松症健康教育主题,进行系统、全面的健康知识、技能的讲解,促进目标人群的行为改变。示范是针对行为的一些技巧进行实操性示范与演练,可结合实物、模型、绘图等直观教具和具体的操作方法演示给目标人群,指导参与者按照要求和操作步骤,练习和掌握这一操作技能的过程。如为骨质疏松症患者示范骨质疏松症模型、运动范式等。

4)同伴教育:指人们通常愿意听取年龄相仿、知识背景、兴趣爱好相近的同伴、朋友的意见和建议、经验分享,利用有影响力和号召力的个人向其周围的同伴传播骨质疏松症健康教育知识,激励同伴改变行为的过程。

5)小组讨论:小组交流活动是群体健康教育常用的方法,通过目标人群之间互相交流、互相探讨,分享经验,对于提高对健康问题的认识、帮助认识到自身不健康行为的危害、相互激励并达成改变行为、采取行动的共识,帮助克服行为改变的障碍、增强决策技能均有助益。

人际传播注意事项包括:①确保宣传者提供正确的信息:提供技术培训;②确保宣传者掌握沟通方法和技巧:进行培训,现场练习;③确保宣传者正确使用宣传材料;④围绕目标人群需求及文化"特点"开展面对面交流;⑤运用身边案例,增加说服效果;⑥晓之以理、动之以情;⑦反馈机制:宣传者与目标人群之间的互动和反馈,宣传者与上级领导的沟通与反馈;⑧有效的监督、考核、激励机制。

(3)结合社区服务开展宣传:基层健康促进与教育工作,往往需要通过社区基层医生、村干部、妇联组织、志愿者日常工作来开展与实施,如乡村医生利用体检机会或门诊咨询机会向老年人宣传预防骨质疏松症的常识;另外,乡镇政府结合干部大会开展动员与传播,结合送医、送药、送知识等"三下乡活动"开展骨质疏松症知识传播,结合当地民族节日文艺演出开展知识竞赛等,这些扎根于基层的社区服务或活动本身对老百姓有天然的亲和力,或是他们日常健康或文化生活所需,将健康教育内容有机融入或结合在一起开展传播往往能达到更加理想的效果。

利用社区服务场所开展健康教育也是基层工作经常使用的一种传播方式,如小卖部、村委会、邮局周边、医院、乡镇卫生院、村卫生室等目标人群常去或接受社区服务的场所,可以通过张贴海报、展示服务标识、发放宣传材料来宣传提供什么服务、有什么优惠措施、电话与联系人等帮助信息,如果能在相关服务提供过程中(如一般体检、慢性病门诊、骨质疏松检查)结合人际传播活动,利用服务对象信赖的医生进行面对面倡导与宣传,则不失为一种效果良好的传播方式。可以通过以下方式开展宣传与行为倡导:①张贴海报、设置宣传栏、悬挂横幅;②发放宣传材料、服务联系卡;③面对面服务中提供宣传及治疗(如骨质疏松症检查、DXA 检查、开具运动处方)。

3. 骨质疏松健康教育传播材料 社区有很多公共传播媒介可以用来传播信息、营造健康教育的氛围,达到传递健康教育核心信息、传播与倡导健康教育理念、引发公众关注与参与的目的。本书将以举例的形式提供一些传播材料,读者应根据骨质疏松健康教育传播内容,不拘一格,创造适于自身的健康教育材料。

社区媒介种类有以下几种。

(1)社区自身的广播、电视播放系统、期刊杂志等传统大众媒介。例如骨质疏松健康教育宣传单、宣传册，骨质疏松三级预防卡(图 20-4)。

- 骨质疏松症可防可治。
- 人的各个年龄阶段都应注重骨质疏松的预防，婴幼儿和年轻人的生活方式都与骨质疏松的发生有密切联系。
- 人体骨骼中的矿物含量在30多岁达到最高，医学上称之为峰值骨量。峰值骨量越高，就相当于人体中的"骨矿银行"储备越多，到老年发生骨质疏松症的时间越推迟，程度也越轻。
- 老年后积极改善饮食和生活方式，坚持钙和维生素D的补充可预防或减轻骨质疏松。
- **均衡饮食**：增加饮食中钙及适量蛋白质的摄入，低盐饮食。钙质的摄入对于预防骨质疏松症具有不可替代的作用。嗜烟、酗酒、过量摄入咖啡因和高磷饮料会增加骨质疏松的发病危险。
- **适量运动**：人体的骨组织是一种有生命的组织，人在运动中肌肉的活动会不停地刺激骨组织，使骨骼更强壮。运动还有助于增强机体的反应性，改善平衡功能，减少跌倒的风险。这样骨质疏松症就不容易发生。
- **增加日光照射**：中国人饮食中所含维生素D非常有限，大量的维生素D_3依赖皮肤接受阳光紫外线的照射后合成。经常接受阳光照射会对维生素D的生成及钙质吸收起到非常关键的作用。正常人平均每天至少20分钟日照。

> 提示：防晒霜、遮阳伞也会使女性骨质疏松几率加大。平时户外光照不足的情况下，出门又要涂上厚厚的防晒霜或者用遮阳伞，会影响体内维生素D的合成。

- 骨质疏松症任何阶段开始治疗都比不治疗好。及早得到正规检查，规范用药，可以最大程度降低骨折发生风险，缓解骨痛等症状，提高生活质量。
- 骨质疏松的预防和治疗需在医生指导下进行，其防治策略包括基础措施和药物治疗两部分。
- 基础措施包括调整生活方式和骨健康基本补充剂。调整生活方式：富含钙、低盐和适量蛋白质的均衡饮食；注意适当户外运动；避免嗜烟、酗酒；慎用影响骨代谢的药物；采取防止跌倒的各种措施。骨健康基本补充剂包括钙剂和维生素 D。
- 药物治疗包括抗骨吸收药物、促进骨形成药物以及一些多重机制的药物。必须在医师的指导下应用。

> 提示：高危人群应当尽早到正规医院进行骨质疏松检测，做到早诊断，早预防、早治疗。

《骨质疏松防治的11点提示》

1. 骨质疏松症是可防可治的慢性病。

2. 人的各个年龄阶段都应注重骨质疏松的预防，婴幼儿和年轻人的生活方式都与成年后骨质疏松的发生有密切联系。

3. 富含钙、低盐和适量蛋白质的均衡饮食对预防骨质疏松有益。

4. 无论男性或女性，吸烟都会增加骨折的风险。

5. 不过量饮酒。每日饮酒量应控制在标准啤酒570mL、白酒60mL、葡萄酒240mL或开胃酒120mL之内。

6. 步行和跑步等能够起到提高骨强度作用。

7. 平均每天至少20分钟日照。充足的光照会对维生素D的生成及钙质吸收起到非常关键的作用。

8. 负重运动可以让身体获得及保持最大的骨强度。

9. 预防跌倒。老年人90%以上的骨折由跌倒引起。

10. 高危人群应当尽早到正规医院进行骨质疏松检测早诊断。

11. 相对不治疗而言，骨质疏松症任何阶段开始治疗都不晚，但早诊断和早治疗会大大受益。

图 20-4　骨质疏松三级预防卡

（2）海报、横幅、公告板、宣传栏、告示牌、标语、电子屏等（图 20-5）。

（3）社区利益相关人群利用微博、QQ、微信等新媒体形成的社交媒介，如医生患者交流群、老乡群、单位同事群、各种兴趣群等（图 20-6）。

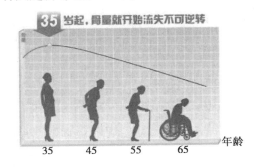

正常骨　　　　　骨质疏松骨

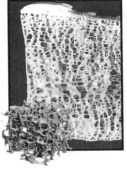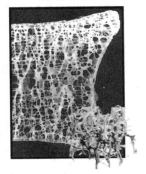

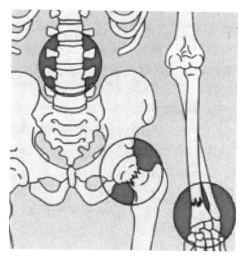

图 20-5　宣传海报示例

骨质疏松自我测试十题：	
1	您的父母有没有轻微碰撞或跌倒时就会发生髋骨骨折的情况？
2	您是否曾经因为轻微的碰撞或者跌倒就会伤到自己的骨骼？
3	您经常连续3个月以上服用"可的松、强的松"等激素类药品吗？
4	您的身高是否降低了3厘米？
5	您经常过度饮酒吗？
6	您每天吸烟超过20支吗？
7	您经常患痢疾腹泻吗？
8	女士回答：您是否在45岁前就绝经了？
9	女士回答：您曾有过连续12个月以上没有月经吗？（除了怀孕期间）
10	男士回答：您是否患有ED或者缺乏性欲这些症状？

图 20-6　微信骨质疏松自我测试题

（4）带有地方文化特色的传统文艺节目、赶集及歌友会等当地自发组织的各类文化、体育群体组织，也是重要的社区传播媒介。作为基层健康教育工作者，要学会充分挖掘利用适用于健康传播项目的社区传播媒介。在实际工作过程中，也可以组合不同的社区传播媒介进行多层次、多方位立体传播。健康教育核心信息需要不断地重复宣传，并与社区动员、人际传播活动相互配合，能起到相互强化与协同的传播效果。

4. 骨质疏松症社区康复的团队建设　社区康复是 1976 年由 WHO 提出的一种经济有效，覆盖面广，在家庭和社区层次上为病、伤、残者提供康复服务的新途径。近年来我国社区康复治疗发展较快，全国各地都相继开展了社区康复的相关研究。目前社区康复管理模式多以政府政策为引导，并依托残联和相关康复医疗机构建立康复指导中心，街道、乡镇等基层单位建立社区卫生服务站，从而提供一系列社区康复服务。近年来，随着信息技术的飞速发展，一些地方已实现社区康复管理信息化并逐渐成为一种趋势，这种信息化管理模式是以信息技术为基础,通过构建社区服务管理平台、康复诊疗平台、双向转诊平台等多个平台及数据库,规范社区康复医疗服务,提高社会资源利用率,充分调动患者及其家属配合治疗的积极性实现疗效最优化,最终促进社区包容性发展。信息技术介导下社区康复管理模式应用前景广阔,相信随着信息技术的高速发展,必将为社区康复的蓬勃发展带来新的契机。

社区康复团队在欧美等发达国家必须由经过资格认证的人员组成,主要包括康复医师、物理治疗师、作业治疗师、心理治疗师等,而在国内,社区康复团队多数尚未建立,仅形成了以针灸治疗师、推拿医师等成员构成中医康复模式。目前,社区康复医疗人力资源仍严重不足,且每年经康复医学教育培养、具备一定资质的专科医师及治疗师数量有限,存在巨大的人才缺口。故绝大多数社区尚未形成社区康复治疗团队,不能开展系统性的康复治疗。

总体而言,尽管社区康复发展迅速,但大多数社区康复治疗点未经过正规培训,社区康复人员尚不能满足社区康复治疗需求,以治疗团队模式化开展工作,仍有待落实。现已有地区尝试构建"五化合一"的人才培养模式,即实现教学理实一体化、实训模拟临床化、技能操作模块化、毕业实习专科化、职业素质养成一贯化,成果显著,值得在社区康复人才队伍组建中借鉴推广,从而保证社区康复工作的进一步推进。

第二节　颈椎病健康教育

颈椎病又称为颈椎综合征,主要由于颈椎长期劳损、骨质增生,或椎间盘脱出、韧带增厚,致使颈椎脊髓、神经根或椎动脉受压,出现一系列功能障碍的临床综合征。表现为颈椎失稳、松动;髓核突出或脱出;骨刺形成;韧带肥厚和继发的椎管狭窄等,刺激或压迫了邻近的神经根、脊髓、椎动脉及颈部交感神经等组织,引起一系列症状和体征。随着生活节奏的不断加快,该病在脊椎病患者中所占的比例呈现递增状态。而该病的健康教育与健康促进也成为目前学者的研究重点。

一、流行病学

(一)定义和分类

1. 中国定义　颈椎病又称颈椎综合征,是颈椎骨关节炎、增生性颈椎炎、颈神经根综合征、颈椎间盘脱出症的总称,是一种以退行性病理改变为基础的疾患。

2. WHO定义　颈椎病是指颈椎椎间盘退行性改变及其继发的相邻结构病理改变累及周围组织结构(神经、血管等)并出现与影像学改变相应的临床表现的疾病。这一定义包含以下基本内容:①颈椎椎间盘退变或椎间关节退变;②病理改变累及周围组织;③出现相应的临床症状和体征;④有相应的影像学改变。

3. 分类

(1)颈椎病的分型根据不同组织结构受累而出现的不同临床表现,可将颈椎病分为颈型、神经根型、脊髓型和其他型。

(2)各分型的主要表现

颈型颈椎病:①患者主诉枕部、颈部、肩部疼痛等异常感觉,可伴有相应的压痛点;②影像学检查结果显示颈椎退行性改变;③除外其他颈部疾患或其他疾病引起的颈部症状。

神经根型颈椎病:①具有较典型的神经根症状(手臂麻木、疼痛),其范围与颈脊神经所支配的区域一致,体检示压颈试验或臂丛牵拉试验阳性;②影像学检查所见与临床表现相符合；③除外颈椎以外病变(胸廓出口综合征、网球肘、腕管综合征、肩周炎、肱二头肌腱鞘炎及肺尖部肿瘤等)所致以上肢疼痛为主的疾患。

脊髓型颈椎病：①临床上出现典型的颈脊髓损害的表现，以四肢运动障碍、感觉及反射异常为主；②影像学检查所见有明确的脊髓受压征象，并与临床症状相应；③除外肌萎缩侧索硬化症、椎管内占位、急性脊髓损伤、脊髓亚急性联合变性、脊髓空洞症、慢性多发性周围神经病等。

其他型颈椎病：该分型涵盖既往分型中的椎动脉型、交感型颈椎病。①临床表现为眩晕、视物模糊、耳鸣、手部麻木、听力障碍、心动过速、心前区疼痛等一系列交感神经症状。体检可出现旋颈试验阳性；②影像学表现为 X 线片可显示节段性不稳定；MRI 表现为颈椎间盘退变；③除外眼源性、心源性、脑源性及耳源性眩晕等其他系统疾病。

(二)流行特征

颈椎病可发于任何年龄，尤好发于老年人。40～60 岁为高发年龄。统计表明：我国 50 岁人群中大约 25％人患过或正患颈椎病，到了 60 岁，患病率则高达 50％。目前我国颈椎病不但发病率正呈逐渐升高的趋势，而且正逐渐呈现出年轻化趋势。2014 年针对不同职业、年龄和性别者进行问卷表和 X 线片调查。结果发现：颈椎病患者中，干部、技术员、财会人员分别为 78.83％、74.21％ 和 58.70％；工作紧张、长期伏案者占 59.75％；喜高中枕者占 80.03％。X 线片病变部位 $C_{5\sim6}$ 40.79％，$C_{4\sim5}$ 26.29％，$C_{6\sim7}$ 18.20％；椎体前后缘骨刺 65.75％，椎间隙变窄 36.87％，间孔变窄 29.19％，生理曲度异常 31.03％。

(三)健康教育原则

强调颈椎病是长期、慢性形成，防治应有长期治疗的心理准备。需加强对危险人群的早期筛查与识别。目前我国颈椎病诊疗率在地区间、城乡间还存在显著差异，整体诊治率均较低。多数患者不能早期诊治，往往就诊时已失去防治机会，必须手术治疗。鉴于我国目前颈椎病诊治率过低的严峻现实，建议在社区医疗卫生工作中重视颈椎病的防治，注意识别高危人群，给予及时诊断和合理治疗。

二、颈椎病的危险因素

1. 颈椎的退行性变　颈椎退行性改变是颈椎病发病的主要原因，其中椎间盘的退变尤为重要，是颈椎诸结构退变的首发因素，并由此演变出一系列颈椎病的病理解剖及病理生理改变：①椎间盘变性；②韧带-椎间盘间隙的出现与血肿形成；③椎体边缘骨刺形成；④颈椎其他部位的退变；⑤椎管矢状径及容积减小。

2. 发育性颈椎椎管狭窄　近年来已明确颈椎管内径，尤其是矢状径，不仅对颈椎病的发生与发展，而且与颈椎病的诊断、治疗、手术方法选择以及预后判定均有着十分密切的关系。有些人颈椎退变严重，骨赘增生明显，但并不发病，其主要原因是颈椎管矢状径较宽，椎管内有较大的代偿间隙。而有些患者颈椎退变并不十分严重，但症状出现早而且比较严重。

3. 慢性劳损　慢性劳损是指超过正常生理活动范围最大限度或局部所能耐受时值的各种超限活动。因其有别于明显的外伤或生活、工作中的意外，因此易被忽视，但其对颈椎病的发生、发展、治疗及预后等都有着直接关系，此种劳损的产生与起因主要来自以下 4 种情况。

(1)不良的睡眠体位：不良的睡眠体位因其持续时间长及在大脑处于休息状态下不能及时调整，则必然造成椎旁肌肉、韧带及关节的平衡失调。

（2）不当的工作姿势：大量统计材料表明某些工作量不大，强度不高，但处于坐位，尤其是低头工作者的颈椎病发病率特高，包括家务劳动者、刺绣女工、办公室人员、打字抄写者、仪表流水线上的装配工等。

（3）不适当的体育锻炼：正常的体育锻炼有助于健康，但超过颈部耐量的活动或运动，如以头颈部为负重支撑点的人体倒立或翻筋斗等，均可加重颈椎的负荷，尤其在缺乏正确指导的情况下。

（4）颈椎的先天性畸形：在对正常人颈椎进行健康检查或作对比研究性摄片时，常发现颈椎段可有各种异常所见，其中骨骼明显畸形约占5%。

三、颈椎病的健康教育与促进

（一）目标

1. 范围人群　健康教育根据受众不同，其目标、内容、方法也有差异。本教材的主要对象是临床医生，默认其健康教育的对象为颈椎病患者以及具备颈椎病危险因素的社区群众。

2. 颈椎病的健康教育与促进的最终目的　①使目标群众知晓颈椎病，明了颈椎病的危害；②知道颈椎病的症状，掌握判断自己是否患有颈椎病的方法；③对目标群众进行颈椎病的普查；④促进颈椎病患者或具备颈椎病危险因素的群众主动就医；⑤减少颈椎病的发生；⑥减少颈椎病高危并发症的发生。

3. 颈椎病的健康促进方法　①积极颈椎病检查与自查；②实施颈椎病预防；③根据颈椎病状况及患者一般情况实行非手术治疗。

（二）主要内容

1. 颈椎病临床表现及诊断标准

（1）颈型：具有典型的落枕史及上述颈部症状体征；影像学检查可正常或仅有生理曲度改变或轻度椎间隙狭窄，少有骨赘形成。

（2）神经根型：具有根性分布的症状（麻木、疼痛）和体征；椎间孔挤压试验或/和臂丛牵拉试验阳性；影像学所见与临床表现基本相符合；排除颈椎外病变（胸廓出口综合征、网球肘、腕管综合征、肘管综合征、肩周炎、肱二头肌长头腱鞘炎等）所致的疼痛。

（3）脊髓型：出现颈脊髓损害的临床表现；影像学显示颈椎退行性改变、颈椎管狭窄，并证实存在与临床表现相符合的颈脊髓压迫；除外进行性肌萎缩性脊髓侧索硬化症、脊髓肿瘤、脊髓损伤、继发性粘连性蛛网膜炎、多发性末梢神经炎等。

（4）交感型：诊断较难，目前尚缺乏客观的诊断指标。出现交感神经功能紊乱的临床表现、影像学显示颈椎节段性不稳定。对部分症状不典型的患者，如果行星状神经节结封闭或颈椎高位硬膜外封闭后，症状有所减轻，则有助于诊断。

除外其他原因所致的眩晕包括以下几种。

1）耳源性眩晕：由于内耳出现前庭功能障碍，导致眩晕。如美尼尔氏综合征、耳内听动脉栓塞。

2）眼源性眩晕：屈光不正、青光眼等眼科疾患。

3）脑源性眩晕：因动脉粥样硬化造成椎-基底动脉供血不全、腔隙性脑梗死；脑部肿瘤；脑外伤后遗症等。

4）血管源性眩晕：椎动脉的 V1 和 V3 段狭窄导致椎-基底动脉供血不全；高血压病、冠心病、嗜铬细胞瘤等。

5)其他原因:糖尿病、神经官能症、过度劳累、长期睡眠不足等。

(5)椎动脉型:曾有猝倒发作,并伴有颈性眩晕,旋颈试验阳性,影像学显示节段性不稳定或钩椎关节增生,其他原因导致的眩晕,颈部运动试验阳性。

2. 颈椎病的非手术治疗

(1)非手术治疗应视为颈型、神经根型以及其他型颈椎病的首选和基本疗法。

(2)合乎生理要求的生活和工作体位是防治颈椎病的基本前提,应避免高枕、长时间低头等不良习惯。

(3)非手术治疗的基本疗法及应用原则如下。

1)头颈牵引:以安全、有效为前提,强调小重量、长时间、缓慢、持续的原则。牵引重量为患者体重的 1/14～1/12。可在牵引下进行颈背部肌肉锻炼。

2)物理治疗:颈托制动、热疗、电疗等治疗方法,可能有助于改善症状。

3)运动疗法:适度运动有利于颈椎康复,但不提倡使颈椎过度活动的高强度运动。

4)药物疗法:非甾体类抗炎药物、神经营养药物及骨骼肌松弛类药物有助于缓解症状。

5)传统医学:可予以适度按摩,但应慎重操作。手法治疗颈椎病(特别是旋转手法)有造成脊髓损伤的风险,应谨慎应用。

第三节　腰椎间盘突出症健康教育

腰椎间盘突出症是导致腰腿痛最常见的原因之一。它是因腰椎间盘变性、纤维环破裂、髓核组织突出压迫和刺激腰骶神经根、马尾神经所引起的一种综合征。腰椎间盘突出症常发生于青、中年,男性多于女性。好发部位为 L_4/L_5、L_5/S_1,占 90% 以上。腰椎间盘突出症发病的基础是椎间盘的退行性变,腰部外伤或工作、生活中反复的轻微损伤导致髓核突出产生症状。职业、体育运动、遗传与腰椎间盘突出症的发生相关;肥胖、吸烟等是易发因素。腰椎间盘突出症的预后较好,绝大多数经过康复治疗可达到临床症状的缓解及功能的改善,但可能复发。致残性腰椎间盘突出少见。多数本病患者经正规保守治疗症状可以得到缓解,约有 10%～20% 的患者最终需要手术治疗。

一、流行病学

(一)定义和分类

1. 我国定义　腰椎间盘突出症是指腰椎间盘髓核突出或退变同时纤维环变性破裂髓核脱出压迫和刺激神经根和马尾神经所引起的一种综合征。腰椎间盘突出症是脊柱外科常见病和多发病,是引起下腰痛和腰腿痛的常见原因。

2. WHO 定义　腰椎间盘突出症是指腰椎间盘各部分(髓核、纤维环及软骨板),尤其是髓核,有不同程度的退行性改变后,在外力因素的作用下,椎间盘的纤维环破裂,髓核组织从破裂之处突出(或脱出)于后方或椎管内,导致相邻脊神经根遭受刺激或压迫,从而产生腰部疼痛,一侧下肢或双下肢麻木、疼痛等一系列临床症状。

3. 分型

(1)腰椎间盘突出症不根据患者症状进行分类,仅根据不同的影像学表现,进行分型,其中 MRI 检查是目前较为优越的腰椎间盘突出症影像学检查。但是 X 线,CT 也被广泛使用,而 MRI 水成像,椎管造影也在必要时使用。

（2）各分型的标准：根据 MRI 表现、纤维环完整程度、椎间盘髓核与椎管的关系，可做以下分型。

1）膨隆型：纤维环部分破裂，而表层尚完整，此时髓核因压力而向椎管内局限性隆起，但表面光滑。

2）突出型：纤维环完全破裂，髓核突向椎管，仅有后纵韧带或一层纤维膜覆盖，表面高低不平或呈菜花状，常需手术治疗。

3）脱垂游离型：破裂突出的椎间盘组织或碎块脱入椎管内或完全游离。此型不单可引起神经根症状，还容易导致马尾神经症状。

4）Schmorl 结节：髓核经上下终板软骨的裂隙进入椎体松质骨内，一般仅有腰痛，无神经根症状。

（二）流行特征

腰椎间盘突出症多见于 20～40 岁青壮年，约占患者人数的 80%，男性多于女性，这与劳动强度大及外伤有关。90% 以上腰椎间盘突出症发生在 L_4～L_5 和 L_5～S_1 椎间隙。青少年也可偶发腰椎间盘突出症，多因明显外伤使软骨板破裂所致。老年人腰椎间盘突出症多合并骨质疏松或退变性不稳导致椎间盘脱出、多节段腰椎管狭窄及腰椎畸形，病情较为复杂。

（三）健康教育原则

腰椎间盘突出症是长期、慢性形成，防治应有长期治疗的心理准备。需加强对危险人群的早期筛查与识别。目前我国腰椎间盘突出症诊疗率在地区间、城乡间还存在显著差异，整体诊治率均较低。多数患者不能早期诊治，往往就诊时已失去防治机会，必须手术治疗。鉴于我国目前腰椎间盘突出症诊治率过低的严峻现实，建议在社区医疗卫生工作中重视腰椎间盘突出症的防治，注意识别高危人群，给予及时诊断和合理治疗。

二、腰椎间盘突出症的危险因素

1. 腰椎间盘的退行性改变是基本因素　髓核的退变主要表现为含水量的降低，并可因失水引起椎节失稳、松动等小范围的病理改变；纤维环的退变主要表现为坚韧程度的降低。

2. 损伤　长期反复的外力造成轻微损害，加重了退变的程度。

3. 椎间盘自身解剖因素的弱点　椎间盘在成年之后逐渐缺乏血液循环，修复能力差。在上述因素作用的基础上，某种可导致椎间盘所承受压力突然升高的诱发因素，即可能使弹性较差的髓核穿过已变得不太坚韧的纤维环，造成髓核突出。

4. 遗传因子　腰椎间盘突出症有家族性发病的报道。

5. 腰骶先天异常　包括腰椎骶化、骶椎腰化、半椎体畸形、小关节畸形和关节突不对称等。上述因素可使下腰椎承受的应力发生改变，从而构成椎间盘内压升高和易发生退变和损伤。

6. 诱发因素　在椎间盘退行性变的基础上，某种可诱发椎间隙压力突然升高的因素可致髓核突出。常见的诱发因素有增加腹压、腰姿不正、突然负重、妊娠、短时间皮肤温度迅速下降等。

三、腰椎间盘突出症的健康教育

（一）目标

1. 目标人群　健康教育根据受众不同，其目标、内容、方法也有差异。腰椎间盘突出症健康教育的目标人群主要为腰椎间盘突出症患者以及具备腰椎间盘突出症危险因素的社区群众。

2. 腰椎间盘突出症的健康教育目的　①使目标群众知晓腰椎间盘突出症,明了腰椎间盘突出症的危害;②知道腰椎间盘突出症的症状,掌握判断自己是否患有腰椎间盘突出症的方法;③对目标群众进行腰椎间盘突出症的普查;④促进腰椎间盘突出症患者或具备腰椎间盘突出症危险因素的群众主动就医;⑤减少腰椎间盘突出症的发生;⑥减少腰椎间盘突出症高危并发症的发生。

3. 腰椎间盘突出症的促进健康方法　①积极腰椎间盘突出症检查与自查;②实施腰椎间盘突出症预防;③根据腰椎间盘突出症状况及患者一般情况实行非手术治疗。

(二)主要内容

1. 腰椎间盘突出症临床表现及诊断标准　因腰椎间盘突出部位、程度、病理变化、椎管管径以及个体敏感性等不同,其临床表现有一定差异。

(1)症状:①腰痛伴一侧或两侧下肢放射性疼痛;②下肢麻木无力;③大小便功能障碍(巨大突出或中央型突出);④腰椎活动受限,姿势异常。

(2)体征

1)立位检查:腰椎畸形,生理前凸变小、消失,甚至变为后凸,不同程度侧凸;腰部压痛点,可引发下肢放射痛或麻木感;腰椎活动受限。

2)仰卧位检查:直腿抬高加强试验阳性;下肢受累神经根支配区皮肤感觉、肌力及反射异常。

3)俯卧位检查:腰部压痛点;股神经牵拉试验。

(3)辅助检查

1)腰椎正侧位 X 线片:可提供一些间接征象,对腰椎间盘突出症进行大致定位及初步诊断。同时为鉴别诊断腰椎其他疾病提供依据。

2)CT、MRI 检查:可清晰显示腰椎间盘突出的部位、大小、形态和神经根、硬膜囊受压移位情况,是明确腰椎间盘突出诊断最重要的方法。

2. 腰椎间盘突出症的健康教育　对于腰椎间盘突出症患者,给予正确的健康教育,对预防复发、防止加重、缓解症状都具有一定作用。所有的医生及患者均应掌握这方面的技术。

(1)改变生活方式

1)维持活动和卧床:应向患者强调在耐受范围内维持规律的日常活动并进行一定强度锻炼的重要性。适当运动可以帮助缓解肌肉痉挛,防止肌力下降。患者维持活动与标准化物理治疗对腰痛患者的功能改善同样有效。数十年来,卧床休息被认为是急性腰痛患者的标准治疗。然而,近年来多项随机对照研究均证实:不卧床休息,并不会影响患者疼痛的恢复速度和程度。近期关于急性腰痛和坐骨神经痛的系统评价认为,比较那些维持活动的患者,卧床休息的患者甚至疼痛程度更高且功能恢复更好。对于需要卧床休息以缓解严重症状的患者,应在症状好转后,鼓励其尽早回归适度的正常活动。较舒适的卧床姿势是仰卧位,在膝关节和头下各放置一个枕头,将肩部抬高。或者侧卧位,位于上方的膝关节屈曲,在两侧膝关节之间放置一个枕头。

2)活动方式调整:活动的调整对急性腰骶神经根病患者十分重要,目的是减轻对神经根的进一步损伤,避免疼痛的加剧。患者应避免进行会增加脊柱应力的高冲击性运动,避免反复旋转和弯腰的运动。如某一特定的活动会引起严重的腰痛，或使疼痛明显加重，则应避免进行该活动，而尝试其他活动方式。理想的运动方案应结合可以改善心血管功能的规律锻炼及针对躯干和臀部的肌力训练，其中腹肌的训练尤为重要。步行、游泳、低冲击性的有氧运动都是较好的体育锻炼方式。

　　3）回归工作及工作场所的改造：回归工作的建议应针对患者的实际情况进行个体化考虑。早期回归工作岗位并进行正常的日常工作对患者是有益的。如果可以避免久坐及久站，避免搬动重物，避免旋转腰部动作，则可以继续工作。办公室工作的白领，如果可以控制其工作时长、节奏以及工作时的体位，则可以推荐其尽早回归工作，如原有的工作强度患者暂时无法完成，在条件允许的情况下，应建议其选择强度更轻的工作岗位。对繁重工作任务的工作场合进行符合人体工学设计的改造，这对预防疾病的复发是有效的。符合人体工学设计的工作任务可促进患者回归工作并降低慢性病程的发生率。如需久坐或久站则应经常更换体位，在工作间隙少量多次地起身活动。使用提供适当背部支撑的椅子，经常对办公椅进行调整，避免在同一姿势下久坐。

　　4）正确的姿势：久坐，腰部长时间呈微屈体位，频繁弯腰的活动均是不利的。不正确的搬动重物方式，频繁搬动重物或搬动过重的物体都可能导致腰痛的加重。患者应学会正确的弯腰和搬动重物的技巧。搬动重物时，应下蹲，膝关节屈曲，将物体尽量靠近身体，并使腹肌维持紧张以保护腰部较弱的肌肉，防止其拉伤。使用符合人体工学设计的腰垫和坐垫以辅助维持正确的坐姿。

　　5）床垫的选择：中等硬度的床垫应是首选。与使用中等硬度床垫相比较，睡硬床的患者在 90 天时的疼痛相关功能改善较小。中等硬度床垫对卧床时疼痛的改善及疼痛相关功能障碍的改善均要优于硬质床垫。使用具有背部顺应性的床垫（如水床、泡沫床垫）患者与使用硬质床垫患者相比较，前者的疼痛强度更低、睡眠质量更好，而使用后者的患者常难以坚持。国内一项随机对照研究发现，相对于硬弹簧床垫，独立袋装弹簧床垫对承托腰部有较好的作用，可维持腰部正常生理曲线。有研究表明，床垫的硬度可直接影响睡眠质量，与硬质的木板床和软质的海绵床垫相比，中等硬度的弹簧床垫较利于获得良好的睡眠。

　　6）护具的使用：腰部的护具可通过限制脊柱活动起到缓解疼痛，预防急性加重的作用。然而其使用可能会强化患者对腰部问题的心理负担，从而产生躲避行为及活动限制，阻碍患者参与运动。因此，通常不作为常规推荐，研究发现，腰椎护具作为预防手段仅有很小的获益。故仅建议患者在持续工作时或一些特殊的会加重脊柱负荷的情况下佩戴使用，并注意需要定时放松。而对于那些可以积极保持运动的亚急性腰痛患者，护具的使用仍是有益的。30 天及 90 天时，使用弹性腰围的亚急性腰痛患者对止疼药物的需求适度减少，功能状态也得到改善。

　　7）其他建议：患者避免过长时间开车。建议 BMI 超标患者进行减肥，建议吸烟患者戒烟。

　　（2）运动疗法：运动治疗应在康复医学专业人员的指导下，基于康复评定结果，按照运动处方正确执行。不正确的运动可能会加重症状，甚至会使病情进一步恶化。中等强度的运动可对脊柱产生保护作用。运动过程产生的脊柱动力载荷可促进营养物质的弥散，影响椎间盘基质代谢，减缓基质退变，运动疗法可缓解疼痛并改善功能。对于轻中度持续性症状的腰骶神经根病患者，可尝试进行运动疗法治疗。对于存在膝关节以下严重放射痛的患者，根据不同症状进行运动疗法治疗对疼痛的缓解和功能的改善要优于假治疗组。关于运动疗法的介入时机,因急性腰骶神经根病和急性腰痛往往具有良好的自然转归,症状较轻的患者大部分可以自愈,而症状过重的患者又无法耐受,故不推荐在发病最初的 1～2 周内进行运动疗法治疗,如症状不再随时间加重,将治疗推迟至症状持续 3 周时开始是较合理的安排,尤其是针对腰部的运动和牵伸不应在发病初期即刻进行。而对于亚急性或慢性病程的患者,如果没有危险信号,应鼓励尽早开始运动治疗。运动疗法既可以预防腰痛的初次发生,也可以防止复发。运动频率更高的患者其疼痛复发频率和症状持续时间更低。Cochrane 系统评价认为,初次发病病程结束后开始运动治疗方案,对复发的预防效果更好。关于具体的治疗方案,急性腰痛的治疗应包括柔韧性牵伸治疗及方向特异性训练,而对于亚急性及慢性腰痛,如果包含有氧训练及认知行为策略则尤其有益。包含个体化治疗、监督下运动、牵伸及肌力训练的运动方案具有最佳结局。

1)核心肌力训练:核心肌力训练可通过协调的方式训练核心肌群以促进腰椎稳定性。4周的核心肌力训练可以减少腰椎间盘突出症患者的疼痛,并改善其功能(2b 级证据)。

2)方向特异性训练与麦肯基(McKenzie)疗法:所谓方向特异性训练,是指根据患者的个体情况,在特定方向的关节活动范围末端进行反复的屈伸牵拉,其中最常见的就是麦肯基疗法。对于腰痛患者,比较其他标准治疗,McKenzie 疗法在短期内对疼痛的缓解和失能的改善要更显著。长期来看,其对疼痛、功能等的改善与力量训练及稳定性训练效果相当。对患者进行方向特异性训练,可快速降低患者的疼痛并减少止疼药物的应用。目前至少有 4 部已发表的指南推荐将 McKenzie 疗法用于慢性腰痛患者的治疗。

3)身心训练:身心训练可促进患者肌力、柔韧性及平衡能力的改善,还包含大量的放松技术,符合多个腰痛康复目标。常见的身心训练方法包括:①瑜伽,瑜伽训练包含特殊体位训练、呼吸技术以及精神集中训练。对于缓解腰痛和改善腰部功能,瑜伽要优于自我护理及常规治疗,但与腰部运动效果相似;②普拉提,普拉提技术侧重于核心的稳定训练。对于慢性腰痛患者,普拉提对疼痛的缓解要优于无治疗及最小量运动;③太极,太极主要包括缓慢动作、呼吸技术及冥想。接受太极训练的患者在 10 周时疼痛的缓解和功能的改善要优于常规治疗患者。

4)腰痛学校:通常以小组的方式进行授课,在职业机构内进行的高强度方案(基于原始瑞典腰痛学校方案)可获得更好的效果,这类方案为患者提供解剖学、生物力学、最佳姿势及人体工学的相关信息,并进行连续超过 2 周的腰部运动训练。有证据显示,对于急性腰痛患者,腰痛学校在短期恢复及重返工作方面的作用要优于接受热疗的患者,但在缓解疼痛和预防复发方面没有显著差异。对于慢性腰痛患者,腰痛学校也有一定的积极作用。

(3)手法治疗

1)脊柱手法治疗:脊柱手法治疗通过牵伸脊柱结构使其超过主动运动的正常关节活动度末端,但不超越其解剖学的关节活动度末端。对于轻中度持续性症状的腰骶神经根病患者,可尝试脊柱手法治疗。脊柱手法治疗在纤维环完整的急性腰椎间盘突出症患者(病程小于 10 天)中,对改善急性腰痛和坐骨神经痛治疗更有效。对于腰椎间盘突出导致的放射痛,12 个月时,脊柱手法与化学髓核消融术效果相似,脊柱手法治疗可缓解腰椎间盘突出症的临床症状。对于药物治疗 3 个月无效的腰椎间盘突出症患者,60% 在接受了脊柱手法治疗后可取得和微创椎间盘切除术相同的临床效果。对于没有明确手术指征的患者,脊柱手法治疗可用于改善腰椎间盘突出所致的根性症状。

2)按摩:按摩治疗腰痛,中等程度优于关节松动术、放松治疗、物理治疗、针灸治疗、假激光治疗及自我护理教育。研究发现,3 个月时按摩组的疼痛缓解和功能改善均优于常规护理组,但这一效果并没有维持到 12 个月随访时。

(4)牵引治疗:腰椎牵引是目前我国常用的保守治疗手段之一,可减轻椎间盘内压、牵伸粘连组织、松弛韧带、解除肌肉痉挛、改善局部血液循环并纠正小关节紊乱。临床上常用的牵引方式为持续牵引和间歇牵引。针对坐骨神经痛的研究发现,自动牵引治疗较安慰剂、假治疗和无治疗更有效。牵引治疗联合其他物理因子治疗和药物治疗可在短期内降低坐骨神经痛的发生率。35%～50%体重的机械牵引可在 3 个月后显著改善腰椎间盘突出患者的疼痛和残疾状况,且这一效果与超声及弱激光治疗相似。国内的研究发现,持续牵引和间歇牵引均可有效改善患者的 VAS 评分、JOA 评分及直腿抬高角度,而持续牵引组要优于间歇牵引组。

(5)口服药物:口服对乙酰氨基酚及非甾体类抗炎药(NSAIDs)。根据临床经验,短期应用对乙酰氨基酚或 NSAIDs 类药物对治疗急慢性腰痛及腰骶神经根病有一定作用。2007 年美国医师协会及《美国疼痛学会联合实践指南》推荐,对乙酰氨基酚及 NSAIDs 类药物是大多数腰痛患者的一线药物选择。对于没有禁忌证的患者,推荐使用 2～4 周的 NSAIDs 类药物是较合理的选择。而对于不能耐受或禁用 NSAIDs 类药物的腰痛患者,对乙酰氨基酚是合理选择。Cochrane 系统评价认为,NSAIDs 类药物可有效缓解亚急性和慢性腰痛的短期症状,急性腰痛患者在服用 1 周后整体症状的改善优于安慰剂组,而对乙酰氨基酚和 NSAIDs 类药物在缓解腰痛患者疼痛上无显著差异,但 NSAIDs 组不良事件的发生要高于安慰剂组及对乙酰氨基酚组。

(6)心理治疗及认知行为疗法:对于慢性疼痛患者,应针对其存在的抑郁焦虑问题进行心理辅导及康复知识教育,促使其心理状况改善,有助于疼痛的缓解。Cochrane 系统评价认为,认知行为疗法可在短期内改善腰痛,其效果要优于对照组。12 个月随访时,接受认知行为疗法治疗的患者在疼痛的缓解和功能的改善上均要优于没有任何治疗的患者。

(7)术后康复:对于接受腰椎手术的患者,术后康复应在康复评定后,根据评定结果合理进行。术后康复的开始时间与手术方式有关,其中微创手术患者的康复可相对早期进行。引起腰椎屈伸或旋转的运动,其开始时间应相对后置,而呼吸训练、上下肢训练则可以早期进行。术后早期,应在保证手术部位稳定及不影响愈合的前提下,进行维持性康复训练。Cochrane 系统评价认为,术后 4～6 周开始强化运动训练方案在功能的短期改善和回归工作方面比轻度训练方案更为有效,但两者的远期结局并无差异。

第四节　骨关节炎健康教育

骨关节炎为一种退行性病变,系由于增龄、肥胖、劳损、创伤、关节先天性异常、关节畸形等诸多因素引起的关节软骨退化损伤、关节边缘和软骨下骨反应性增生,又称骨关节病、退行性关节炎、老年性关节炎、肥大性关节炎等。临床表现为缓慢发展的关节疼痛、压痛、僵硬、关节肿胀、活动受限和关节畸形等。

一、流行病学

(一)定义和分类

1. 我国定义　骨关节病为一种退行性病变,系由于增龄、肥胖、劳损、创伤、关节先天性异常、关节畸形等诸多因素引起的关节软骨退化损伤、关节边缘和软骨下骨反应性增生，又称骨关节炎、退行性关节炎、老年性关节炎、肥大性关节炎等。临床表现为缓慢发展的关节疼痛、压痛、僵硬、关节肿胀、活动受限和关节畸形等。

2. WHO 定义　骨关节炎指由多种因素引起关节软骨纤维化、皲裂、溃疡、脱失而导致的关节疾病。病因尚不明确，其发生与年龄、肥胖、炎症、创伤及遗传因素等有关。其病理特点为关节软骨变性破坏、软骨下骨硬化或囊性变、关节边缘骨质增生、滑膜增生、关节囊挛缩、韧带松弛或挛缩、肌肉萎缩无力等。

3. 分型　根据有无局部和全身致病因素，将骨关节炎分为原发性和继发性两大类。原发性骨关节炎多发生于中老年，无明确的全身或局部诱因，与遗传和体质因素有一定的关系。继发性骨关节炎 可发生于青壮年，可继发于创伤、炎症、关节不稳定、慢性反复的积累性劳损或先天性疾病等。

（1）继发性骨关节炎：①机械性或解剖学异常髋关节发育异常，股骨头骨骺滑脱、股骨颈异常、多发性骨骺发育不良、陈旧性骨折、半月板切除术后、关节置换术后、急慢性损伤；②炎症性关节疾患化脓性关节炎、骨髓炎、结核性关节炎、类风湿关节炎、血清阴性脊柱关节病、贝赫切特综合征、Paget 病；③代谢异常痛风、Gaucher 病、糖尿病、进行性肝豆状核变性、软骨钙质沉着症、羟磷灰石结晶；④内分泌异常肢端肥大症、性激素异常、甲状旁腺功能亢进、甲状腺功能减退伴黏液性水肿、肾上腺皮质功能亢进；⑤神经性缺陷周围神经炎、脊髓空洞症、Charcot 关节病。

（2）原发性骨关节炎：其病因尚不清楚，可能与高龄、女性、肥胖、职业性过度使用等因素有关。

（二）流行特征

骨关节炎以中老年患者多见，女性多于男性。60 岁以上的人群中患病率可达 50%，75 岁的人群则达 80%。该病的致残率可高达 53%。骨关节炎好发于负重大、活动多的关节，如膝、脊柱（颈椎和腰椎）、髋、踝、手等关节。

（三）健康教育原则

骨关节炎是长期、慢性形成，防治应有长期治疗的心理准备。需加强对危险人群的早期筛查与识别。目前我国骨关节炎诊疗率在地区间、城乡间还存在显著差异，整体诊治率均较低。多数患者不能早期诊治，往往就诊时已失去防治机会，必须手术治疗。鉴于我国目前骨关节炎诊治率过低的严峻现实，建议在社区医疗卫生工作中重视骨关节炎的防治，注意识别高危人群，给予及时诊断和合理治疗。

二、骨关节炎的危险因素

1. 年龄　年龄是最大危险因素，随着年龄增长，人们观察到随着年龄的增长可发生 3 个主要变化：发生率逐渐升高；软骨细胞分裂增殖功能逐渐减弱；软骨细胞合成软骨蛋白多糖质和量下降。

2. 性激素　50 岁以前男女患 OA 的概率无明显差异，50 岁以后女性发病明显高于男性约 3 倍，这可能与性激素的分泌有关。

3. 肥胖　肥胖增加了负重关节的负荷，体重增加和膝骨关节炎的发病率成正比。

4. 关节过度磨损　过度负荷（肥胖）或关节负荷不均（不协调的运动），任何原因引起的关节形状异常都可对关节软骨面局部的负荷和磨损增加，关节受力不均匀，均可造成关节表面软骨的损伤,影响软骨细胞的代谢,导致 OA 的发生。

5. 损伤与感染　凡能损伤软骨的病变如感染、毒素、损伤等,均能继发本病。

6. 肌肉支持力度不足　如过于不爱运动,可造成肌力力量减低,对关节的支持及协调能力减低,是 OA 的促发因素。

7. 骨密度异常　当软骨下骨小梁变薄变硬时,骨质疏松时,其承受压力的能力下降。

8. 遗传因素　骨关节炎患者多有家族聚集的倾向。髋关节、腕掌关节骨关节炎在白种人多见。对骨关节炎的双生子基因分析发现第 2 号染色体短臂上 23～35 区域基因突变与骨关节炎相关。骨关节炎还可能与负责编码软骨中Ⅱ型胶原的Ⅱ型前胶原基因(COL2A1)有关。尤其是出现手的远端指间关节 Heberden 结节的骨关节炎患者,其后代易发骨关节炎。

三、骨关节炎的健康教育

(一)目标

1. 目标人群　健康教育根据受众不同,其目标、内容、方法也有差异。骨关节炎健康教育的对象主要为骨关节炎患者以及具备骨关节炎危险因素的社区群众。

2. 骨关节炎的健康教育的目标　①使目标群众知晓骨关节炎,明了骨关节炎的危害;②知道骨关节炎的症状,掌握判断自己是否患有骨关节炎的方法;③对目标群众进行骨关节炎的普查;④促进骨关节炎患者或具备骨关节炎危险因素的群众主动就医;⑤减少骨关节炎的发生;⑥减少骨关节炎高危并发症的发生。

3. 骨关节炎的促进健康方法　①积极骨关节炎检查与自查;②实施骨关节炎预防;③根据骨关节炎状况及患者一般情况实行非手术治疗。

(二)主要内容

1. 骨关节炎临床表现及诊断标准

(1)症状和体征

1)关节疼痛及压痛:初期为轻度或中度间断性隐痛,休息时好转,活动后加重,疼痛常与天气变化有关。晚期可出现持续性疼痛或夜间痛。关节局部有压痛,在伴有关节肿胀时尤为明显。

2)关节僵硬:在早晨起床时关节僵硬及发紧感,也称之晨僵,活动后可缓解。关节僵硬在气压降低或空气湿度增加时加重,持续时间一般较短,常为几分钟至十几分钟,很少超过30 分钟。

3)关节肿大:手部关节肿大变形明显,可出现 Heberden 结节和 Bouchard 结节。部分膝关节因骨赘形成或关节积液也会造成关节肿大。

4)骨摩擦音(感):由于关节软骨破坏、关节面不平,关节活动时出现骨摩擦音(感),多见于膝关节。

5)关节无力、活动障碍:关节疼痛、活动度下降、肌肉萎缩、软组织挛缩可引起关节无力,行走时软腿或关节绞锁,不能完全伸直或活动障碍。

(2)实验室检查:血常规、蛋白电泳、免疫复合物及血清补体等指标一般在正常范围。伴有滑膜炎的患者可出现 C 反应蛋白(CRP)和血细胞沉降率(ESR)轻度升高。继发性骨关节炎患者可出现原发病的实验室检查异常。

(3)X 线检查:非对称性关节间隙变窄,软骨下骨硬化和/或囊性变,关节边缘增生和骨赘形成或伴有不同程度的关节积液,部分关节内可见游离体或关节变形。

2.骨关节炎的健康教育　目前国内社区中 50～70 岁的中老年人约有一半患有骨性关节炎,且具有随着年龄的增长而增高的发病趋势,骨关节炎已日益成为严重威胁中老年人身心健康的疾患,故该病的健康教育必须得到重视。通过对骨关节炎患者在社区进行病因、预防与治疗等相关知识的教育,提高中老年患者对骨关节炎防治知识的知晓率和对康复治疗的依从性,促使患者自觉纠正不良生活方式,减少骨关节炎相关危险因素,如体重超标、膝关节运动过度等,以主动配合治疗。包括举办专题讲座,发放骨关节炎健康教育手册,张贴街边健康教育墙报等。在社区开展健康教育对缓解骨关节炎的症状、恢复关节功能有良好的促进作用,并对该病的远期效果作用显著。且在医患关系紧张的今天,开展相关健康教育能够增进医务工作者与民众的互知互谅,同时可为医护工作创造良好环境。此外,在医保政策的引导下,合理分流骨关节炎康复期患者前来社区也有助于卫生资源的合理配置。目前,针对骨关节炎的健康促进措施,主要有以下几项。

(1)运动疗法:运动疗法是对患者肌力、关节进行活动训练,同时避免上下楼及登山活动,从而延缓关节面的过度磨损,是治疗骨关节炎的有效手段,主要包括了有氧运动、水中运动、肌力训练等。抗阻训练及水中运动等是缓解疼痛的有效方法,有规律的长期运动可以预防慢性疼痛的发生。在社区对骨关节炎患者进行康复护理指导中,通过各种运动疗法锻炼膝关节周围肌肉力量,可对膝关节起到挤压的作用,有效提高膝关节周围肌肉、肌腱、韧带、关节囊等关节周围组织强度和耐力,阻断了骨关节炎病因的恶性循环,最终提高膝关节稳定性。此外,运动疗法简便价廉,适合个人或小团体、家庭场所进行,社区康复医生可根据患者的不同病情,有步骤地制定出适宜的个性化运动锻炼计划。

(2)物理因子疗法:社区康复常用的物理因子疗法包括电疗、磁疗、热疗、光疗、蜡疗等,对于减轻骨关节炎引起的疼痛,改善膝关节功能等方面有重要意义。骨关节炎常伴有一定的滑膜炎症,可导致关节内压力升高,阻碍滑膜静脉的血液循环,造成氧分压下降,最终使滑膜内层细胞所产生的酸性磷酸酶及颗粒酶增加而引起软骨退变加重。物理因子疗法既有利于改善局部血液循环,促进滑膜炎症吸收,调节滑液分泌,缓解肌肉痉挛,松解粘连,降低骨内高压,提高氧分压,同时又可加快关节软骨新陈代谢,延缓软骨退变。对增生不严重、无关节内游离体及关节畸形的早期患者是一种行之有效的方法,但当关节内有大量渗出而肿胀时,疗效欠佳。就目前社区状况来看,由于医疗资源有限,很多物理因子疗法无法开展,需常配合其他骨关节炎社区康复治疗方法如运动疗法、健康教育等组成综合康复治疗方案而发挥其在社区康复中的优势,提高治疗效果。

(3)传统康复疗法:社区传统康复疗法主要包括①针灸治疗;②推拿治疗;③中药外治;④传统运动治疗,如太极拳、八段锦、五禽戏、太极剑等,可有效改善社区骨关节炎患者疼痛、僵直等症状,增强膝屈伸肌肌力,增大膝关节活动度,提高平衡能力,改善步态及活动能力,明显改善患者下肢力量。

(4)药物疗法:目前治疗骨关节炎药物一般可分为非特异性药物和特异性药物。非特异性药物主要包括非甾体类消炎药(NSNIDs)、解热镇痛药、糖皮质激素、麻醉性镇痛药物等;特异性药物包括硫酸氨基葡萄糖、双醋瑞因、硫酸软骨素和透明质酸钠等。其中,非特异性药物能较快地镇痛和改善症状。然而,NSNIDs 与解热镇痛药均有不同程度的胃肠道反应,麻醉性镇痛药物还具有一定成瘾性;激素类药物可掩盖疼痛而使关节使用过度,或因药物对软骨的直接损害作用而加重关节的破坏等,因此不宜反复使用。在特异性药物中,关节腔注射透明质酸钠有润滑作用,能减少组织间的摩擦,增加关节软骨弹性与光滑度,且操作较为简便,故在社区应用也较为普遍。此外,硫酸氨基葡萄糖、双醋瑞因、硫软骨素长期口服能改善症状,抑制疼痛和组织因子的释放,甚者有延缓或逆转关节软骨损伤的作用。然而,该类药物一般见效缓慢,故社区医院常需配合其他药物或疗法。

(5)辅具适配:辅助器具是为了帮助功能障碍群体执行功能活动而设计、制作或适配的外置器具。辅助器适配及无障碍环境改造对实现骨关节炎致残患者最大的功能独立性显得尤为重要,能够在其关节功能暂时无法恢复的情况下,尽快提高骨关节炎患者的关节功能,从而减轻患者家属负担,实现家庭、社区共同参与的互助模式。目前用于辅助器具的种类繁多,且具有个体性、特殊性、多样性的特点,主要涵盖肢体、康复、生活、信息、无障碍 5 大类,其中肢体类有淋浴椅、轮椅车、坐便椅、助行器、浮云坐垫,生活类有金属拾器、船袜器、吸盘碗;康复类有站立架、滑轮吊环、分指板、哑铃,无障碍类有升降厨具、升降梳洗台;信息类有人体工学键盘、轨迹鼠标等。其中,应用于膝关节辅具以手杖、步行器、轮椅、护膝、矫形支具及坐式马桶等较为常见。

(6)综合防控方案:骨关节炎的社区综合防控方案需以健康教育为中心,将运动疗法、物理因子疗法、传统康复疗法等多种康复疗法综合运用,由专业康复医师根据患者病情制定个性化综合康复治疗方案,使患者获得最大限度地恢复,重返社会。

(丁立祥　侯　宇　首都医科大学附属北京世纪坛医院)

参考文献

[1] 马远征,王以朋,刘强,等.中国老年骨质疏松诊疗指南(2018)[J].中国老年学杂志,2019,6(39):19.

[2] YONG E L,LOGAN S.Menopausal osteoporosis:screening,prevention and treatment[J].Singapore Med J,2021,62(4):159-166.

[3] 中华医学会骨质疏松和骨矿盐疾病分会.原发性骨质疏松症诊疗指南(2017)[J].中国骨质疏松杂志,2019,25(3):29.

[4] 王雨荷,刘红,李艳,等.中国原发性骨质疏松症危险因素的 Meta 分析[J].中国骨质疏松杂志,2021,27(12):8.

[5] 中华医学会骨质疏松和骨矿盐疾病分会.骨质疏松性椎体压缩性骨折诊疗与管理专家共识[J].中华骨质疏松和骨矿盐疾病杂志,2018,11(5):13.

[6] 中国营养学会骨营养与健康分会,中华医学会骨质疏松和骨矿盐疾病分会.原发性骨质疏松症患者的营养和运动管理专家共识[J].中华骨质疏松和骨矿盐疾病杂志,2020,13(5):15.

[7] 王鹤玮,贾杰.全周期康复视角下的颈椎病康复相关指南及专家共识解读[J].中国医刊,2021,56(8):5.

[8] 中国康复医学会颈椎病专业委员会.颈椎病牵引治疗专家共识[J].中国脊柱脊髓杂志,2020,30(12):8.

[9] 中华医学会骨科学分会骨科康复学组,中国康复医学会脊柱脊髓专业委员会腰椎研究学组.老年腰椎间盘突出症诊疗指南[J].中华老年骨科与康复杂志,2021,7(3):8.

[10] 中华医学会疼痛学分会脊柱源性疼痛学组.腰椎间盘突出症诊疗中国疼痛专家共识[J].中国疼痛医学杂志,2020,26(1):5.

[11] 周谋,望岳,何成奇,等."腰椎间盘突出症的康复治疗"中国专家共识[J].中国康复医学杂志,2017,32(2):7.

[12] 刘康妍,郑聪,胡海澜.骨关节炎流行病学研究[J].中华关节外科杂志,2017,11(3):4.

[13] 汪国翔,章晓云.骨关节炎病变过程中炎症细胞因子及相关信号通路的作用机制[J].中国组织工程研

究,2021,25(14):8.

[14] 中华医学会骨科分会关节外科学组,吴阶平医学基金会骨科学专家委员会.膝骨关节炎阶梯治疗专家共识(2018年版)[J].中华关节外科杂志,2019,13(1):7.

[15] 孟纬.膝骨关节炎的个体化治疗[J].中国组织工程研究,2019,23(32):5.

第二十一章

老年性痴呆健康教育

第一节 老年性痴呆的流行病学

一、老年性痴呆的概况

痴呆(dementia)是一种以获得性认知功能损害为核心,并导致患者日常生活能力、学习能力、工作能力和社会交往能力明显减退的综合征。患者的认知功能损害涉及记忆、学习、定向、理解、判断、计算、语言、视空间功能、分析及解决问题等能力,在病程某一阶段常伴有精神、行为和人格异常。在美国精神病学会《精神疾病诊断与统计手册》第 5 版(DSM-5)中痴呆被描述为"神经认知障碍"。WHO 的《国际疾病分类》第 10 版(ICD-10)中痴呆的诊断需根据病史询问及神经心理检查证实智能减退。

痴呆是造成老年人失去日常生活能力最常见的疾病,同时也是导致老年人死亡的第 5 位病因。主要的临床表现包括:遗忘近期发生的事情、不会使用日常的生活用品、计算困难、言语表达障碍和找不到回家的路等等。在疾病的晚期还会出现忘记自己的姓名、不认识家人、出现幻觉、不能独自吃饭洗漱如厕,简单的日常生活都严重依赖照料者。痴呆不仅给患者带来巨大的痛苦,给家庭和社会也带来沉重的精神压力和医疗照料负担。以痴呆中最常见的阿尔茨海默病(alzheimer disease,AD)为例,2010 年全世界用于 AD 的费用约为 6 040 亿美元。2018 年统计我国治疗 AD 的直接费用和间接费用合计高达 1 万多亿元。因此,痴呆已经成为影响全球的公共健康和社会可持续发展的重大问题。

临床上痴呆种类很多,其分类方法主要有以下几种。

1. 是否为变性病分类 分为变性病和非变性病痴呆。

变性病痴呆主要包括阿尔茨海默病(AD)、路易体痴呆(DLB)、帕金森病痴呆(PDD)和额颞叶变性(FTLD)等;非变性病痴呆包括血管性痴呆(VaD)、正常压力性脑积水(NPH)以及其他疾病如颅脑损伤、感染、免疫、肿瘤、中毒和代谢性疾病等引起的痴呆。AD 占所有类型痴呆的 $50\%\sim70\%$;DLB 发病仅次于 AD,占痴呆的 $5\%\sim10\%$;PDD 约占痴呆的 3.6%;FTLD 占痴呆的 $5\%\sim10\%$;VaD 是最常见的非变性病痴呆,占痴呆患者的 $15\%\sim20\%$。继发的痴呆患病率尚无准确的统计。

2. 按病变部位分类 分为皮质性痴呆、皮质下痴呆、皮质和皮质下混合性痴呆以及其他痴呆。

皮质性痴呆包括 AD 和 FTLD;皮质下痴呆包括 VaD、锥体外系病变、脑积水、脑白质病变等;皮质和皮质下混合性痴呆包括多发梗死性痴呆、感染性痴呆、中毒和代谢性脑病及DLB;其他痴呆包括脑外伤后和硬膜下血肿痴呆等。

3. 按发病及进展速度分类 病情发展较快的痴呆称为快速进展性痴呆(RPD),通常是指在数天、数周或数月发展为痴呆的情况,可能的病因归结为"VITAMINS",分别代表血管性、染性、中毒和代谢性、自身免疫性、转移癌和肿瘤、医源性和先天性代谢缺陷、神经变性以及系统性或癫痫引起的痴呆。其中,人类免疫缺陷病毒(HIV)和克-雅病(CJD)就属于这一类发病较快的痴呆。

二、老年性痴呆的流行特点与分布特征

(一)流行特点

2015 年世界痴呆人数已达到 4 680 万,预计到 2050 年痴呆人数将达 1.315 亿。中国已进入快速老龄化社会,60 岁及以上老年人在 2021 年已达 18.9%,2050 年老年人群比例将高达 33%。2009 年全国 7 地区多层、整群随机抽样调查数据显示,中国 65 岁及以上人群痴呆的发病率为 5.14%,阿尔茨海默病的发病率为 3.21%,血管性痴呆的发病率为 1.5%,轻度认知障碍患病率 20.8%。据此推算,我国老年人群中有 800 余万痴呆患者,2500 万轻度认知障碍患者。

(二)分布特征

农村的痴呆发病率明显高于城市,2009 年全国 7 地区多层、整群随机抽样调查数据显示,农村的痴呆发病率为 6.05%,城市的痴呆发病率为 4.4%。这一特点与 AD 的城乡发病特点相同,农村的 AD 发病率为 4.25%,而城市的 AD 发病率为 2.44%。VaD 的城乡发病特点不同于 AD,农村的 VaD 发病率为 1.28%,而城市的 VaD 发病率为 1.61%。高龄、女性、低教育程度和乡村地区是我国老年人口痴呆的高发危险人群。虽然我国沿海城市居民的平均治疗比例已上升到 20%,但在乡村和高龄患者中对痴呆的知晓率、就诊率和治疗率依然令人担忧。

第二节 老年性痴呆的危险因素

痴呆的危险因素有许多种,如人口学因素、血管类危险因素、生活方式相关危险因素和遗传危险因素等等。

1. 年龄 年龄是 AD 和 VaD 最大的危险因素。大多数散发性 AD 患者都是在 65 岁以后发病。世界范围内不同国家的流行病学研究都证实,AD 的发病率和患病率随着年龄增长而升高。大于 60 岁的 AD 发病率每 10 年会增高 1 倍。尽管年龄是 AD 最大的危险因素,需要注意的是 AD 并不是老化的必然结果,而老化本身也并不足以导致 AD 的发病。同样,随着动脉硬化的发展,在 45～85 岁之间,脑梗死的危险因素随年龄每增长 10 岁而增加 1 倍,VaD 的风险也随之增加。

2. 性别 通过对不同性别间痴呆患病的比较发现,不同类型痴呆的性别倾向性不同。女性比男性的 AD 患病率高 19%～29%,造成这种差别的可能原因是女性的寿命比男性更长;而男性较女性更易患 VaD,这可能与男性比女性更易患心脑血管病相关。

3. 遗传因素 遗传学因素包括致病基因和风险基因。目前已知的 AD 致病基因有 3

个，分别是位于 21 号染色体的淀粉样蛋白前体基因（APP）、位于 14 号染色体的早老素-1 基因（PSEN1）和位于 1 号染色体的早老素-2 基因（PSEN2），携带有 APP 或者 PSEN1 基因突变的人群 100% 会发展为 AD，而携带有 PSEN2 基因突变的人群，其发展为 AD 的概率为 95%。携带有 AD 致病基因突变的 AD 患者约占 AD 患者的 5%，这部分患者通常在 65 岁之前就会起病。

在风险基因中，研究最为深入和获得最广泛认可的是载脂蛋白 E 基因（APOE），人类 APOE 基因位于第 19 号染色体长臂上，有 ε2、ε3 和 ε4 共 3 种不同的等位基因，其中在人群中的携带率分别为 10%～20%、60% 和 20%～30%，APOEε4 等位基因参与调节 β 淀粉样蛋白（Aβ）的生成，并且影响星形胶质细胞和神经元对 Aβ 的清除，从而影响 Aβ 的形成和沉积。携带一个 APOEε4 等位基因的人群患 AD 的风险约为正常人的 3.2 倍，而携带有两个 APOEε4 等位基因的人群患 AD 的风险是正常人群的 8～12 倍。有些学者认为 APOEε4 同时也是 VaD 的危险因素。

4. 心脑血管疾病　不同类型的脑血管病，包括脑出血，脑梗死、脑小血管病等均会增加痴呆的患病风险，不同的脑血管病的影像学或病理标记物与痴呆发病风险的增高相关。心血管病也与痴呆发病相关，一方面心血管病常常伴随有许多血管相关危险因素，如高血压、血脂增高等，另一方面心血管疾病本身也是痴呆发病的危险因素，25% 的心衰患者伴有认知功能减退，轻中度心衰患者认知损害多局限于记忆和信息处理等方面。

5. 血压　多个横断面和纵向研究证实中年期的高血压会增加痴呆的发病风险。在一项包含了 3 707 例患者的研究中发现，中年期未经治疗的收缩期或舒张期高血压与 25 年后的痴呆发病相关，同时也与患者的脑萎缩、老年斑及神经原纤维缠结的形成相关。另一方面，随着年龄的增加，血压增高对痴呆发病风险的作用逐渐减少，甚至发生逆转，老年期低血压成为了痴呆发病的危险因素，一项针对 75 岁以上老年人进行了为期 6～9 年的随访研究显示，低血压不仅能促进痴呆的发生，而且会加重痴呆的临床症状。大量的研究观察了降压治疗的短期预后，更长时间的观察可以帮助我们进一步明确中年期的降压治疗对晚年痴呆发病风险的影响。

6. 高脂血症　随着生活水平的提高，脂质摄入量增加而代谢减慢，加之老年人活动量减少，血脂易在血管壁上沉积而引起动脉粥样硬化，血浆低密度脂蛋白和极低密度脂蛋白的浓度增高导致血浆黏稠度增高，血流缓慢及体内抗凝血作用异常。中年期总胆固醇或低密度脂蛋白的增高和认知功能下降有关，使用他汀类药物治疗可防止认知功能下降。一项纵向队列研究显示中年期外周血总胆固醇水平增高会使 AD 的发病风险增高 3 倍。

7. 糖尿病　糖尿病与认知功能下降和痴呆相关，糖尿病引起痴呆的比率可达 8.8%。檀香山-亚洲衰老研究（the Honolulu-Asia aging study，HAAS）证实糖尿病可通过引起脑血管病和神经退行性变导致认知障碍。中年期患糖尿病较老年期出现的糖尿病更容易发生 VaD。2 型糖尿病会导致 AD 的发病风险增加将近一倍，2 型糖尿病会增加患者脑内的老年斑和神经原纤维缠结。

8. 体重（肥胖）　体重与痴呆的发病风险之间的关系在不同的年龄段有所不同。中年期（50 岁左右）的肥胖（主要指腹型肥胖）会导致 AD 的发病风险增加 59%；而老年期体重过低则与在此后 5～6 年 AD 发病风险的增高相关。

9. 吸烟与饮酒　香烟中的尼古丁可直接损伤血管内皮，同时一氧化碳浓度的增高使血管壁缺氧，易发生小动脉痉挛而导致 VaD。吸烟能够增加 AD 的发病风险，特别是在携带有

APOEε4 等位基因的人群中尤为明显。大量饮酒本身就会导致酒精性痴呆,中年期的大量饮酒会将 AD 的发病风险增加 3 倍。

10. 饮食 饱和脂肪酸的过多摄入会增加痴呆的发病风险,近几年引人关注的地中海饮食,即主要摄入鱼类、水果蔬菜、富含多不饱和脂肪酸的橄榄油,较少食用猪肉等红肉能够降低痴呆的发病风险。其他饮食因素,如维生素 E 和维生素 C 等抗氧化剂的摄入、叶酸和维生素 B_{12} 的摄入可能对认知功能具有保护作用。

11. 受教育水平 高教育水平对痴呆发病具有保护作用,受教育程度越高,认知储备越好,认知功能维持的代偿网络就越好,发生认知障碍的比例就越低。良好的教育不是减轻了脑内痴呆的病理改变,而是提高了这些病理改变能够表现出认知功能损害临床症状的阈值。

12. 体力活动与脑力活动 中年期的规律体力活动可以降低痴呆的发病风险。高强度和中等强度的体力活动可以分别将认知功能减退的风险降低,一项纳入 16 项前瞻性研究的荟萃分析显示活跃的体力活动能够将痴呆的整体发病风险降低 28%,而能将 AD 的发病风险降低 45%。即使是低强度的体力活动,如散步,也能显示出对认知功能障碍的保护作用,体力活动对痴呆的保护可能来自其神经营养作用以及对心脑血管疾病危险因素的保护作用。

无论是老年人、还是青年人通过参加各种脑力活动的项目,如打牌、阅读、学习新知识等均可以减少痴呆的发病风险。这种脑力活动还可以贯穿于多种日常生活中,包括社交活动、针织、园艺和演奏乐器等,也都表现出对痴呆发病的保护作用。神经影像学的研究显示,长期的复杂脑力活动者的海马萎缩程度更低。

13. 脑外伤 伴随意识丧失超过 30 分钟 的严重脑外伤能够增加痴呆的发病风险。在有脑外伤史的患者中,男性比女性的痴呆发病风险更高。脑外伤后,脑内和脑脊液中内 Aβ 水平的增高可能是其潜在的发病机制。

14. 其他 其他的因素,包括情绪、社会交往状况和社会经济地位等也对痴呆发病具有影响。40%~50% 的痴呆患者会伴随有抑郁情绪,在有抑郁病史的人群中,其痴呆和轻度认知障碍的发病率更高。社交活动可能通过增加体力活动和脑力活动、改善情绪等多种机制影响到 AD 的发病风险,而老年期的独居和社交活动减少会导致 AD 的发病风险增加 2 倍。流行病学研究目前尚无法证实社会经济地位在痴呆发病风险中的独立作用,其对痴呆发病的影响常常与教育水平、血管性危险因素等交织在一起。

第三节 老年性痴呆预防健康教育

一、痴呆的预防分级和健康教育的目标与原则

早在 2500 年前,中国古代著名医学著作《黄帝内经》提出"上医治未病,中医治欲病,下医治已病。"同理,痴呆的预防分为一级预防、二级预防和三级预防。痴呆的一级预防是指脑内尚未开始痴呆的病理生理过程,通过减少或去除痴呆的可干预的危险因素,从而防止或延缓痴呆发病;痴呆的二级预防是指在临床症状出现前的 20~25 年脑内已经出现了痴呆的病理生理过程,这个阶段又称为痴呆的临床前阶段,通过干预可以延缓或阻止临床症状的出现;痴呆的三级预防是指在出现临床症状后所进行的干预,减缓痴呆症状的进展速度,改善患者的日常生活能力,包括药物治疗和认知训练。

痴呆预防健康教育的目标和原则是需要充分认知到痴呆预防的重要性，积极开展痴呆的一级预防和二级预防，通过早期改变不健康的生活方式，积极主动地控制各种危险因素，个体化预防，从而达到使痴呆不发生或延缓发病的目的。

二、预防痴呆健康教育的内容与方法

（一）调整生活方式

改变不健康的生活方式，干预日常生活中的不良行为，消除社会、经济、文化等不良因素导致躯体或心理的疾病。具体干预措施包括：戒烟、限制饮酒、提倡地中海饮食、保持充足睡眠、良好的家庭和社会关系、加强体育锻炼和大脑功能锻炼、增加社交活动、保持心情愉悦等。基层健康人员可依据实际情况，在评估健康教育目标人群现有健康水平及生活方式问题之后，制定出有针对性的健康教育方案，以实施科学的预防老年性痴呆的措施。

（二）调整生活环境和心理因素

营造良好的生活环境是预防老年性痴呆的重要方面。为老年人营造良好的生活氛围，居住环境要阳光充足、整洁、舒适。鼓励老年人融入社会，多与人交流，保持良好的心态，主动参加有益于身心健康的社会活动。注重调理好老年人的心态，老年人突然赋闲在家，一时难以适应，极易损伤大脑细胞。要帮助老年人尽快适应角色转换，做一些自己喜欢的事情，也可到老年活动中心活动，不可将其置之一旁，以免增加孤独感和脱离社会。

（三）血管性危险因素的干预

血管性危险因素包括中年期的高血压、胆固醇增高、糖尿病和肥胖等。降压药物能够有效降低血压及减少血压相关的认知障碍。不同种类的降压药物之间对痴呆预防没有表现出明显的差异，血管紧张素受体阻断剂（ARB）类降压药和钙离子拮抗剂可能比其他类别的降压药对认知功能的改善更为明显，但在长期随访观察中没有得到验证。老年人要定期监测血压，还要警惕低血压的发生。使用他汀类的降脂药物降低血胆固醇水平可以达到降低痴呆发病风险的目的，他汀类药物能够减少细胞内和细胞外 Aβ 的水平，促进 APP 的非淀粉样蛋白通路降解等，还可能通过减少卒中发病的风险来降低痴呆的发病风险，需监测胆固醇水平和低密度脂蛋白水平，从而调整他汀类药物的用量。对糖尿病患者应用降糖药并从饮食上严格控制血糖，监测血糖值，可以减少血管病的发生和改善认知水平。老年人注意警惕低血糖的发生。体重指数（BMI）与痴呆呈 U 型关系，中年肥胖的人群可以通过运动和饮食管理降低体重，减少脂肪厚度和体脂含量，使 BMI 介于正常范围，从而减少痴呆的发病风险。

（四）体力锻炼和认知训练

坚持有氧体力锻炼，能够改善特定认知功能，包括认知速度，听觉和视觉的注意力。认知干预包括三种方式，认知刺激、认知康复和认知训练。其中的认知训练是通过强化认知练习来重建或者恢复脑的认知储备，基层医生应将认知训练结合到日常医疗活动中。

（五）饮食和营养元素的补充

健康饮食和营养元素的补充一直是痴呆早期干预的研究热点，包括多种维生素、抗氧化剂、多不饱和脂肪酸的补充以及综合的地中海型饮食等。添加 B 族维生素（叶酸、维生素 B_6、维生素 B_{12}）及抗氧化剂（维生素 E、维生素 C、胡萝卜素）能够降低痴呆的发病风险。有较多的证据支持地中海饮食和多不饱和脂肪酸对痴呆发病的保护作用，同时地中海饮食对心脑血管疾病也有保护作用，经常摄入地中海饮食的人群受教育水平比较高。

（六）定期健康体检

早期进行痴呆筛查,尽早发现痴呆的内在危险因素,并对危险因素进行控制。把有危险因素的人群设为关注对象,强化宣传,定期随访,采取针对性的个体化干预措施。

（七）警惕痴呆诱因

避免紧张、兴奋、忧虑等不良情绪,避免重大事件对精神的打击,避免脑力或体力的透支过劳等因素,保持心理平衡,并要注意客观环境的影响。

（八）早发现、早诊断和早干预

早期诊断及干预的益处如下：①延缓疾病进展;②获得尊重及理解;③将决策自主权最大化,确保在大脑功能完好的情况下对未来进行规划并做出正确决策;④及时获得医疗及预防保健服务,获取支持及建议;⑤降低风险,确保安全,预测和避免药物治疗的不良反应;⑥规划未来,如提早退休、财政计划及安全问题;⑦避免或减少未来成本,推迟或避免进护理院;⑧作为人权的一部分,获得知情权。

1. 家人早期发现痴呆　加强痴呆的宣传,普及人群对痴呆的辨识率和重视程度,鼓励家属尽早带患者到记忆门诊就诊进行痴呆筛查。

2. 痴呆的常规筛查　包括从病史采集、体格检查、神经心理检查、实验室检查和影像学检查等多方面进行筛查。

(1)病史采集：由患者和知情者提供病史,了解有无脑血管病危险因素,认知障碍的起病时间、起病形式、具体表现(需全面了解各认知域的损害情况)、进展方式、诊治经过及转归;认知障碍是否对日常生活能力和社会功能产生影响。

(2)体格检查：详细进行全面的神经系统查体,重点进行记忆力、计算力、语言能力、定向力、执行力、注意力、视空间能力等多个认知域的询问。

(3)神经心理学检查

1)神经心理学检查的作用：确定患者有无痴呆/认知障碍;明确认知障碍损害特征;评定痴呆/认知障碍的严重程度;评价痴呆/认知障碍的治疗效果;监测病情的进展;为制定护理、康复计划提供客观依据。

2)神经心理学检查包括：认知评估筛查、总体认知评估、单项认知域测验、日常生活能力的评估、精神行为症状的评估、总体功能的评估和鉴别与排除诊断的评估。认知评估筛查量表在痴呆预防中最为常用,包括简易精神状态量表(MMSE)、蒙特利尔认知量表（MoCA）和长谷川痴呆量表(HDS)。其中,MoCA 显示出比 MMSE 更能识别轻微的认知损害。

(4)神经影像学：影像学首选头 MRI 检查,包括 T1WI、T2WI、FLAIR、DWI 等序列;除平扫、矢状位外需要加做冠状位。注意各脑叶和海马的体积变化,脑白质病变的程度(Fazekas 量表)等。

正电子发射断层成像术(positron emission tomography,PET)可测定脑内葡萄糖代谢,已广泛应用于对认知功能损害的检查。使用淀粉样蛋白和 Tau 蛋白示踪剂进行 PET 成像检查,可以协助各种类型痴呆的诊断和鉴别诊断。

(5)实验室检查：体液标志物主要有 3 个来源：血液、尿液和脑脊液。首次就诊患者进行血液学和尿液检测包括：血常规、肝肾功能、糖化血红蛋白、C 反应蛋白、维生素 B_{12}、同型半胱氨酸、血沉、HIV、梅毒螺旋体抗体、重金属、药物和毒物检测、肿瘤标记物、副肿瘤抗体、免疫相关抗体、血尿氨基酸检测等,尿 AD7C 神经丝蛋白测定是 AD 诊断相关标志物。脑脊液中总 tau 蛋白和异常磷酸化 tau 蛋白增高、Aβ42 降低均支持 AD 诊断,有助于鉴别 AD 和 VaD。

第四节　老年性痴呆患者和看护者健康教育

一、痴呆患者健康教育的原则

痴呆患者健康教育的总原则为按痴呆程度分层实施,兼顾个体化健康教育和治疗。对于轻度痴呆患者,基层医务工作者可以直接对患者本人进行健康宣教,强调改变生活方式、控制危险因素、坚持药物治疗和认知训练;对于中度痴呆患者,基层医务工作者要对患者和看护者同时进行健康宣教,以坚持药物治疗和认知训练为主;对于重度痴呆患者,基层医务工作者重点要对看护者进行健康宣教,防治患者走失和意外伤害,加强营养支持,坚持药物治疗。

二、痴呆患者健康教育的内容和方法

根据临床痴呆评定量表(clinical dementia rating,CDR)的评分将痴呆分为轻度、中度和重度痴呆。目前公认的分层方法是CDR0.5~1分为轻度痴呆,CDR2分为中度痴呆,CDR≥3分为重度痴呆。

轻度痴呆的临床表现:①轻度语言功能受损;②日常生活中出现明显的记忆减退,特别是对近期事件记忆的丧失;③时间观念产生混淆;④在熟悉的地方迷失方向;⑤做事缺乏主动性及失去动机;⑥出现忧郁或攻击行为;⑦对日常活动及生活中的爱好丧失兴趣。

中度痴呆的临床表现:①明显健忘,特别常常忘记最近发生的事及熟悉的人名;②不能继续独立生活;③不能独自从事煮饭、打扫卫生或购物等活动;④开始变得非常依赖;⑤个人自理能力下降,需要他人的协助,如上厕所、洗衣服及穿衣等;⑥说话越来越困难;⑦出现无目的的游荡和其他异常行为;⑧在居所及驻地这样熟悉的地方也会走失,出现幻觉。

重度痴呆的临床表现:完全依赖家属并丧失生活能力,记忆力严重衰退,身体状况越来越差,可能出现:①不能独立进食;②不能辨认家人、朋友及熟悉的物品;③明显的语言理解和表达困难;④在居所内找不到路,行走困难;⑤大小便失禁;⑥在公共场合出现不适当的行为;⑦行动需要轮椅或卧床不起。

(一)轻度痴呆患者的健康教育

轻度痴呆的患者认知功能损害较轻,仅轻度影响日常生活能力,尚可与其他人交流,需要看护者少部分照料。基层医务工作者可以直接对患者本人进行健康宣教,强调改变生活方式、控制危险因素、坚持药物治疗和认知训练。

1. 改变生活方式、控制危险因素

(1)健康饮食

1)建议地中海型饮食(Mediterranean diet):地中海型饮食是以自然的营养物质为基础,包括橄榄油、蔬菜、水果、鱼、海鲜、豆类,加上适量的红酒和大蒜,再辅以独特调料的烹饪方式,是一种特殊的饮食方式。地中海型饮食可使患轻度认知障碍(MCI)的发病率下降28%,并使轻度认知障碍转为阿尔茨海默型痴呆的发病率下降48%。

2)强调低盐:每人每天摄入盐量不超过5g。

3)避免进食含有饱和脂肪酸的食物:避免反式脂肪和饱和脂肪:如避免食用全脂乳制品、红肉、快餐、油炸食品、加工食物等。建议进食一些对于心脏有益的食物。

4）增加新鲜水果、蔬菜及谷物摄入量：可以在一定程度上降低患老年性痴呆的风险。英国《老年性痴呆的初级卫生保健：预防、早期诊断与早期管理》建议每天食用五种蔬果，即5A DAY PLAN。

5）确保摄入充足的 OMEGA-3 脂肪酸：如深海鱼类（三文鱼、金枪鱼、鲑鱼、沙丁鱼），或者补充深海鱼油。

6）建议少量多餐，规律饮食：使血糖稳定在一定的水平。

7）每天饮用绿茶：已被证实可以预防老年性痴呆。

（2）戒烟限酒、规律运动：保持生活有规律，戒烟并且严格控制酒精摄入量。成年人如饮酒，一天最大饮酒的酒精量不超过 15g，相当于 50mL 白酒（38％计），或 150mL 葡萄酒（12％计），或 450mL 啤酒（4％计）。规律运动可以保证循环系统的有效运作，降低胆固醇水平，使血压维持在相对正常的水平，降低患老年性痴呆尤其是血管性痴呆的风险。对于大多数人，建议每周至少进行中等强度有氧运动 150 分钟，运动形式推荐单车或者快步走。

（3）社交活动、智力训练：随着独居老年人数量越来越多，缺乏社交活动易患老年性痴呆。建议老年人增加每周社交活动次数，形式包括：走访亲友、观看电影、社区居委会活动、志愿者活动等，以增加认知储备，降低患老年性痴呆的风险。让患者保持稳定乐观的情绪，以分散病态思维，减缓精神衰退。鼓励轻度痴呆患者自己料理生活，如买菜做饭、收拾房间、清理个人卫生。此外，大脑功能锻炼有助于维持大脑活力，降低患老年性痴呆的风险。大脑功能锻炼包括：学习新知识，如学习一门外语、学习手语、园艺、针织、画画、下象棋，经常弹奏乐器、阅读报刊或书籍，坚持晨练，如打太极拳等以及培养一个新的爱好习惯。越具有挑战的事情，越能增加大脑储备。基层医务人员应加强老年人记忆力训练，可以从一些简单的渐进性的事情开始，如记住中国 34 个省级行政区域，可以配上节奏帮助增强记忆，还有猜谜游戏等。

（4）良好睡眠和危险因素控制：老年人应制定一个规律的睡眠作息时间表，按时入睡、按时起床，确保大脑生物钟保持规律应答。尽管午睡对于消除疲劳有诸多益处，但是对于大多数老年人来说，午睡会使失眠加重。如果老年人已有失眠的困扰，应尽量减少午睡时间。卧室内不要放置电视或电脑，睡前洗热水澡，做一些简单的伸展运动，睡前应保持精神放松。老年人还应注意避免头部外伤。在做一些球类运动时应保护好头部，戴好头盔。冬天应戴好帽子，保护好头部血管。基层医疗工作者协助老年人保持理想体质量，监测和药物控制痴呆危险因素，使血压、血糖、胆固醇等指标控制在基本正常的范围内。

2. 坚持药物治疗　应用胆碱酯酶抑制剂增加突触间隙乙酰胆碱的含量，是治疗多种痴呆的一线的药物，主要包括多奈哌齐、卡巴拉汀、加兰他敏和石杉碱甲。基层医务工作者向患者本人和看护者说明早期药物治疗的必要性，增强患者和家属对治疗的信心，监督患者是否按时用药，并根据患者症状对用药频率和剂量进行相应的调整。若患者出现腹泻、恶心、呕吐、食欲下降和眩晕等不良反应，可通过降低起始剂量降低副作用的发生率，根据病情逐渐滴定加量，与餐同服延迟对药物的吸收时间或改用透皮贴剂，减轻胃肠道的副作用，增加痴呆患者服药的依从性。

银杏叶、胞磷胆碱和丁苯肽对于痴呆的治疗，可以改善患者的认知功能、日常生活能力和痴呆相关症状。脑蛋白水解物对轻至中度的痴呆患者的认知功能和总体临床印象有显著的改善。抗氧化剂维生素 E 可以延迟 AD 患者发病的进程，其与多奈哌齐合用治疗轻度的 AD 有一定的疗效。非载体类抗炎药能否降低痴呆发病危险的研究结果仍存在争议。他汀类作为降脂药，在改善动脉硬化、冠心病的同时也对痴呆发挥着多效性的功能。奥拉西坦和茴拉西坦治疗 AD 与安慰剂对照组有显著性差异。没有足够的循证医学证据证实尼麦角林、尼莫地平和司来吉兰对痴呆改善临床症状有效。

3. 认知训练 认知干预是药物治疗的有效补充,它包括三种类型:即认知刺激、认知康复和认知训练,其采用的干预方法、靶向治疗人群和治疗的目的各不相同。认知训练是指通过对不同认知域和认知加工过程的训练来提升认知功能、增加认知储备。认知训练可以针对记忆、注意和执行加工过程等一个或多个认知域开展训练,可以采用纸笔式或计算机化的训练形式。随着计算机化训练方法的应用,认知训练可以针对被训练者的认知水平选择训练难度,并可根据训练表现进行动态调整,从而实现适应性的训练效果。认知训练的效果具有迁移性,即针对一个认知域开展训练,可以同时提升本认知域和其他认知域的表现。

在训练的剂量上,每次训练时间不少于 30 分钟,每周 3 次训练,总训练时间在 20 小时以上,可以取得更为明显的训练效果。建议采用涵盖多认知领域的综合性认知训练,认知训练可以与生活方式干预、有氧锻炼和神经调控技术等其他非药物治疗相结合。认知训练方案应个体化给予适合的训练强度和充足的训练量以保证训练效果。

训练中最主要的是反复强化、由简至繁。持之以恒、循序渐进的训练可以提高患者的语言、记忆力和行为能力,从而延缓病情的发展。痴呆程度越重,训练效果越差,故应对轻度痴呆患者尽早着手进行。

针对阿尔茨海默病老年人,每周 3～5 次认知干预有利于改善患者的体能、认知功能和维持日常生活能力。推荐的运动方式包括以下几种。

(1)乒乓球:有乒乓球爱好和基础,并且目前身体状况允许的老年人可坚持每天乒乓球运动 30 分钟。

(2)功率自行车练习:每次 40 分钟,有利于改善患者认知能力。

(3)快步行走:每小时配速不小于 3km,每日一小时可以分次完成。

(4)太极拳:每日至少 30 分钟,可以提高反应能力,日常生活能力,改善认知,改善平衡预防跌倒。

(5)配合音乐进行有节律的运动:改善跌倒情况,提高力量和耐力。

(6)行走中拍皮球练习:可以改善平衡功能。

(7)打网球:有网球爱好和基础,并且目前身体状况允许的老年人,每周两次网球运动可以预防骨质疏松,增强力量和反应能力,改善认知功能。

对痴呆患者推荐的认知刺激主要包括以下几种。

(1)记忆训练:为老年人准备备忘录,鼓励患者在适当的时间看电视、报纸,讲解文字、图片、实物等。经常鼓励老年人回忆过去的生活经历。温和、体贴地诱导患者用语言表达。可以根据兴趣爱好和尚存能力水平安排活动项目。

(2)怀旧活动:看和谈论老照片、听唱老歌曲、看老电影、谈论往事等。

(3)工娱治疗:折纸、编织,穿珠子、涂色、绘画等。

(4)益智活动:棋牌游戏、拼图、搭积木、填词、物品归类等。

(5)园艺活动:种植、浇水、触摸花、闻花香、用植物制作装饰品等。

活动过程中应给予引导和鼓励,及时调整难度,多鼓励给予患者信心。

(二)中度痴呆患者的健康教育

中度痴呆患者,认知损害累及多个认知域,中度影响日常生活能力,会出现幻觉、猜疑等精神行为异常,需要看护者较多的照料。基层医务工作者要对患者和看护者同时进行健康宣教,以坚持药物治疗和认知训练为主。

坚持应用胆碱酯酶抑制剂。针对幻觉等精神症状,基层医务工作者首先要分析精神症状的原因,注意药源性因素,如多巴胺制剂能加重患者的幻视和认知损害等。在去除病因的前提下,可先选择环境及心理行为的干预措施。若胆碱酯酶抑制剂等改善认知药物治疗后精神症状无好转,可以对幻觉妄想、兴奋躁动、谵妄症状明显者选择非典型类抗精神病药治疗。神经安定剂可导致 DLB 认知能力的减退、诱发严重的运动障碍,应慎重使用。服用抗精神类药物需要每 1～2 个月复诊 1 次,评估患者精神症状,及时调整药物剂量或停药,还要观察患者有无出现走路不稳、身体僵硬或歪斜、吞咽时呛咳、过度瞌睡等副作用;如果为了改善睡眠服用促眠药物(如艾司唑仑、佐匹克隆、酒石酸唑吡坦、马来酸咪达唑仑等),痴呆患者夜间起夜时需要密切看护以防跌倒,这些药原则上不宜长期服用,需要定期复诊进行调整。

(三)重度痴呆患者的健康教育

重度痴呆患者完全依赖家属并丧失生活能力,主要表现为自理能力差,智能及精神障碍,严重者卧床等。健康教育应重点以安全维护、智能锻炼和生活自理能力锻炼为主,重度卧床老年人则以生活护理和病情监测为主。而由于住院床位有限、经济等原因,中重度患者不可能长期住院,多数出院后在家中继续治疗,所以加强看护者健康教育是十分必要和关键的。基层医务工作者重点要对看护者进行健康宣教,防治患者走失和意外伤害,加强营养支持,坚持药物治疗。

安全防护措施包括:对易走失的患者,避免单独外出,并设计卡片让患者随身携带,卡片注明患者姓名、家庭地址、联系电话,所患疾病、过敏药物等;防止意外,行动困难者要有人陪伴;教患者如何防止跌倒,宅内地面不要过于光滑,物品摆放有序,必要时墙上安装扶手;禁止单独使用燃气,预防泄漏引发事故。洗澡时看护者帮助调好水温,热水瓶放到痴呆患者够不到的地方,以防烫伤;药品,剪刀妥善放置,避免误服或自伤。

加强营养支持,要摄入适宜的热量,以维持健康的体重。蛋白质、卵磷脂、胆碱、维生素、钾、钠、磷及微量元素是神经细胞活动和记忆所需要的物质。注意营养要素的补充,做到饮食均衡、多样化,定时定量。宜选择高蛋白、高不饱和脂肪酸、高维生素、低脂肪、低热量、低盐饮食并戒烟、戒酒,防止肥胖。少食蛋黄,避免使用铝制饮具。要注意蛋白质的摄入量,保证优质蛋白占一半。每天吃 1 个鸡蛋,适量食用动物性食品。鱼类脂肪含量较低,易消化,非常适合老年人食用。每天要饮用牛奶或奶制品,可增加钙的摄入。每天吃少量大豆制品。避免摄入过多的脂肪和胆固醇。每天主食中可以包含一定量的粗杂粮,多吃新鲜的蔬菜和水果。少量多餐,食物细软好消化,饮食清淡少盐,多选用蒸、煮、炖等烹调方式。食物要无刺激、无骨、易消化、少油腻、易咀嚼。

重度痴呆患者可选用高剂量的胆碱酯酶抑制剂作为治疗药物,但应遵循低起始剂量逐渐滴定的给药原则,并注意药物可能出现的不良反应。加用兴奋性氨基酸受体拮抗剂,盐酸美金刚是一具有非选择性、非竞争性、电压依从性、中亲和力的 NMDA 受体拮抗剂,为 FDA 批准的第一个用于治疗中、重度痴呆治疗药物。它可以延缓中重度 AD 患者的临床疾病恶化,同时选择性的改善一些关键认知域障碍,如语言、记忆、定向力、行为、视空间,同时对中重度 AD 患者表现的妄想、激越等精神行为异常也有一定的治疗作用。

三、对看护者的健康教育

我国老年福利体系和社会医疗保障体系还不完善,大部分痴呆患者在家中由家庭看护者照料。AD 患者的照料负担可直接影响看护者的心理健康,进而加重家庭经济危机。照料患者导致看护者社交活动减少,有时与其所承担的其他角色,如家长、配偶、子女等相冲突,造成家庭关系和人际关系紧张。而看护者往往缺乏相关知识和对患者的护理常识,难于应对患者出现的猜疑、攻击、谵妄等精神症状,导致病情逐渐恶化,严重影响患者的生存质量。

痴呆看护者承担的照料任务十分艰巨,家属的照护知识、技术及心态对老年性痴呆患者的生活质量、治疗效果和预后皆起着非常重要的作用。基层医务工作者应对看护者的日常照料职责及照料技能进行培训,使看护者做好充分的准备。

1. 对痴呆患者的日常生活照料 日常生活照料包括膳食、如厕、用药、沐浴、穿衣、洗澡和运动。保持食物的品种丰富,营养均衡;按时、按量服药并做好服药的记录;洗澡的过程简单化;防止患者跌倒的危险;每天帮助患者活动肌肉和关节,帮助患者参加散步、太极、游泳或舞蹈等运动。基层医务工作者应指导看护者合理安排患者日常生活,保证其规律性,要求患者按时起床、就寝和进餐;维持患者良好的个人卫生习惯,包括皮肤、头发、指甲、口腔等卫生,可减少感染的机会;协助看护者给予患者卫生指导,采取措施制止不卫生行为,如随地大小便、捡地上东西吃等;根据天气变化给患者及时添减衣被,居室常开窗换气,常晒被褥;长期卧床者要给予定时翻身、拍背,预防褥疮和肺炎发生;对病情较重的痴呆患者,看护者要协助料理生活,注意营养饮食、衣着冷暖和个人卫生。

(1)进食:老年性痴呆患者每天在固定的时间、地点用餐,进餐时关闭电视、收音机;选择喜欢的食物、餐具以增加食欲。进食时出现饭菜遗撒的情况避免指责,多给予鼓励。照护者可给老年性痴呆患者做示范,告诉其应该如何进食。对于反复进食的老年性痴呆患者可告知现在的时间,展示吃过的饭菜,控制每次的进食量,少量多餐,进食结束检查口腔内是否有残留。控制进食速度,防止误吸。

(2)如厕:排便时间相对固定,养成良好排便习惯。卫生间使用明显标识便于辨认,如厕困难者给予协助,便器放在易于拿取的地方。对于有二便障碍的老年患者,可采取盆底肌训练、生物反馈等方法;根据需要使用集尿器、隔尿垫等。

(3)穿衣:降低穿衣难度,为老年患者选择穿脱方便、款式简单、舒适的衣服,多选用套头上衣、松紧带裤子;针对穿衣失用,使用明显标志区分衣服、裤子;根据季节指导老年患者选择衣裤。

(4)沐浴:简化沐浴步骤,沐浴前准备好所需物品,可以直接用洗发水洗头和身体;保证洗浴用具的充足,用具操作简单,可在洗浴用品上用简单易懂的图片代替文字说明。沐浴过程,照护者从背后协助,减轻面对面沐浴带来的不适。

(5)睡眠:老年性痴呆患者广泛存在睡眠障碍和睡眠节律紊乱。建立有规律的活动及时间表,养成良好睡眠习惯和方式,形成一定的生物钟。日间参与社会活动,限制日间小睡的次数和时长,避免喝茶或含有咖啡因的饮料。晚间睡前协助泡脚或热水擦洗,不要喝太多的水,减少起夜的次数。保证房间的温度和湿度适宜,创造温馨舒适的睡眠环境,调暗灯光,促进睡眠。

2. 对痴呆患者的安全保护 对重度痴呆患者要事事留意其安全,每时每刻均有看护者陪护,不要让患者单独外出,以免迷路、走失,衣袋中最好放一张写有患者姓名、地址、联系电话的卡片或布条,如万一走失,便于寻找;减少室内物品位置的变动,老年人的日常生活用品放在其看得见找得到的地方;行走时应有看护者扶持或关照,以防跌倒。对居住在高层楼房的痴呆老年人,应防止患者不慎坠楼;妥善保管家里的危险物品,如药品、化学日用品、热水瓶、电源、刀剪等危险品应放在安全、不容易碰撞的地方;保持地面平整防滑,厕所使用坐式马桶,以免跌倒。防止患者自杀或者意外事故发生;睡床要低,必要时可加栅栏,防止坠床;洗澡时注意不要烫伤;不要让患者单独承担家务,以免发生煤气中毒、火灾等意外;患者所服药品要代为妥善保管,送服到口,看服下肚;注意监测病情,发现异常及时就医。

(1)走失:老年患者生活环境相对固定,避免由于环境改变导致走失发生;日常外出活动时照护者陪伴左右,保证老年患者不离开其视线。为老年患者佩戴防走失联系卡或定位手表。与邻居及社区相关人员沟通病情,以获取多方帮助;一旦发生走失,立即使用手机与老年患者取得联系,使用定位手表定位,必要时报警寻求帮助。

(2)跌倒/坠床:居住环境光线充足、宽敞,无障碍物,走廊、卫生间内设有防跌倒设施,地面使用防滑材料。保证夜间卧室、走廊和卫生间的照明。教会老年患者辅助器具,如:拐杖、助行器、老花镜、助听器等;衣裤合体,下床活动时穿防滑鞋。调整床面高度以老年患者坐位时足部着地为宜,两边设有床栏。夜尿频繁的老年患者选择使用小便壶床上小便,减少下床频次。一旦出现跌倒/坠床照护者不要慌乱,察看有无外伤、骨折等情况,询问有无不适,及时就医。

(3)烫伤:老年性痴呆患者因反应能力、事物感应能力及应对突发事件能力下降,导致在日常生活中接触热物质时,不知道躲闪,容易发生烫伤。床头桌上有固定暖瓶的装置,协助老年患者倒取开水;可使用有测温功能的餐具;洗漱用水调节好温度;水龙头处有明显的"冷""热"标识。

(4)错服/漏服药物:协助老年性痴呆患者服药,服药后要再次确认药物咽下后才可离开;指导照护者使用分装药盒摆药,不同时间的药物用不同颜色进行区分,便于发现老年患者漏服药或多服药;也可使用手机或服药日历进行记录服药情况;对于服药困难的老年性痴呆患者,可将药物研碎化于水中服用。

3. 精神行为异常的照护　　随着病情的进展,老年性痴呆患者会出现涉及感知觉、情感及思维行为异常在内的各种精神行为异常,如幻觉、错觉、妄想、焦虑、抑郁、易激惹、冲动行为及脱抑制行为等。这不仅给患者本人带来了痛苦,也加重了疾病与照料的负担。对于出现精神行为异常的老年性痴呆患者,需要专业照料与家庭照料相结合,找到适宜的照料方法。非药物的照料是干预精神行为异常的首选方案,减少药物使用,干预以保证老年性痴呆患者安全的照料贯穿疾病始终。

(1)猜疑:照护者要理解这是疾病造成的,不要与老年患者争执、解释,尽量将转移注意力到其他活动上,使其慢慢淡化疑心。还可以将经常丢失的东西进行备份。

(2)激越/攻击行为:查找引起激越/攻击行为的原因,观察产生行为的规律和特征,避免容易诱发情绪波动的因素。使用疏导、解释或转移注意力等方式减轻激越症状。刀剪等危险品妥善保存;必要时给予保护性约束。如果老年患者频繁出现攻击行为,就必须要到医院进行治疗。

(3)幻觉妄想:观察老年患者发生幻觉妄想的规律,寻找有关原因,如因药物引起应立即与医生沟通。消除刺激幻觉的因素,如墙壁上的图案、影子、镜子、窗户上的反射光线,过于刺激的电视节目等。对有视听觉障碍的老年患者,为其配戴眼镜和助听器。保管好刀、剪、绳等危险物品,远离煤气,关闭门窗,防范意外发生。

(4)脱抑制行为:对于老年患者出现的不假思考地冲动行事、讲粗话、语出伤人及性欲亢进等表现,要理解这是由于疾病导致的;在安全的前提下,可采取有意忽略的态度;还可转移老年患者的注意力,增加活动锻炼,减少其脱抑制行为的发生,严重的脱抑制行为需要积极就诊。

4. 对痴呆患者的情感支持　　患者的生活质量不仅依赖于日常生活能力,改善情感状况对于患者生活质量的全面提高同样是重要的。基层医疗工作者应指导看护者给予患者关爱和情感支持,可以有效减轻痴呆患者的负性情绪。看护者应最大程度地发挥爱心的力量,每天和患者面对面地交流,语言平静、亲切,语调低、语速慢;使用简单、直接、形象的语言和鼓励、赞赏、肯定的语言,以增强患者的安全感;运用肢体语言让患者知道看护者能理解他们的害怕和困境,倾听患者的回忆和诉说的忧愁,使患者压抑的情感得到释放,唤起患者的积极情绪,使患者增强信心。良好的护理和和睦的家庭氛围使痴呆患者最大程度地维持现状,以主观情绪体验和需求的满足感构成良好的心理环境,不使其生理功能和生活能力进一步退化。

5. 提升照料水平,提高照料效率　看护者应具有良好的沟通技巧,保持积极和乐观的心态,释放和排除负面情绪,正确评价自我,认识自己的长处,学会使用和体验不同的应对困难的方法。

6. 尊重老年人,避免争执　看护者表现出来的理解和尊重将帮助痴呆患者体会和感受到生活的价值和意义。理解与尊重是看护者与患者进行沟通交流的基础,看护者应鼓励患者倾诉并积极倾听,在患者情绪发生变化的时候,应对其进行心理疏导和安抚,避免与其发生争执,尊重患者的意愿,维护患者的尊严。

7. 具有良好的沟通能力　患者在痴呆过程中可以表现出找词困难,语言表达速度下降,对语言的理解能力下降,主动交流的意愿减少,当需求得不到满足的时候就会触发行为异常。看护者应鼓励患者进行主动的表达,加强倾听和理解的能力,通过平和的声音、温暖的微笑、温柔的触摸及适当的手势传递信息。

8. 根据疾病情况制定照料的策略　看护者要随时了解、把握和评估痴呆患者的基本生活能力和复杂生活能力,不给患者过度的照顾,以减少患者对看护者的依赖,最大程度地维持患者具有独立生活的能力,采用一些方法增进患者的记忆、保持其工作及生活的简单化,鼓励患者进行适当的运动及保持身体健康均有助于痴呆患者保持最佳的现存能力。

9. 对看护者的支持　对痴呆的看护者给予心理和躯体健康的支持,鼓励痴呆的看护者寻求沟通和帮助。进一步普及痴呆及其相关知识,加强护理技能的培训。建立政府-医院-社区-家庭紧密联系的痴呆照料体系,为看护者提供学习和交流的平台,互相传授照料经验,取长补短,倾吐感受和发泄痛苦,获得鼓励和信心。

（韩　阅　首都医科大学宣武医院）

参 考 文 献

[1] 贾建平.中国痴呆与认知障碍诊治指南(2015年版)[M].北京:人民卫生出版社,2016:197-205.

[2] 中国痴呆与认知障碍指南写作组.2018中国痴呆与认知障碍诊治指南(一):痴呆及其分类诊断标准[J].中华医学杂志,2018,98(13):965-969.

[3] 认知训练中国专家共识写作组.认知训练中国专家共识[J].中华医学杂志,2019,99(1):4-8.

[4] 认知障碍患者照料及管理专家共识撰写组.中国认知障碍患者照料管理专家共识[J].中华老年医学杂志,2016,35(10):1051-1059.

[5] JIA J,WANG F,WEI C,et al.The prevalence of dementia in urban and rural areas of China[J].Alzheimer's & Dementia,2014,10(1):1-9.

[6] JIA J,WEI C,CHEN S,et al.The cost of Alzheimer's disease in China and re-estimation of costs worldwide[J].Alzheimer's & Dementia,2018,14(4):483-491.

[7] 章莹,付伟.英美两国老年性痴呆预防指南解读及社区护理启示[J].中国全科医学,2015,18(1):4-7.

第二十二章

精神心理疾病健康教育

第一节　精神心理疾病的流行病学

近年来,精神心理疾病的流行病学研究发展很快,主要因为有了国际通用的诊断分类系统和标准化的精神检查工具,在研究设计上更重视了社会人口学、环境学和社会心理因素等对精神心理疾病的影响。越来越多的国际协作研究,也将重点放在了精神心理疾病患病的危险因素、公共卫生服务、疾病负担等方面。这对开展精神心理疾病的健康教育与健康促进工作奠定了良好的基础。

一、精神心理疾病的概念、临床表现和危害

精神心理疾病是在各种生物学、心理学和社会环境因素影响下,人的大脑功能失调,导致认知、情感、意志和行为等精神活动出现不同程度障碍的疾病,不仅严重影响精神心理疾病患者和亲属的生活质量,同时也给社会带来沉重的疾病负担。

2010 年,WHO 和世界银行在全球范围内进行的疾病负担研究结果显示,神经精神障碍占各类疾病所致的伤残调整寿命年的 10.4%,其中除阿尔茨海默病之外的各类精神障碍占 7.4%。此外,精神障碍是 15～39 岁青壮年人群主要的疾病负担之一。

二、精神心理疾病的流行特点和分布特征

1958 年,全国第一次精神疾病防治工作会议之后,为了解各种精神疾病的患病情况,在一些省市曾进行过多次精神疾病患病率调查,但由于调查方法和诊断标准不统一,调查结果之间可比性较差。为与国际精神疾病流行病学研究接轨,20 世纪 80 年代我国引进了国际通用的标准化工具和诊断标准,并由 WHO 在北京举办了精神疾病流行病学讲习班,全国 12 家单位组成协作组,于 1982 年在中国实施了第一次全国精神疾病流行病学调查。为动态了解精神疾病患病率在中国改革开放和工业化进程中的变化,1993 年实施了第二次全国精神疾病流行病学调查。通过两次调查,提供了 20 世纪 80 年代和 90 年代有关精神疾病流行病学的基础数据,得到了可进行比较的基线资料。此后全国 20 多个省市参照全国精神疾病流行病学调查的方法,开展了各地区调查工作。

2019 年 2 月,北京大学第六医院黄悦勤教授等在《柳叶刀·精神病学》在线发表研究文章,对始于 2012 年针对中国 31 个省市自治区开展的中国精神卫生调查(CMHS)报告显示,

五类主要精神障碍 12 月患病率中最高的为焦虑障碍(4.98%),其余依次为心境障碍(4.04%)、酒精药物使用障碍(1.94%)、精神分裂症及其他精神病性障碍(0.61%),65 岁及以上人群阿尔茨海默病终身患病率为 5.56%。五类主要精神障碍的伤残调整寿命年(DALY)依次为心境障碍 10.179/1 000、酒精药物使用障碍 5.744/1 000、焦虑障碍 5.345/1 000、精神分裂症 4.22/1 000 阿尔茨海默病 0.409/1 000。焦虑障碍是 12 月患病率和终身患病率最高的一类精神障碍,分别为 4.98%(4.2%~5.8%)和 7.6%(6.3%~8.8%);其次为心境障碍,分别为 4.1%和 7.4%。精神分裂症及其他精神病性障碍的加权终身患病率为 0.7%,30 天患病率为 0.6%。

第二节　精神心理疾病的危险因素

精神心理疾病的发生是因为危险因素作用于个体,引起个体一系列病理生理和病理心理变化,最终表现为临床精神症状的过程。在精神心理疾病中除了器质性精神障碍、物质依赖和部分精神发育障碍的病因危险因素比较明确之外,大部分疾病可确定的危险因素还在探索之中,但是无外围绕生物因素、心理因素和社会因素三个方面展开研究。只有各危险因素都被充分揭示,才有可能更好地开展精神心理疾病的健康教育。

一、生物因素

生物因素是指通过生物学途径影响中枢神经系统的功能,导致精神心理疾病的因素。主要包括以下几方面。

(一) 遗传

以遗传物质为基础发生的病理性改变,从而发挥其致病作用。比如染色体数目与形态结构异常,基因突变等。

1. 染色体病　染色体是遗传信息的载体。染色体数目和形态结构的改变常导致遗传信息的变化,在临床上则表现为严重的躯体和精神发育障碍,有的还会引起人格异常和类似精神分裂症的表现等,统称为染色体病。脆性 X 染色体不仅可导致精神发育迟滞,而且与儿童学习困难、儿童行为障碍和儿童孤独症等有关。

2. 单基因病　由于单个基因突变导致酶的质或量的改变引起的一类疾病称为先天性代谢缺陷或遗传性代谢病。在已知的 200 多种酶缺陷病中,可引起精神发育障碍或行为异常的约有 70 余种。

3. 多基因病　一些原因不明的精神发育迟滞,精神分裂症,情感性精神障碍和阿尔茨海默病等都属于这一类,称复杂性遗传病。常由于多个基因共同作用而致病。这类疾病除家族性阿尔茨海默病的部分致病基因已经分别定位于 21 号、14 号和 1 号染色体之外,多数疾病的致病基因尚未明确。

(二) 感染

感染包括中枢神经系统感染、全身感染和他系统感染均可引起精神心理疾病。病原体可为细菌、病毒、螺旋体、立克次体、寄生虫等。最常引起精神心理疾病的感染性疾病有流行性感冒、肺炎、伤寒、斑疹伤寒、败血症、脑膜炎、神经梅毒等。随着急性传染病被人类有效控制,由急性传染病引起的精神心理疾病已经越来越少见到。但近些年来,性传播和海洛因等毒品在共用针具注射过程中引起的感染越发多见,由此侵袭中枢神经系统引起的精神心理疾病应在健康教育过程中引起足够的重视。

（三）化学物质

各种对中枢神经系统有害的物质都可能成为引起精神心理疾病的危险因素。这类常见的化学物质包括以下几种。

1. 酒精　过度使用酒精和酒精滥用对中枢神经系统可造成严重损害，也是全球共同关注的精神卫生问题。

2. 食物　蕈类食物，比如大量进食小美牛肝蕈，可引起幻视和意识模糊。

3. 药物　异烟肼、阿托品、利血平和皮质类激素都有可引起精神心理问题的药物不良反应。

4. 农药　在农村不当使用有机磷农药是引起精神心理疾病的常见危险因素。

5. 成瘾物质　大麻、吗啡、海洛因、苯丙胺是最常见的成瘾物质。

6. 工业毒物　有机汞、苯等易挥发性工业物质和重金属等都可引起中毒，进而出现急性或慢性精神心理疾病。

7. 一氧化碳　使用煤炭或者木炭取暖，当在封闭环境产生的一氧化碳浓度过高，容易引发中毒，救治不及时则会遗留严重精神心理疾病。

（四）内脏器官和颅脑疾病

1. 内脏器官疾病　循环系统疾病，比如动脉硬化、高血压和各种原因引起的心功能不全均可引发精神心理疾病。各种原因引起的慢性肺功能不全等呼吸系统疾病，常伴发精神病性症状。消化系统疾病，比如肝功能不全和慢性胃肠功能紊乱，也会出现精神病性症状。泌尿系统疾病，比如治疗肾功能不全的透析疗法可引起精神心理疾病。内分泌系统疾病，比如甲状腺、甲状旁腺、肾上腺、脑垂体等功能紊乱是引发精神心理疾病的常见危险因素。代谢性疾病，比如糖尿病、铜代谢障碍所致肝豆状核变性都常出现精神病性症状。结缔组织病，比如红斑狼疮也常出现精神病性症状。

2. 颅脑疾病　脑血管疾病、颅内肿瘤、颅脑损伤、脑变性疾病是引起脑器质性精神障碍的主要危险因素。特别是位于额叶、颞叶、基底节、胼胝体和边缘系统的病变与脑的弥漫性损害更易引起精神障碍。

（五）年龄

年龄不是致病因素，而是某些精神心理疾病的重要发病条件。童年和少年期人类的脑功能尚未发育完全，容易受到损害，出现发育障碍，以及起病于童年和少年期的各种精神心理疾病。随着年龄进入更年期，一些精神障碍在此期间可以出现第2个发病高峰。60岁以后，人进入老年期，随着年龄的增加，阿尔茨海默病的发病率也会增加。

（六）性别

性别也不是致病因素，但对某些精神心理问题的发病有重要影响。比如产褥期容易发生妇女特有的产后情绪低落。物质依赖、慢性酒精中毒等男性远高于女性。形成这种性别差异的原因除生物因素外，还应考虑社会因素对不同性别产生的不同影响。

二、心理因素

心理因素包括心理素质和心理应激两方面。心理素质往往是条件因素，而心理应激则常为致病的危险因素。

（一）心理素质

人格是个体心理素质的表现，特别是气质类型能反映个体的先天心理素质。艾森克人格测验的结果表明：神经质特征突出的人容易产生各种神经症性障碍；而精神质特征突出的人容易产生精神分裂症等精神病性障碍。童年期受到过分保护的人，其应对机制往往不健全，导致心理素质较差，当其处于应激状态时更容易产生应激障碍。

（二）心理应激

心理应激也称为精神创伤或者精神刺激，通常来源于生活中的各种重大事件。在日常生活和学习工作中，各种事件经常发生，而引起心理应激的生活事件需要具备两个条件：首先，对人们有重要的利害关系。关系越密切、越紧密，应激越强烈。其次，能够达到激发喜、怒、忧、思、悲、恐、惊等情绪反应的强度或频度。

心理应激对于健康人群来说并不是都是有害的。适度的心理应激，具有调动个人潜能，激发主观能动性，从而完成各种困难工作的正向作用。但是对于心理素质不健全的人群，强烈的或者过度的应激经常会导致急性应激障碍，或者创伤后应激障碍。对于某些精神疾病具有易感素质的人，则在一些并不特别强烈的应激影响下也会发病。

急性心理应激和慢性心理应激作为危险因素导致的结果不尽相同。比如亲朋好友意外亡故，突然之间的婚变，发现患有恶性肿瘤等，人们有可能即刻产生心因性休克或者分离转换反应。面对持续的工作或生活压力，经济拮据困难，长期承受暴力威胁等，人们则经常会出现抑郁、焦虑情绪和物质滥用行为。

三、社会因素

人们在全生命的不同时期受到不同社会因素的影响，比如婴幼儿期主要受家庭环境影响，上学后受学校环境、老师和同学影响，毕业进入社会后则受到社会因素影响的范围更广，情况更为复杂。这里讨论的社会因素主要指对个体精神心理健康产生正向或负向的社会影响。正向的社会因素对精神心理健康起到保护作用，而负向的社会因素则是产生精神心理疾病的危险因素。

（一）社会文化

社会文化传统对身心健康都可能产生深远影响。比如分离转换障碍，恍惚状态和附体体验在低文化地区较高文化地区要常见得多。在城市精神分裂症的患病率明显高于农村，而癫痫和精神发育迟滞则农村较城市的患病率高。阿尔茨海默病在低文化人群中患病率要高于高文化人群。在四川省傈僳族中盛行父母包办婚姻，青年男女因为婚姻不自由、不满意而出现自伤、自杀的情况较其他地区高。这些现象说明社会文化对精神心理疾病的发生、发展，以及精神心理健康状况均能产生重大的影响。

（二）社会变迁

当前，我国经济、社会快速发展，工业化、城市化、人口老龄化步伐加快，现代科技与文化的创新层出不穷，广大群众逐步适应着从传统生活方式向现代生活方式转变的快速节奏和竞争，体验着由此带来的心理冲击，这些都会对精神心理疾病的疾病谱产生影响。另外一方面，随着社会生活水平普遍改善，人均寿命延长，阿尔茨海默病和老年期抑郁症的患病率随之增加，而感染引发的精神心理疾病则明显减少。随着社会变迁，人口流动加快、范围更广，可以预料某些既有的精神心理健康问题会逐步得以解决，而新的问题又可能发生，这在健康教育过程中应引起足够的重视。

（三）社会压力

来源于学习、工作和生活的各种巨大社会压力,对精神心理健康可造成严重损害。比如强奸受害者的急性应激障碍,越南战争退伍军人的创伤后应激障碍,纳粹集中营幸存者的集中营综合征等。重大生活事件往往是引起心理应激的社会因素,比如新冠肺炎疫情全球蔓延以来,各国民众精神心理问题普遍呈现上升趋势,抑郁、焦虑等的患病率均有所增加。北京大学第六医院完成的一项涵盖中国 5 万多人的调查显示,疫情期间约有 1/3 的公众存在不同程度的情绪反应。新冠肺炎康复者、隔离者、丧亲家庭、前线工作人员、慢性病患者是需要关注的高风险人群。新冠肺炎患者的抑郁、焦虑、失眠和急性应激的发生率更分别高达 75%、71%、68% 和 71%。面对繁重的工作量,生死攸关的决定以及被感染的风险,一线卫生工作者尤其容易受到影响。疫情期间,中国医护人员报告的抑郁率高达 46%、焦虑达 34%、失眠达 22%,而在加拿大有 47% 的医护人员需要心理支持。

因此,在精神心理疾病障碍的危险因素中,常将心理因素和社会因素联系起来,合并称为心理社会因素,在健康教育中也要充分考虑到这二者的关系。

（四）社会支持

社会支持是指社会人际关系对心理应激有害影响所起的正向保护作用。当然,有时配偶、父母、子女、兄弟姐妹,还有经常往来的亲戚、朋友、同事等,这些成员和社会关系网的存在并不一定都能提供有效的社会支持,甚至有的还会起相反的作用。此时,不良的社会支持系统也就成为了患上精神心理疾病的危险因素。

在精神心理疾病的危险因素健康教育中,要格外关注以下情况,那就是在临床实践中经常遇到,同一危险因素在不同的个体可以产生不同的结果,引发不同的精神症状;相同的精神症状又可以由不同的危险因素引起。这种情况与躯体疾病有所不同,而产生这种情况的原因不仅在于人类大脑结构和功能比人体其他器官复杂得多,还有精神心理疾病的产生往往由多种因素引起,各类因素之间存在着相互作用。在分析多种危险因素相互作用时,需要考虑以下几种情况:一是原发因素和继发因素的关系,二是主要因素和次要因素的区分,三是外因和内因的不同,四是就是近因和远因的区别。这样才能全面地分析和掌握影响精神心理疾病发生的各类危险因素,让健康教育更有的放矢,也更有效率。

第三节　精神心理疾病预防健康教育

一、精神心理疾病预防健康教育的主要内容

根据 WHO 推算,我国精神心理疾病负担到 2020 年将上升到疾病总负担的 1/4,精神心理疾病已成为世界各国均面临的一个重要的公共卫生问题。多年来各国的健康教育实践证明,只有较好地运用公共卫生措施,采取有效的健康教育方法,才能做到早期发现、及时治疗,真正地做到预防疾病的发生。

世界范围内,随着疾病模式的转变和健康教育理念的更新,不论发达国家还是发展中国家,精神心理卫生服务的发展趋势和方向,正由传统的针对患者人群的临床诊疗,拓展到健康人群和亚健康人群的预防和干预。因此,开展针对精神心理疾病预防的健康教育,加强疾病的控制,建立和健全覆盖面更广遏止精神心理疾病患病率上升更有效的预防网络,已然成为全球性的趋势。

伴随着这种趋势,从三级预防的角度出发,精神心理疾病预防的健康教育着眼于一级预防为主,二级预防、三级预防为辅的方针。

（一）一级预防

一级预防指消除或减少致病因素,防止或降低精神心理疾病的发生。一级预防为病因学预防,在于进行病因探索,预防危险因素,提高疾病的知晓率,从而增强人们的抵抗力,促进精神心理健康。一级预防是在发病前采取预防措施,从时间上看,最早的预防应始于胎儿期,甚至母孕前期。同时,儿童早期的心理社会生活环境对于精神心理疾病的预防具有较大意义。精神医学的预防工作涉及家庭、居所环境、学校教育等诸多方面。一级预防的主要内容包括以下几方面。

1. 加强精神心理健康的科普工作　大力宣传重视精神心理健康和保持情绪稳定的重要意义,把预防、保健、诊疗、护理、康复和健康教育融为一体。目的在于提升人们自我精神心理健康的保健水平,提倡"人人是自己精神心理健康守门人"的理念。开展社会、心理及环境精神心理卫生科普工作,注意营养和科学的生活方式等。

2. 特殊防护和预防工作　开展精神心理疾病监测,减少致病危险因素,降低因心理因素导致的疾病发生率,提高个体及家庭成员的适应能力,保护高危人群。通过全方位加强社会心理服务体系建设,实现培育自尊自信、理性平和、积极向上的社会心态的目标。

3. 健康教育和心理咨询　注重精神心理卫生健康教育,培养个体的应变和适应能力,加强各年龄阶段、全生命周期的精神卫生指导和心理咨询门诊建设,比如家庭咨询、青春期心理咨询、婚姻情感咨询,为教育工作者和社会保障方案制定者等开设咨询等。

（二）二级预防

早发现,提高对精神心理疾病的识别率,早诊断、早治疗,提高治疗率,争取预后良好,预防复发,提升康复水平。二级预防的服务对象为精神心理健康危害发生前期及发病期患者,目标是防止疾病进一步发展。二级预防的主要内容包括以下几方面。

1. 精神心理健康调查　定期对社区居民或企事业单位职工等进行精神心理健康调查,确认引发问题的危险因素。

2. 精神健康自我评定　在专业医疗机构,在医务人员指导下开展精神心理健康的自评,明确健康水平。

3. 指导疑似病例及早诊治　对有精神心理疾病的人群,要指导其及时就诊,明确诊断,接受治疗。要定期进行随访,指导患者坚持治疗、合理用药,教会家庭成员观察病情、预防暴力行为和意外事件发生的方法。

4. 缩短住院周期提高回归社会率　缩短患者住院时间,给予及时的治疗护理,使被服务对象早日返回家庭及社区。

（三）三级预防

做好精神残疾的康复,减少功能性残疾,延缓衰退进程,提高生活质量,把精神残疾的预防和康复作为重要内容纳入初级卫生保健中。三级预防的服务对象为需要康复和长期照顾的患者。帮助患者最大限度地恢复社会功能,使患者减轻痛苦,提高患者生活质量。三级预防的主要内容包括以下几方面。

1. 防止疾病恶化　指导慢性病患者或老年期患者坚持治疗,督促其按时按量服药;给患者心理上的支持,使其情绪稳定,配合疾病的治疗和康复。

2. 防止病残发生　尽可能防止发生或减少病残,使患者最大限度恢复心理和社会功能,预防疾病复发,实施减少后遗症及并发症的有力措施。

3. 做好康复医护工作　通过建立各种工娱治疗站等,对患者进行各种康复训练,制定生活计划,同时进行健康教育、精神康复等,使患者早日回归家庭生活和恢复社会功能。

二、预防健康教育的具体措施

精神心理疾病的预防和及时诊疗,常受到一些错误观念的影响。这些错误观念的出现,主要是由于缺乏精神心理卫生知识,造成患者耻于到精神卫生机构去就医,耽误了疾病的及时治疗,社会公众也对这类患者存在一定的歧视。因此,对精神心理疾病预防健康教育的前提是做好公众舆论工作和纠正偏见与歧视。

遵循以上的理念,从政府部门、医疗机构和专业组织,以及个体和家庭 3 个维度,开展精神心理疾病预防健康教育的具体措施如下。

(一)政府部门

1. 将精神心理卫生服务纳入公共卫生体系加强建设。
2. 制定精神卫生政策,落实《中华人民共和国精神卫生法》和各地方相关条例。
3. 加强社会心理服务体系建设,提供更多的社会支持系统。
4. 在医学专业课程设置和医务人员继续教育培训中融入精神心理障碍知识,以确保精神心理疾病患者获得及时、持续的专业健康教育和诊疗。
5. 监督指导媒体将精神心理的科普知识向公众有效传播,消除社会偏见。

(二)医疗机构和专业组织

1. 开展流行病学调查和基础医学研究,病因学与危险因素探索。
2. 研究精神心理疾病的综合预防与健康教育计划。
3. 加强精神心理卫生知识宣传,消除偏见。
4. 开展心理咨询和心理健康促进。
5. 开设心理热线,进行危机干预。
6. 提倡早期发现早期治疗、缩短病程、防止复发。
7. 指导做好康复护理工作。
8. 做好高危人群干预。

(三)个体和家庭

1. 了解精神心理疾病相关信息,消除偏见。
2. 树立健康的人生观,积极乐观的生活态度,及时缓解心理压力,做好情绪管理,促进心理健康。
3. 建立丰富的人际关系,加强社会支持系统建设。
4. 注意睡眠、饮食和运动。减少应激源,增进家庭成员的关心支持。
5. 尽早发现,及时治疗。持续治疗,提升依从性,坚持门诊随访。
6. 了解自己可能存在的、必须预防的症状清单,以知晓疾病复发的早期表现。

第四节　精神心理疾病患者健康教育

一、精神心理疾病患者健康教育的主要内容

精神心理疾病病因复杂,影响因素颇多,但是这类疾病的发生、发展和转归等仍具有一

定的规律可循。尤其是对精神心理疾病的患者和家属来说，针对以下内容开展健康教育，可以有效防止疾病的复发，进而提升这类疾病的治愈率，以及患者和其家庭成员的生活幸福度。

（一）家族遗传与病前性格

1. 家族遗传　精神心理疾病一定程度上具有家族聚集性，有遗传倾向。单卵双生子研究表明，双生子一方发生抑郁症，其同胞发生抑郁症的危险性高达70％。相反，非双生子的兄弟姐妹中有一方患有抑郁症，其他兄弟姐妹中发生抑郁症的危险性仅为15％。而且有研究发现，家族史阳性的患者预后较差，复发率也较高。

2. 病前性格　精神心理疾病的患者往往具有一定的病前性格，比如工作中"不合群"，不愿意与人交流，遇事总"钻牛角尖"等。其中抑郁性人格较为常见，突出表现是对自己或者他人的看法经常很悲观，难以发现事物好的一面，对坏的一面反而格外关注，常常习惯于用悲观的视角看待问题，这类人罹患抑郁症和复发的概率均较高。也有研究资料表明，具有内向型性格的人，精神心理疾病的患病率和复发率都较高，这可能与内向型性格本身就是一种易感因素有关。

（二）服药依从与治疗效果

1. 服药依从性　治疗依从性是指患者对治疗和治疗行为遵守的程度，一般就是指患者对医嘱用药治疗措施的执行程度。良好的服药依从性是保证治疗安全有效的首要前提。服药依从性差包括拒绝药物治疗、中断药物治疗和无规律性服药治疗。拒绝药物治疗一般发生在疾病的急性期，可能是患者无自知力，不认为自己有病的直接结果；中断药物治疗和无规律性服药治疗常发生在出院以后，患者在院外不再受病房内依从性的要求，感到无需继续服药。服药依从性差，导致患者病情反复发作，迁延不愈，严重影响生活质量和工作绩效，降低生活满意度和幸福感。因此进行患者健康教育，提高服药依从性，能降低复发率，具有重要意义。

2. 治疗效果　一般情况下，没有达到药物治疗"足量、足疗程"要求，而自行停药的患者和不配合心理治疗的患者，多为临床治疗效果不好，对病情没有自知力或者出院后缺乏社会支持，无人监督服药的患者。临床治疗效果好的患者治疗依从性好、不易复发，治疗效果不佳者容易复发，因此提高患者治疗效果可以减少精神心理疾病复发。

（三）应激事件与社会支持

1. 应激事件　应激事件在这里主要指负面的生活事件。应激事件会促使精神心理疾病的发病或复发，其机制可能是急慢性负面生活事件刺激引起大脑生理活动的持续性改变，使患者处于某种"高危状态"，从而容易导致精神心理疾病或者其复发。负面生活事件包括与他人的矛盾、经济拮据、肄业失业、退休、孤独、亲人逝世或失去重要的东西等。随着社会发展，负面生活事件增加，比如下岗、离婚或竞争激烈等，甚至生活节奏骤然加快均可能加重患者的心理负担，使易感者出现精神心理疾病或者使已经痊愈的患者复发。

2. 社会支持　社会心理因素也是导致精神心理疾病复发的一个重要因素。社会支持系统是否完善，疾病间歇期患者的社会功能是否保持良好，对于复发率的高低有着直接影响。而家庭成员和社会关系支持不足，不能有效缓解患者各种应激所产生的压力，或者过多指责患者，以及过度包容和情感过多介入等，都会影响患者病情，导致复发率增高。

（四）季节因素与疾病复发

1. 季节因素　在我国的传统文化中，对于类似"伤春悲秋"这种情绪的描述由来已久。

到了春季、秋季人们就很容易伤感,情绪变得低落,容易出现精神心理疾病,实则与季节的交替有一定关系。比如,与季节因素关系较为密切的抑郁症,尤其是有一种抑郁障碍为典型的"季节性抑郁症",该病患者每年基本同一时间发作,常为秋末冬初开始,春末夏初结束。现代循证医学研究表明,造成季节性抑郁症的病因主要是冬季阳光照射偏少,人体生物钟未能及时或者持续适应光照时间缩短的变化,导致生理节律失调和内分泌紊乱,出现精神心理状态的紊乱。所以适度晒太阳是治疗季节性抑郁症重要的辅助方法。

2. 疾病复发　精神心理疾病是一种复发性疾病,大多数患者呈现反复发作和间歇性缓解的病程特点。其疾病复发的因素十分复杂,包括前述的家族史阳性、病前性格特点、治疗依从性、社会支持系统和社会应激事件等因素,都对精神心理疾病的复发产生不同程度的影响。

二、患者和家属健康教育的具体措施

精神心理疾病患者和家属健康教育的主阵地在医院和家庭。主要包括但不限于按病情规范使用及调整药物和心理治疗的措施,从而使患者尽快获得症状的缓解,并提高对疾病的认识。同时,在医院和家庭中开展生活自理、人际交往和学习工作能力的训练,让患者保持与家庭接触,保持与社会互动的同时,加强行为技能训练的健康教育,从而缩短住院时间,促进患者回归社会。具体措施如下:

(一)治疗指导

精神心理疾病患者的治疗采取药物治疗、心理治疗和物理治疗的综合疗法,针对疾病的急性期、恢复期、维持期等不同阶段运用不同的综合治疗方案。其中药物的不良反应与处理,应贯穿患者和家属健康教育始终。

重点内容涵盖以下4个方面。

1. 宣教药物治疗对预防病情复发、恶化的重要意义,使患者自觉接受药物治疗和自我管理的健康教育。

2. 宣教有关精神科药物的知识,并对药物的作用、不良反应等重点做健康教育。

3. 宣教药物治疗自我管理方式。比如安全用药的技巧,每次用药应查对标签;治疗中如发生不良反应,应立即联系医生,遵医嘱调整等。

4. 宣教求助医生的技能。比如在需要时能找到医生并及时得到帮助;能向医生正确提出问题和诉求;能有效描述自己所存在的不适和症状。

以上内容需要专业医务人员开展,相比较而言,以下针对患者的技能训练措施专业医务人员和患者、家属来共同实施,一定意义上更具有操作意义。

(二)技能训练

技能训练包括日常生活起居、个人仪表打理、改善人际关系、集中注意力解决问题、提高学习和工作能力等技能。其核心就是加强社会技能训练,帮助患者恢复人际交往和自我照料能力,以及适应工作、学习和生活所必需的技能。

重点内容涵盖以下5个方面。

1. 训前评估　包括当下的社会交往能力和交往方式两个维度。

2. 制定目标　由治疗师与患者和家属共同探讨,制定切实可行、具有个体化差异的目标技能,包括休闲娱乐、会话交往、自我照料、认知功能和用药管理、症状自我管理等。

3. 训练操作　包括引导、示范、角色扮演、评估、整改和家庭作业等,并结合心理治疗中的认知治疗进行健康教育和问答训练。

4. 实际运用　比如进行解决困难问题的训练,鼓励患者参与外界的社交活动等。教育患者交流技巧,包括交谈时的语速快慢和语调高低等。

5. 技能维持　比如在训练操作和实际运用训练后,让患者回到实际工作和生活中,锻炼持续解决实际问题的能力。

(庞　宇　首都医科大学附属北京胸科医院)

参 考 文 献

[1] 沈渔邨.精神病学[M].5 版.北京:人民卫生出版社,2009:8-12.

[2] 方贻儒.抑郁障碍[M].北京:人民卫生出版社,2012:10.

[3] 黄悦勤.中国精神卫生调查概况[J].心理与健康,2018,10(261):14-16.

[4] HUANG Y Q,WANG Y,WANG H,et al.Prevalence of mental disorders in China:a cross-sectional epidemiological study[J].Lancet Psychiatry,2021,8(11):981-990.

[5] 陆林.新冠肺炎国际心理救援经验分享[J].中华医学信息导报,2021,36(5):17.